心血管疾病
临床诊断思维

李舒承　主编

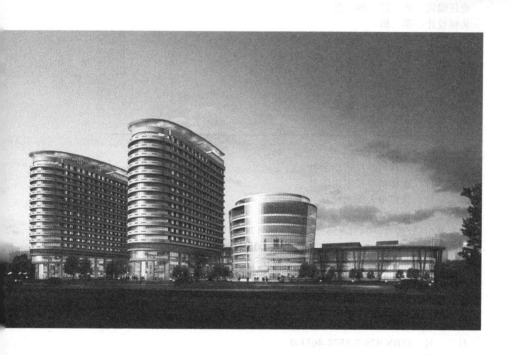

吉林科学技术出版社

图书在版编目（CIP）数据

心血管疾病临床诊断思维 / 李舒承主编. -- 长春：
吉林科学技术出版社, 2018.6（2024.1重印）
ISBN 978-7-5578-4651-0

Ⅰ. ①心… Ⅱ. ①李… Ⅲ. ①心脏血管疾病－诊断
Ⅳ. ①R540.4

中国版本图书馆CIP数据核字(2018)第140230号

心血管疾病临床诊断思维

出 版 人　李　梁
责任编辑　孟　波　孙　默
装帧设计　李　梅
开　　本　787mm×1092mm　1/16
字　　数　283千字
印　　张　14.5
印　　数　1-3000册
版　　次　2019年5月第1版
印　　次　2024年1月第2次印刷

出　　版　吉林出版集团
　　　　　吉林科学技术出版社
发　　行　吉林科学技术出版社
地　　址　长春市人民大街4646号
邮　　编　130021
发行部电话/传真　0431-85635177　85651759　85651628
　　　　　　　　　　85677817　85600611　85670016
储运部电话　0431-84612872
编辑部电话　0431-85635186
网　　址　www.jlstp.net
印　　刷　三河市天润建兴印务有限公司

书　　号　ISBN 978-7-5578-4651-0
定　　价　78.00元
如有印装质量问题　可寄出版社调换

前　言

　　随着人们生活水平的提高,心血管疾病的发病率也在逐年增加,严重危害着人们的身心健康。近年来,随着对心血管疾病研究不断深入,传统的诊断技术不断被完善,全新的设备陆续被引进,各种新的诊断思维应运而生。编者结合自身的临床经验,参考国内外研究进展,编写了这本《心血管疾病临床诊断思维》。

　　本书内容介绍了心脏的基本结构与功能、常见症状的诊断思维、心力衰竭、心律失常、高血压、冠心病、先天性心血管疾病、血管疾病、肺动脉栓塞。全书兼顾实用性、前沿性、可读性。

　　由于编者知识水平和工作视野所限,难免存在疏漏和不足,恳请各位读者和同行提出宝贵意见。

目　　录

第一章　心脏的基本结构与功能

第一节　心脏解剖

一、概论

（一）心脏的位置及与周围结构的关系

一般情况下,心脏位于下纵隔,横径的 1/3 位于中线右侧,2/3 位于中线左侧。心底平面由左上斜向右下,心尖位于左季肋部后。从心尖沿心脏长轴观察,心脏近三棱锥形,有三个面,两个缘,前面紧贴胸壁为胸肋面,位于前面的坚固胸骨,在钝性损伤时对心脏有保护作用。下面紧贴膈肌为膈面,范围较大。心脏后面主要由左心房后壁构成,其后为食管、支气管分叉和进入两肺有左右支气管。前面和膈面以锐角相连形成右侧的锐缘为右心室,左下方,前面和膈面以弧形相连形成的钝缘是左心室。

心脏左、右两侧均被胸膜覆盖。右侧胸膜覆盖心脏右侧,接近正中线,而左侧胸膜折返远离正中线,左胸前到中线约 5cm 左右范围内无肺组织覆盖,称为心脏裸区,也叫心前切迹。

（二）心包和心包返折

心包腔为一密闭的囊腔,囊壁由纤维组织构成。整个心包腔将心脏及大血管的起始部包盖,贴在心脏及大血管表面的心包称为脏层心包,未与大血管直接接触的称为壁层心包,脏层与壁层心包之间即为心包腔,腔内有少量心包液,可在心脏跳动时起润滑作用。整个心包呈圆锥形,底部坐落在膈肌上面。心包的返折均在心脏的大血管起始部和左房后壁的一小部分,而整个心尖完全包埋在心包内,因而心包腔的绝大部分都在心尖部,这对心脏搏动十分有利。

心包内有两个可辨别的隐窝,第1个为横窦,其前方为主动脉和肺动脉干的后面,后方为右肺动脉的前面;第2个为斜窦,位于左心房后面,围以肺静脉和下腔静脉周围形成的心包返折。心包返折在心脏外科有重要意义,心脏直视手术时可于横窦钳夹阻断升主动脉和主肺动脉。当缩窄性心包炎施行心包部分切除术时,心尖和心膈面的游离范围应接近斜窦。手术中需要显露心脏后壁如不停跳冠脉旁路术时以纱带置于心包斜窦中可提供牵拉以利显露。

(三)纵隔神经及其与心脏的关系

迷走神经和膈神经沿纵隔下降,与心脏关系密切。膈神经经胸腔入口进入,位于前斜角肌的前面,紧靠胸廓内动脉之后。右侧膈神经行走于上腔静脉的外侧面,在体外循环静脉插管前游离上腔静脉时,注意不要损伤。膈神经在肺门前方自上而下紧贴心包的外壁行走,到达膈肌后分散成小分支进入膈肌。如有左上腔静脉,左侧膈神经直接行走于左上腔静脉的外侧面,在肺门前方紧贴心包的外壁下行。迷走神经在膈神经后方进入胸腔,到达肺门上缘即分散入肺门内。迷走神经走行过程叫喉返神经,右侧喉返神经自右锁骨下动脉绕过,左侧喉返神经则于动脉导管韧带远侧绕过主动脉弓下缘,然后向上到达喉部。在食管手术和动脉导管手术时应慎防损伤喉返神经。

(四)心脏与大血管的关系

1.右心房　右心房壁薄,表面光滑。右心耳短小,呈三角形,基底部宽大,其上缘与上腔静脉交界处有窦房结,为心搏起点所在处。右心房内面有界嵴,自上腔静脉入口的前面伸至下腔静脉入口的前面。右心房后壁为房间隔,与左心房相隔。近房间隔的中部有一卵圆形的浅凹陷,除下缘外,周围有增厚的嵴缘,称为卵圆窝。卵圆窝的前上缘可能有未闭的小裂口与左心房相通,称为卵圆孔未闭。

三尖瓣孔或右房室孔位于右心房内面的前下部,正常瓣孔可容纳三指尖。上腔静脉开口处无瓣膜。下腔静脉与上腔静脉并不位于同一直线上,下腔静脉入口指向卵圆窝。在胚胎时期,下腔静脉入口的前面有极大的右静脉窦,其基底大部分沿界嵴附着,有引导胎儿血流由下腔静脉通向卵圆孔的功能。胎儿出生后,瓣膜退化,遗留在下腔静脉入口前面,称为下腔静脉瓣。有时此瓣仍遗留。在下腔静脉入口的内上方,与三尖瓣孔之间,有冠状窦口,可容一指尖插入。其边缘往往有一薄膜,来自胚胎时期的右静脉瓣,称为冠状窦瓣。冠状窦口是房间隔上的一个重要解剖标志,因为它处于房室结的后方约0.5cm距离。自房室结起,有房室传导束(或His束)沿房室纤维环上方横行于房间隔右面。如房间隔缺损属于原发孔型,其下界为房室环平面,在二尖瓣和三尖瓣环之上极易损伤传导束。冠状窦亦是确认房间隔缺损类型的最明确标志,当房间隔缺损位于冠状窦后可确认为继发孔型缺损,反之缺损位于冠状窦前则可确认为原发孔型缺损。

2.右心室 右心室主要由两个部分构成,一个流入道,为右心室的体或窦部,另一个是流出道,为右心室的漏斗部。

右心室漏斗部的上界为肺动脉瓣,下界为室上嵴,其内壁光滑。漏斗部的后壁较薄,紧贴于主动脉根部的前壁。手术治疗法洛四联症,切除漏斗部后壁肥厚的肌肉和纤维瘢痕组织时,最好以手指通过室间隔缺损,垫在主动脉根部,以免剪穿此处而伤及主动脉。在右心室作切口时,可先自漏斗部或右心室流出道开始切进,再向下延伸尽量不超过5～6cm。切口下端应偏向内侧,以免切断附着于前方的前乳头肌。

肺动脉瓣由三个半月瓣组成。前瓣略偏左侧,如沿肺动脉前壁作纵行正中切口,其下端必达前瓣和右瓣的交界。肺动脉瓣环是处于肺动脉主干和右心室流出道肌壁之间的一个境界不清楚的构造,主要由肺动脉根部和肺动脉瓣附着处的纤维组织和右心室壁的肌肉组织构成。

3.左心房 左心房的前面有左心耳突出。左心耳的形态变异极多。一般可分为四种类型:①三角形;②S形;③菱形;④虫样形。左心耳一般较右心耳狭长,基底部较窄。在左心耳基底部,心房壁往往较薄。如心耳基底过分狭窄,手指勉强伸入,分离二尖瓣时所用力量向心室方向推进,往往使左心耳内侧基底部裂开,裂口向冠状动脉沟方向伸展,引起严重出血。

左心房壁较右心房壁厚得多。左心房内壁平滑,其后壁有四孔,左、右各二,为肺静脉的入口。房间隔面上有一处较不平整的地方是胎儿期卵圆孔瓣所在处。有时遗留一未闭的狭小口。二尖瓣孔位于左心房的下部,与心耳基底部颇近,可容纳两指通过。二尖瓣由大瓣和小瓣组成亦前瓣和后瓣。大瓣位于前内侧靠主动脉的一边,而小瓣位于后外侧。前外交界对准左腋前线方向,而后内交界对准脊柱右缘。行闭式二尖瓣分离术时,手指应向这些方向施加压力,分离前外交界时,过分的压力可能破损纤维环,将左冠状动脉的旋支撕裂;用右侧途径分离后内交界时,手指所加的压力亦应有所控制,以免戳破房间隔。

4.左心室 略呈狭长形,肌壁为整个心脏肌壁的最厚部分,约为右心室肌壁厚度的三倍,二尖瓣在开放时下垂入左心室内,其大瓣基部与主动脉无冠状瓣和左冠状瓣之间的垂幕状组织连接,形成一个分隔,划分左心室成为后半部即流入道和前半部即流出道的解剖概念。

室间隔大部分由极厚的肌肉组成,向右心室突出。凹面在左心室。从心室的横剖面可看到左心室肌壁为一圆筒形,其边界从心脏外面看相当于室间隔沟和后室间沟。室间隔的上部为纤维组织,形成薄膜状,称为室间隔膜部,此隔将主动脉前庭或主动脉瓣下窦与右心房下部和右心室上部隔开。主动脉前庭或主动脉瓣下窦形似管状,壁极光滑,为左心室流出道的主要部分。其前外侧壁为肌肉组织,由邻近的室间隔和心室壁组成;后内侧壁为纤维组织,由二尖瓣大瓣附着部分和有关的室间隔膜部组成。此处可有先天性主动脉瓣下狭窄畸形,形成隔膜状,或呈广泛的肌肉肥大。

　　主动脉起自左心室的主动脉前庭部,有纤维组织散发成环状嵌入周围组织。主动脉根部有三个膨出处,相当于三个主动脉瓣部位,称为主动脉窦。主动脉瓣呈半月状,故称为半月瓣。当左心室处于舒张期时,三个瓣膜关闭紧密;处于收缩期时,三个瓣膜完全开放,瓣孔呈三角形。在胚胎发育时,主动脉和肺动脉分隔后,主动脉的前面两个瓣正对肺动脉的后面两个瓣,由于动脉干的旋转,主动脉右前瓣几乎转至正前方。为了避免混淆,根据有无冠状动脉开口,统一命名而称为左、右冠状动脉瓣和无冠状动脉瓣。

　　冠状动脉开口略低于主动脉瓣的游离缘,且瓣孔开放时呈三角形,瓣膜并不紧贴于主动脉壁上。经主动脉切口施行主动脉瓣手术时,为避免撕裂右冠状动脉开口,切口下端需弯向右方,正对无冠状主动脉瓣。

二、心脏相关的血管

【大血管】

(一)上腔静脉

　　成人的上腔静脉约有 7cm 长,靠头侧一半位于心包外,下半段位于心包内。大部分周径为心包所覆盖;其右侧有心包上的膈神经;左侧为升主动脉。因为上腔静脉与升主动脉紧贴,如果有升主动脉瘤存在,可能在早期压迫上腔静脉。奇静脉在上腔静脉的后面注入。上腔静脉入口处无瓣膜。

(二)下腔静脉

　　在胸腔内的长度很短,仅有 2cm。下端穿过膈肌,上端穿透心包,开口于右心房后壁的下方。进入心房处有一半月形瓣膜,在婴儿很大,但在成人很小。下腔静脉前侧为膈肌,后侧有奇静脉和内脏大神经,外侧有胸膜和膈神经。

（三）肺动脉

肺动脉长约 5cm，直径约有 25cm，位于心包腔内，与升主动脉同为心包所包裹，其根部为左、右心耳所环抱。在主动脉弓下分叉成为左、右两肺动脉，即在此分叉处由动脉导管韧带引向主动脉弓下面，左喉返神经由韧带的左侧绕过。解剖未闭的动脉导管时，在左膈神经和迷走神经间切开胸膜，显露主动脉和肺动脉，必须将左喉返神经解剖清楚，动脉导管和肺动脉衔接处的后外角，组织最薄弱，解剖或牵引时容易撕裂，造成大量出血。

肺动脉主干周围的解剖是：前有心包，后为升主动脉起端和左心房，上为主动脉弓和动脉导管韧带，两侧有冠状动脉和心耳，右侧为升主动脉。右肺动脉比左肺动脉长，但在心包外的部分，左肺动脉较右肺动脉长，位置也较高。在左肺门内左肺动脉位置最高，而在右肺门内支气管最高，右肺动脉较低，分叉较早。因此，施行右锁骨下动脉-肺动脉吻合术，较左侧困难。

（四）主动脉

升主动脉长约 5cm，右侧有上腔静脉，左侧有肺动脉主干。在右侧第 2 肋间处仅有一薄层肺组织覆盖，因而在该处听主动脉瓣音最清楚。升主动脉根部有左、右冠状动脉分出。主动脉弓自胸骨右缘第 2 肋软骨处弯转向后，抵于第 2 胸椎体的左侧。右后方有气管、食管、左喉返神经、胸导管和脊柱；左前方有肺、胸膜、左膈神经、左迷走神经、心脏神经支和上肋间静脉；下方有左支气管、右肺动脉、动脉导管韧带、左喉返神经和心神经丛；上方有无名动脉、左颈总动脉、左锁骨下动脉、胸腺和左无名静脉。

【冠状动脉】

（一）冠状动脉

心脏本身由左、右冠状动脉供血。由于冠状动脉主支环绕房室沟以环状或冠状方式行走而称作冠状动脉。

左、右冠状动脉分别起源于主动脉根部的左、右冠状动脉窦。冠状动脉开口可有变异如左冠状动脉的前降支和左旋支可在左冠状窦内有各自的开口。右冠状动脉开口位于右冠状动脉窦内。右冠状动脉变异包括于右冠状动脉窦内发出副冠状动脉或第三冠状动脉，其主要供血区包括右室流出道、肺动脉和主动脉根部。

1.左冠状动脉 左冠状动脉主干亦称为左主干，是冠状动脉中最大的血管，自升主动脉根部左后侧壁发出后行走于左房室沟内。其长约为 0.5～2cm，于肺动脉和左心耳之间斜行，该段为肺动脉主干遮盖，其主要两个分支为前降支和左旋支，亦有在此两支之间分出一支中间支。而窦房结动脉由左旋支分支于左心耳下行走向右向上绕上腔静脉并穿过窦房结。

(1)前降支：紧靠肺动脉向前下行走，于前室间沟内较靠近右心室一侧直走至心尖，一般再续行于心尖膈面而止于后室间沟下1/3，最后与膈面的后降支终支吻合。前降支的上1/3有时埋在浅层心肌内亦即所谓"心肌桥"。在冠状动脉造影时可观察到收缩期动脉腔有显著缩小。

左前降支下行时发出对角支，分布于左心室前壁，其后面则发出穿膈支供血至前2/3的室间隔及心尖区，此外前降支亦向室间沟附近的右心室前壁以及左心室前乳头肌的大部分及左右束支供血。

(2)对角支：主要分布于左心室前壁，多数情况下可有5～9支，从前降支到近端1/3和中间1/3分出作平行行走可与左旋支的钝缘支相吻合。从前降支远端1/3分出的小分支分布于心尖并与左旋支的膈面支和后降支吻合。

(3)右心室前支：分布于靠前室间沟的右心室前壁，支数可较多但较细小，第1分支分布于肺动脉圆锥部与右冠状动脉的圆锥支吻合，紧邻肺动脉圆锥部与右冠状动脉的圆锥支吻合，紧邻肺动脉瓣，形成Vieussen环有重要的侧支循环意义。在Ross手术中慎勿损伤此血管。

(4)室间隔前支：为多支小血管分布于室间隔的前2/3区域，与来自后降支的穿透支吻合。由于室间隔的下1/3(近心尖的部分)血供全来自前降支的分支，因此当前降支有阻塞时后降支能为室间隔建立重要的侧支循环。

2.左旋支　通常与左冠状动脉主干呈90°分支，于近心脏边缘处转向后面。大多数情况下旋支终于左室缘。但有的个体尤其左冠状动脉的优势者可达到房室交叉处。旋支在此处分出后降支或膈面支。因而左冠状动脉就分布于左心室和全部室间隔，而右冠状动脉将很细并终止于心脏的右缘。

左旋支主要供应左心室前和后外侧壁、后乳头肌、部分前乳头肌、左心房和约50%个体的窦房结。有约15%后降支可来自左旋支，房室结亦由旋支供血。

左旋支的分支包括钝缘支、左心室后支和左心房支。

(1)钝缘支：一般2～3支，分布于左心室的前外侧壁和后壁，与来自前降支的分支吻合。

(2)左心室后支：由左旋支的远端分出，分布于左心室的后壁或膈面。但在左冠状优势型的个体中可分布于右室膈面，可与右冠状动脉远端分支吻合。

(3)左心房支：分出左心房前支、中间支、后支。

3.右冠状动脉　于主动脉根部前外侧壁分出几乎成90°，向右下斜行进入右房室间沟于右心耳下继续下行至心脏右缘再转入膈面房室沟向后至心脏十字交叉处于后心室间静脉下作 U 形转至后室间沟内下降成为后降支。供血区为左室膈面的约 50% 和部分左心室后乳头肌。远端最终可与左前降支远端和（或）左旋支终末支吻合。

右冠状动脉主要分布于右心房、右心室大部分、部分左室膈面、左室后乳头肌以及窦房结（50% 个体中），亦有约 90% 房室结动脉来自右冠状动脉后降支。

右冠状动脉的主要分支有右心室支、右心房支、后降支和左心室后支。

右心室支分布于右心室前壁。主要分支有前支、右缘支和后支。前支又分出右圆锥支分布于肺动脉圆锥。右缘支自右冠状动脉分出沿心脏右缘向心尖供血至右室的前面和膈面。后支自右冠状动脉的膈段分出分布于右心室后壁。

右心房支分出前支、中间支和后支。

左心室后支则分布于心脏的膈面。

后降支沿后室间隔下行至心尖分布于室间沟两侧的左、右心室壁。

根据冠状动脉的分布可分为右冠状动脉优势型和左冠状动脉优势型两大类型。我国人群中约 80% 属右冠优势型：其右冠状动脉越过心脏十字交叉并发出后降支。右冠优势型的患者中右冠状动脉阻塞将导致左、右两心室膈面严重缺血。而在左冠优势型他们的左冠状动脉支越过心脏十字交叉发出后降支，同时右冠状动脉则相对较细较短。约占国人的 10% 左右。另有约 10% 属于所谓平衡型即左、右冠状动脉各有一支后降支。

必须指出即使在右冠状动脉优势型，其左心室的血供中 70%～90% 仍来自左冠状动脉。而右心室的部分如室间隔的大部分血供亦来自左冠状动脉。因此不论是右冠优势型或左冠优势型，左冠状动脉必定是心脏的主要供血动脉。

（三）冠状静脉

心脏三大支大静脉称为心大静脉、心中静脉和左心室后静脉，在静脉开口处有防止血液反流的静脉瓣而大部分静脉血均回流入冠状静脉窦。左心室斜静脉无静脉瓣于心脏大静脉开口处进入冠状静脉窦。心脏小静脉可单独直接回流入右心房，心脏前静脉亦直接回流入右心房。

冠状静脉窦位于心包斜窦下缘的房室沟内，血液由心脏浅静脉进入冠状静脉窦后回流入右心房。由心室壁、房间隔和室间隔的回流形成心肌深静脉血直接回入房、室内，右心房接受大量的静脉回血。冠状静脉窦结扎后静脉血可由心肌深静脉回入房、室内不会出现静脉淤血。此外心肌深层中有很多形态不规则的窦状隙将冠状动脉和静脉的许多小支与心腔直接连接。这是经冠状静脉窦逆行灌注心肌保护液的解剖学基础。在主动脉根部手术或冠状动脉血运重建手术中采用冠状静脉窦逆行灌注可获得快速均匀的心肌保护液分布可单独使用亦可与主动脉根部顺行心肌保护液灌注,同时进行配合使用。当左上腔静脉存在时可因回流入冠状静脉窦而开口增大。当发现冠状静脉窦口异常增大时应考虑有左上腔静脉的可能。在心内型完全性肺静脉异常回流的患者中于心房内手术中探查时可发现窦口异常增大并深入窦口内探查时可扪及肺静脉口分隔状结构。

三、心脏的纤维性支架与传导系统

(一)心脏的纤维性支架

心脏是活动的脏器,在心动周期中各部分的舒缩活动需要一个结构使各部分能紧密联结以避免各部分的各自摆动才能保证稳定的循环。这一结构就是心脏纤维性支架。支架中心是主动脉根部。在二尖瓣口、三尖瓣口、主动脉瓣口和肺动脉瓣口都有致密的纤维组织环绕形成瓣环。主动脉瓣环作为中心与其他三个瓣环以及各自的纤维组织构成心脏支架。它由左、右两个纤维三角区和从其发出的胶原纤维环组成,并使左、右两心室的出口连接在一起。心脏纤维支架亦是心脏瓣膜的附着处。

1.右纤维三角　是纤维性支架的主要部分,呈三角形,亦称为中心体属软骨样结构。它位于主动脉环与左、右房室环之间。室间隔膜部的纤维组织是右纤维三角的一部分。

2.左纤维三角　位于主动脉环与左房室环之间。

左、右纤维三角在主动脉基部相互连接形成一个间隔,将左心室分隔成流入道和流出道两个通道。

由于右纤维三角与二尖瓣环、三尖瓣环和主动脉瓣环紧密相连,心内直视手术中应谨慎操作防止并发症。例如房室传导束在右纤维三角上偏右侧穿过沿室间隔肌部和膜部交界处行走。为此在二尖瓣手术置缝线时在前瓣叶基部不宜过深以免损伤传导束出现完全性房室传导阻滞。在主动脉瓣手术时无冠叶主动脉瓣基部的缝线亦不宜太深。手术中以二尖瓣前叶与两个纤维三角交界处的两个浅凹陷作为辨识标志。在此两凹陷间的二尖瓣环是二尖瓣环成形术时不能缩小的部分,二尖瓣成形术中缩小的瓣环仅为后瓣叶瓣环.甚至可以折叠。

室间隔膜部后方邻近肌隔的巨大室间隔缺损其后、下缘与房室传导束很近,在修补室间隔缺损时应避免损伤而出现完全性房室传导阻滞。

（二）传导系统

心脏的传导系统由特殊的心肌细胞组成，能产生自动节律和传导兴奋以维持心脏节律性搏动。心脏传导系统包括窦房结、结间束、房室结、房室束（即希氏束）、左、右束支以及普肯耶纤维。

1.**窦房结**　位于上腔静脉与右房交界处的外侧壁内，长约 1.5cm，宽 0.5cm，厚约 0.15～0.2cm。窦房结是自主心律的起搏点，其血供为窦房结动脉，由右冠状动脉近端 2～3cm 处分出，但亦有来自左冠状动脉旋支近端。少见的是有支窦房结动脉分别由左、右冠状动脉分出。心脏手术时应谨慎对待上腔静脉——右房连接部以免损伤影响窦房结功能导致心律失常。

2.**结间束**　它是一种特殊的结间传导束，连接窦房结和房室结。束内除有普肯耶细胞外可有心肌细胞。结间束分为前、中和后 3 支结间束，前结间束为最主要的 1 支，传递下传的窦性冲动从右心房至左心房。当有房室副束即肯氏束（Kent）或结室副束马氏束（Mahaim）存在时心脏兴奋冲动可提早传至心室而产生所谓的预激综合征（WPW）。

3.**房室结**　位于房间隔下部右心房心内膜下约 0.1cm 深处，室间隔膜部右上方以及三尖瓣隔瓣叶根部中央后上方。它的左前下部与右纤维三角相连接。这是心脏传导系统在心房和心室间的重要连接区，临床上的多种心律失常与此区的损伤和病变有关。

心内直视手术中需仔细辨识房室结附近的重要解剖标志，由于房室结与传导束均不能经肉眼辨识，因而需根据冠状静脉窦开口和二尖瓣前瓣叶基部中心来判断亦即以上述两标志间的区域为禁区，不仅绝对避免操作损伤，甚至手术中吸引器亦不能在此区与吸引器接触而损伤传导系统。

4.**房室束**　亦称作希氏束，为一扁平的束体，内有普肯耶细胞和胶原纤维包绕各个细胞，从而基本成纵行分隔传导。房室束在右纤维三角中心纤维体的前方偏右室过后经室间隔膜部后缘至后下缘，其主要分支为左、右两个束支。其血供来自房室结动脉和室间隔后动脉。

有的室间隔缺损手术中缺损的后缘下缘与房室束紧邻必须注意避免损伤而出现传导阻滞。

四、心脏的神经分布

纵隔交感神经和副交感神经纤维分布于心脏各部。交感神经对心率可有影响,但却不能替代传导系统。由颈胸交感神经节发出心中和心下神经。副交感神经为迷走神经。两组神经分别于心基部及主动脉周围分出神经丛并延伸至心室心尖周围。

在动脉导管未闭手术治疗中应注意迷走神经分出的喉返神经在动脉韧带或动脉导管外向后绕过主动脉弓下缘并向后上绕行。在解剖动脉导管或该区降主动脉时应避免损伤而致声带麻痹。

为了满足心脏巨大的代谢和持续的高能磷酸盐需求,心肌细胞含有丰富的线粒体。这些细胞器位于单个肌丝之间,约占细胞容量的35%。

第二节　电生理学基础

心脏的节律收缩有赖于电冲动沿传导通路的有序传播,动作电位是电刺激的标志,是一系列离子流通过肌膜上的特殊通道形成的。为了理解电冲动如何引起心脏收缩,在此先讲述细胞除极和复极的过程,这部分内容是本书后面将要讨论的心电图和心律失常等的基础。

具有电兴奋功能的心肌细胞分3种电生理类型,用细胞内微电极和膜片钳技术可对这些细胞的特性进行研究:①起搏细胞(如窦房结、房室结);②特殊的快传导组织(如浦肯野纤维);③心室和心房肌细胞。

每种心肌细胞的肌膜都是磷脂双分子层,离子不能自由通透,膜上散布着离子通道、协同孔道和主动孔道等特殊蛋白,这些孔道有助于维持心肌细胞内、外的离子浓度梯度和电位差。正常情况下,细胞外的 Na^+ 和 Ca^{2+} 的浓度高,而细胞内 K^+ 浓度高。

一、离子转运和离子通道

特殊离子的跨膜运动是动作电位的基础,主要依赖于2个因素:能量趋向和细胞膜对离子的通透性。

1.能量　影响离子转运耗能的2个主要因素是浓度梯度和跨膜电位(电压)。分子从高浓度的部位向低浓度的部位弥散,浓度差值大小决定离子流动的速率。例如正常细胞外 Na^+ 的浓度是145mmol/L,心肌细胞内浓度是15mmol/L,强力驱使 Na^+ 顺浓度梯度进入细胞;此外,心肌细胞跨膜电位对离子存在电作用力(如同种电荷相斥,异种电荷相吸),肌膜的静息跨膜电位约−90mV(细胞内为负,而细胞外为正),因此,细胞外带正电荷的 Na^+ 受到细胞内负电荷吸引。由于浓度梯度与电荷吸引的共同作用,Na^+ 表现出强烈的内流趋势。

2.通透性　有如此强大的力量使 Na^+ 进入细胞,那么,什么力量阻止 Na^+ 使其不进入细胞内? 在静息电位下细胞膜对 Na^+ 并不通透,细胞膜由带 1 个疏水核的磷脂双分子层组成,不允许带电的、亲水物质通过。细胞膜对离子的通透性依赖于离子通道——一种分布在细胞膜内的含亲水孔道的特殊蛋白,在特定的环境下,某种带电原子可以通过这些亲水孔道。

大多数离子通道拥有相似的蛋白序列和结构,含有重复的跨膜结构域,每个结构域包括 6 个跨膜片段,第 4 片段包含可对膜电位起反应的带正电荷的氨基酸(赖氨酸和精氨酸),该片段被认为与通道的电压敏感性有关,见后文。

心脏的离子通道有多种,它们具有 2 种共同的特性,即选择性和门控性。正常情况下,每种通道的孔道大小和结构不同,对特定的离子具有选择性。例如,在心肌细胞,一些通道允许 Na^+ 通过,一些只通透 K^+,而另一些只允许 Ca^{2+} 通过。

一种离子只能在特定的时间通过其特定的通道,也就是说,这个离子通道是门控的——在某一瞬间,通道可能开放或关闭。通道呈开放状态的时间越多,通过细胞膜的离子数量越多,跨膜电流就越大。每个细胞膜都有许多固有的特殊离子通道,每个通道都可能是开放或关闭的,跨膜电压决定了某一点通道开放的比例,因此通道的门控是电压敏感性的。在细胞除极和复极过程中膜电压变化时,特殊通道可开放和关闭,跨膜的离子流出现相应改变。

在此以心脏快钠通道为例来说明电压敏感型门控机制。组成通道的跨膜蛋白在不同膜电位下呈现不同构型,在 $-90mV$ 电位(心室肌细胞静息电压)时,通道基本上是关闭的,即静息状态下 Na^+ 不能通过。但在静息状态下,通道具有转变为开放构型的能力。

快速的除极波(可使膜电位负值变小)"激动"静息的通道,使之开放,Na^+ 迅速通过形成内向的 Na^+ 流。然而,激活通道的开放只能持续千分之几秒的短暂时间,然后就自发关闭,进入失活状态。失活的、关闭构型的通道不能直接转为开放状态。

这种失活状态一直持续到膜电压复极基本恢复到原先的静息水平,在此之前,关闭的失活通道不允许任何 Na^+ 流通过。因此,在正常的细胞除极过程中,电压依赖型快钠通道开放很短时间即关闭,在细胞膜完全复极、通道恢复至静息关闭状态之前不重新开放。

心脏快钠通道的另一重要特性也值得注意。如果心肌细胞的跨膜电压缓慢除极并长期维持在比静息电位负值小的水平,通道就没有最初的开放和跨膜电流而一直处于失活状态;而且只要这种较小的负电位存在,关闭的、失活的状态就不能转变为静息电位状态。因此,这类细胞的快

二、静息电位

心脏细胞在静息时,即兴奋前,细胞内、外电荷的差异称为静息电位。细胞静息电位的大小取决于 2 个主要特性:①细胞内外之间全部离子的浓度梯度;②静息时哪种离子通道开放。

与神经细胞和骨骼肌细胞相似,心肌细胞内的钾浓度远远高于细胞外,这主要是由于细胞膜转运体的作用,最重要的是 ATP 依赖的 Na^+/K^+ "泵" (Na^+、K^+-ATP 酶),它向细胞外转运 3 个 Na^+ 的同时向细胞内转运 2 个 K^+,从而保证了细胞内低钠高钾。

心肌细胞的钾通道(内向整流钾通道)在静息状态下开放,此时其他离子通道(如 Na^+ 和 Ca^{2+})是关闭的,因此,静息时细胞膜对 K^+ 的通透性远远高于其他离子的通透性,结果使 K^+ 顺浓度梯度外流,从细胞内移走正电荷。细胞内的 K^+ 主要拮抗离子是大的带负电荷蛋白,它不能随着 K^+ 弥散出细胞。因此,当 K^+ 移出细胞后,留下阴离子使细胞内呈负电位。

然而,当由于钾外流使细胞内电位越来越负时,带正电的 K^+ 又受到细胞内静电力吸引而减缓外流。因此,在静息时,有 2 种相反力量左右 K^+ 流通过开放的通道:浓度梯度,有利于 K^+ 外流;静电力,吸引 K^+ 回到细胞内。这 2 种力量相互平衡,使得 K^+ 跨膜净移动为零,也就达到了平衡状态,从而产生钾平衡电位,心室肌细胞大约是-91mV。由于静息时细胞膜基本上只对 K^+ 有通透性,所以钾平衡电位数值上近似等于细胞的静息电位。

静息状态下,钠通道基本上是关闭的,心肌细胞膜对 Na^+ 的通透性最小。不过,仍有少量 Na^+ 能够穿过通道进入细胞,这一微弱的带正电的 Na^+ 内流可解释为什么实际的静息电位(-90mV)要比预测的细胞膜只透 K^+ 时的电位负值略小。静息时,缓慢漏入肌细胞的 Na^+(和后面提到的动作电位时大量的进入)从细胞内不断移回到细胞外环境,这一过程由前述的 Na^+、K^+-ATP 酶完成。

三、动作电位

当细胞膜电压改变时,对特定离子的通透性即发生变化。离子通透性的变化

是离子通道电压—门控的反映,每种通道有其激活和失活的特定模式,以决定电信号的变化,在讨论典型心肌细胞动作电位的发生时将予以讨论。心脏起搏细胞动作电位的特性也将在后文描述。

1.心肌细胞 除非受到激动,心肌细胞的静息电位将稳定在大约-90mV,除极前的静息状态为动作电位的 4 相,此后出现特征性的细胞除极和复极的 4 个相。

(1)0 相:在静息膜电压时,钠和钙通道关闭,任何时膜电位较静息电位负值变小的原因都能使钠通道开放。由于钠通道开放,Na^+ 迅速顺浓度梯度及电荷引力进入细胞内。Na^+ 进入细胞使跨膜负电位负值进行性减小,使更多的钠通道开放,促使更多的 Na^+ 进入细胞。当膜电压接近阈电位(心肌细胞大约-70mV)时,这些快钠通道的开放足以产生自身维持的内向 Na^+ 流。带正电的 Na^+ 进入使膜电位中和到零甚至可暂时为正值。

大量 Na^+ 内流形成动作电位的快速上升或 0 相。但 Na^+ 通道开放只持续千分之几秒,然后很快就失活,钠内流中止。因此,快钠通道的激活导致细胞快速地早期除极,而快速的失活又使得动作电位的这一时相时间非常短。

(2)1 相:在快速 0 相除极化后,短暂的复极电流使膜电位恢复到大约 0mV。这一电流似乎主要是 K^+ 通过一种短暂激活的钾通道外流而形成的。

(3)2 相:这一动作电位时程相对较长,这是由于通过钙通道(称"L 型"钙通道)的内向 Ca^{2+} 电流与外向 K^+ 流对抗并达平衡所致,钙通道在 0 相除极,即细胞膜电压达 $-40mV$ 左右时就已开放。当这些通道开放时,Ca^{2+} 顺浓度梯度进入细胞。Ca^{2+} 内流较 Na^+ 内流缓慢一些,因为钙通道的激活较慢,且通道保持开放状态的时间也较长。在此相,$Ca2-$内流和延迟整流钾通道的 K^+ 外流相对抗达到平衡,使电压较长时间保持在 0mV 左右水平,称平台期。此期,进入细胞的 $Ca2-$在进一步触发肌浆网内钙释放起主要作用,对启动肌细胞收缩至关重要。3 相开始于 Ca^{2+} 通道逐渐失活,K^+ 外流开始超过 Ca^{2+} 内流时。

(4)3 相:这是复极过程的最后阶段,可使跨膜电压回到大约 $-90mV$ 的静息电位。快钾外流及膜对其他阳离子的低通透性导致了快速复极,整个动作电位周期完成,细胞恢复到 4 相静息电位,准备接受下一次除极的刺激。

为保持正常的跨膜离子浓度梯度,初级期间进入细胞的 Na^+ 和 Ca^{2+} 必须回到细胞外环境,而 K^+ 必须回到细胞内。如前述的图 1-10 所示,细胞内过多的 Ca^{2+} 主要通过 Na^+/Ca^{2+} 交换体交换,少部分通过消耗 ATP 的钙"泵"(Ca^{2+}-ATP 酶)排出。而细胞膜的 Na^+、K^+ 交换需由 Na^+、K^+-ATP 酶完成。

2.特殊传导系统 前述主要是指心肌细胞的动作电位。特殊传导系统的细胞

（如浦肯野纤维）与之类似，但静息电位负值稍小一些，0相升支则更迅速。

3.起搏细胞　正常情况下，前述心肌细胞动作电位的升高不是自发的，而是从邻近细胞来的一个除极波到达此肌细胞，使它的膜电位的负值变小，触发动作电位。

某些心肌细胞并不需要外部激发来启动动作电位，它们能周期性地自发除极，称为起搏细胞。它们具有自动节律性，细胞可在4相自动除极，当细胞除极达到阈电位时，可激发动作电位上升。

有起搏作用的细胞包括窦房结（心脏天然的起搏器）和房室结；心房和心室肌细胞正常情况下不表现自动节律性，但在病态情况下如缺血时，它们可出现自动节律性。

起搏细胞的动作电位的形态在3方面不同于心室肌细胞。

（1）起搏细胞的最大负电压大约是$-60mV$，明显比心室肌细胞的静息电位（$-90mV$）的负值小。起搏细胞膜电压保持较小负值使细胞内的快钠通道一直处于失活状态。

（2）与心肌细胞不同，起搏细胞动作电位的4相不是平缓的，而是呈上斜形，代表自发的缓慢除极，这一自发的除极是由于存在起搏电流（If），有证据表明起搏电流主要是由Na^+带。起搏电流通过的离子通道与心肌细胞除极时的0相快钠通道不同，准确地说，起搏通道在细胞复极时开放，此时正值膜电位接近它的最大负电位。带正电的Na^+通过起搏通道内流，使膜电位负值在4相进行性变小，最终细胞除极达到阈电位，又逐渐使起搏通道失活。

（3）起搏细胞动作电位的0相上升缓慢，且较心肌细胞的上升幅度小，是由于此时起搏细胞的快钠通道失活，动作电位的上升单纯依赖相对缓慢的钙通道的Ca^{2+}内流之故。

起搏细胞的复极模式和心室肌细胞相似，钙通道的失活和钾通道激活加强使细胞K^+外流增加。

四、不应期

与神经和骨骼肌的电冲动相比，心脏动作电位的时程较长，这就产生了较长的不应期。在此期间肌细胞不能接受再刺激，这一期间在生理上是必要的，可使心室有充分时间排空，在下次心脏收缩前再充盈。

动作电位期间有不同水平的不应性，不应期的程度主要取决于从失活状态恢复、能够再开放的快钠通道的数量。动作电位 3 相时 Na^+ 通道恢复数量增多,并能对下一次除极起反应。这样使刺激触发动作电位的可能性提高,冲动扩散。

绝对不应期就是指细胞完全不能对一个新刺激发生兴奋的时期。有效不应期包括绝对不应期,但还包括 3 相的一个短间期,在此间期,刺激可产生局部的动作电位,但不足以进一步扩散。在相对不应期,刺激可以触发动作电位也可扩散,但动作电位发生的概率较低,因为此时一部分 Na^+ 通道处于失活状态,而部分延迟整流钾通道处于激活状态,从而减少了可能的内向离子流。相对不应期之后,有一短暂的超常期,在此期内,一个低于正常的刺激即可触发动作电位。

五、冲动传导

除极时,电冲动沿着每个心肌细胞扩散,而且在细胞间传播很快,因为细胞间是通过低阻力的缝隙连接相连的。组织除极的速度(0 相)和沿细胞传播的速度取决于钠通道的数量和静息电位的值。钠通道浓度高的组织,如浦肯野纤维,快速内向电流较强,可以在细胞内和细胞间快速传播而形成快速传导。相反,静息电位负值越小,失活的快钠通道数量越多,动作电位上升支的速度就越小。因此,静息电位的改变对动作电位的上升和传导速度有很大的影响。

六、心脏除极的正常顺序

心脏搏动的电激动正常情况下从窦房结起始,冲动通过细胞间的缝隙连接传播到周围心房肌,缝隙连接使细胞间保持电的连续性。普通心房肌纤维都参与冲动从窦房结到房室结的传导,但某些区域的纤维排列更致密、更利于传导。

房室瓣周围为纤维性组织围绕,这样,除了房室结外,心房和心室间没有直接的电连接。当电冲动到达房室结时,将遇到传导的延迟(约 0.1s),因为此区的纤维直径小,传导缓慢,且动作电位属于"慢"起搏型(在起搏组织,快钠通道持续失活,上升速率依赖于较慢的钙通道)。传导在房室结暂停是有利的,可以使心房有时间收缩,在心室兴奋前充分排空;此外,这种延迟还使房室结起着心房到心室传导的"看门人"的作用,这对在异常快速心房率时限制心室节律至关重要。

穿过房室结后,心脏动作电位到达快速传导的希氏束和浦肯野纤维,使冲动分布到大片的心室肌细胞,这样就使心室肌细胞及时地兴奋及收缩。

第三节　兴奋-收缩耦联

本节讲述动作电位如何引起心肌细胞的物理收缩,即兴奋-收缩耦联过程。在这个过程中,高能磷酸盐化合物的化学能被转变成肌细胞收缩的机械能。

一、心肌收缩蛋白

有几种不同的蛋白对心肌细胞的收缩起作用,其中2种,即肌动蛋白和肌凝蛋白是主要的收缩蛋白;另外2种蛋白,即原肌球蛋白和肌钙蛋白起调节作用。

肌凝蛋白排列成粗肌丝,每个肌丝由约300个分子纵行排列组成,肌凝蛋白含有球形的头,沿长轴方向平行排列,其中含有ATP酶,为发生收缩所必需。肌动蛋白分子较小,呈细丝状,位于粗肌丝之间,呈每2股交叉对插的α-螺旋状排列。肌联蛋白是一种可牵拉肌凝蛋白到肌节的Z线的蛋白,并且是心肌收缩弹性的保证。

原肌球蛋白呈双螺旋状,位于肌动蛋白肌丝间沟中,静息状态下可抑制肌凝蛋白头部和肌动蛋白之间相互作用,阻止心肌收缩。肌钙蛋白沿肌动蛋白束等距分布,由3个亚单位组成:肌钙蛋白T(Tn-T)将肌钙蛋白复合体连接到肌动蛋白和原肌球蛋白分子上;肌钙蛋白I(Tn-I)抑制肌动蛋白——肌凝蛋白互动的ATP酶活性;肌钙蛋白C(Tn-C)可与钙离子结合,调节收缩过程。

二、钙触发钙释放与收缩周期

Tn-C对Ca^{2+}的敏感性对细胞收缩时的细胞内Ca^{2+}起重要的作用。每一次动作电位中,胞质内外的Ca^{2+}循环将电兴奋与物理收缩有效地联系起来。

在动作电位的2相,Ca^{2+}通过激活的L型钙通道进入细胞内。以这种形式进入细胞的量相对小,不足以产生肌纤维的收缩,但它可触发肌质网(SR)释放大量Ca^{2+}。L型钙通道从肌纤维膜内陷的T管延伸至SR的特殊Ca^{2+}释放受体,即Ryanodine受体。当Ca^{2+}进入细胞与Ryanodine受体结合时,受体的分子构象发生改变,使储存在肌质网终末池的Ca^{2+}大量释放进入胞质。起始的L型Ca^{2+}流信号通过这种机制被放大,称为钙触发钙释放(CICR),从而使得细胞质内的钙浓度显著增加。

当钙离子与Tn-C结合时,Tn-I的活性被抑制,原肌球蛋白构形改变而开放肌动蛋白和肌凝蛋白间的活性部位,从而发生收缩。

当肌凝蛋白头部和肌动蛋白结合并"弯曲",使相互交叉的粗细肌丝在ATP作用下发生相互的移位时,就发生了收缩。此过程的第一步是通过ATP的水解活化肌凝蛋白头部,继而肌凝蛋白头部与肌动蛋白结合形成横桥。肌凝蛋白头部和肌动蛋白之间的相互作用导致头部构形改变,向内拉动肌动蛋白肌丝。

下一步,肌凝蛋白头部和肌动蛋白仍处于结合状态,ADP被释出,然后一个新的ATP分支结构在肌凝蛋白头部,使它与肌动蛋白肌丝解离,如此反复。肌动蛋白和肌凝蛋白反复地结合和解离,通过增加每个肌小节内的肌丝重叠而使心肌纤维缩短。在ATP存在下,只要细胞质钙浓度足够高,就能抑制肌钙蛋白——原肌球蛋白的阻滞作用,这个过程就可继续下去。

像收缩一样,心肌舒张与细胞的电冲动同步。动作电位2相结束时,L型钙通道失活,阻止Ca^{2+}内流入细胞,抑制钙触发钙释放。同时,胞质内的钙被泵回肌质网及细胞外。Ca^{2+}主要通过肌质网Ca^{2+}ATP酶(SERCA)被泵回肌质网。少量从细胞外进入的Ca^{2+}主要经Na^{+}-Ca^{2+}交换、少量由肌膜的ATP依赖的钙"泵"(Ca^{2+}ATP酶)送出细胞。

当胞质内的钙浓度降低时,钙从Tn-C解离,原肌球蛋白再次抑制肌动蛋白——肌凝蛋白的相互作用,使收缩的细胞舒张。这一收缩一舒张周期随下次动作电位反复出现。

三、β-肾上腺素能和胆碱能信号

大量证据表明,细胞质内的Ca^{2+}浓度是心脏搏动时收缩力的主要决定因素。升高细胞内Ca^{2+}浓度可增强收缩力,而降低Ca^{2+}浓度可使收缩力减弱。

β-肾上腺素能刺激可加强细胞钙内流,从而增强心室肌收缩力。儿茶酚胺(如去甲肾上腺素)和肌细胞上β-肾上腺素能受体结合,后者与细胞膜内表面的G蛋白系统(Gs)耦联并使之激活。Gs激活膜结合的腺苷环化酶,使ATP转化为环化AMP(cAMP)。cAMP继而激活细胞内的蛋白激酶,使细胞内的蛋白磷酸化,包括细胞膜内的L型钙通道。钙通道的磷酸化增加Ca^{2+}内流,这又触发了Ca^{2+}从肌质网的释放相应增加,从而使收缩力增强。

肌细胞的β-肾上腺素能的刺激也可增强肌细胞的松弛。Ca^{2+}从细胞质返回到肌质网(SR)是由受磷蛋白(PL)调节的,这是一种SR膜内的低分子量蛋白,它在去磷酸化状态时,通过SERCA抑制Ca^{2+}上的吸收,而β肾上腺蛋白激酶激活可使

PL 磷酸化,减弱 PL 的抑制作用,随后大量 Ca^{2+} 被 SR 吸收,加速 Ca^{2+} 从细胞浆中移除,促进细胞舒张。cAMP 活性的增高也使 Tnl 磷酸化,可抑制肌动蛋白——肌凝蛋白的相互作用,进一步使细胞舒张。

经副交感神经传入(主要从迷走神经)的胆碱能信号与 β-肾上腺素能作用相反。副交感神经末梢释放的乙酰胆碱结合到心脏细胞的毒蕈碱 M_2 受体,该受体也激活 G 蛋白,但和 β-肾上腺素能受体不同,它是与抑制性 G 蛋白系统 G_1 结合,胆碱能相关的 G_1 可以抑制腺苷酸环化酶的活性,减少 cAMP 的形成。在窦房结,胆碱能的这种作用可降低心率;在心肌,这种效应可对抗由 β-肾上腺素能兴奋介导的收缩力。值得注意的是,心室细胞对胆碱能效应的敏感性比起心房细胞差得多,可能反映了它们与 G 蛋白结合的程度不同。

因此,对肌细胞 $β_1$-肾上腺素能受体的生理性或药理性儿茶酚胺刺激可增强细胞的收缩,而胆碱能刺激作用反之。

第二章　常见症状的诊断思维

第一节　胸痛

一、基本概念

胸痛是临床胸心外科常见的症状之一,也是胸心外科最难鉴别的症状,因为它可因胸部损伤,也可因胸壁、胸内组织和脏器各种疾病造成。疼痛程度不一,疼痛部位各异。需要提及的是胸痛的部位和剧烈程度与病情轻重不一定完全平行。

炎症、外伤、肿瘤、肌肉缺氧、内脏膨胀、机械压迫、异物和各种化学因素、物理因素等均可造成组织损伤,释放出化学物质,如 K^+、H^+、组胺、5—羟色胺、缓激肽、P 物质和前列腺素,这些物质刺激了分布在肋间神经、膈神经,以及食管、支气管、心脏和主动脉的感觉神经末梢痛觉受体,从而产生胸痛。

痛觉冲动经脊髓丘脑投射到大脑皮质,以辨别疼痛的性质、程度和位置。这些化学物质中,经有髓鞘纤维传导产生刺痛和锐痛,经无髓鞘纤维传导则产生钝痛和灼痛。肺和脏胸膜缺少无髓鞘神经纤维,极少产生疼痛,因此,胸膜炎、肺炎、气胸和肺结核造成的胸痛多因疾病累及壁胸膜所致。肺梗死除壁胸膜受累外,还与低氧血症、冠状动脉灌注减少有关,肺癌胸痛系支气管壁、纵隔淋巴结浸润肿胀及壁层胸膜受侵,或与胸壁肋骨、神经受累有关。心绞痛则是心肌缺血缺氧及代谢产物积聚所致。

来自内脏的痛觉冲动除产生胸内局部疼痛外,还在体表相应部位出现疼痛感觉,即放射性疼痛,其原因是患病内脏与放射体表的传入神经在脊髓后角终止于同一神经元上,经脊髓丘脑束传入大脑,大脑皮质把来自内脏的痛觉误感受为相应体表痛觉。

二、引起胸痛的常见疾病

从胸壁皮肤至内脏,所有脏器、组织的疾病或病变均可产生胸痛,临床引起胸痛的常见疾病如下。

(一)胸壁疾病

1.皮肤及皮下组织疾病　急性皮炎、急性蜂窝织炎、带状疱疹、胸壁皮肤裂伤。

2.神经系统疾病　肋间神经痛、肋间神经肿瘤、胸段脊髓压迫症、多发性脊髓硬化。

3.肌肉疾病　胸壁肌肉挫伤、拉伤、撕裂伤,肌炎和皮肌炎。

4.骨骼及关节疾病　胸骨骨折、肋骨骨折、肋软骨炎、胸壁结核、肋骨骨髓炎、胸骨骨髓炎、肋骨肿瘤、胸骨肿瘤、类风湿脊柱炎、肥大性胸椎炎、结核性胸椎炎、急性白血病、胸壁嗜酸性肉芽肿。

(二)胸腔脏器疾病

1.心血管系统疾病

(1)冠状动脉与心肌疾病:心绞痛、急性心肌梗死、冠状动脉瘤、肥厚性心肌病。

(2)心瓣膜病:二尖瓣膜病、主动脉瓣膜病。

(3)急性化脓性心包炎。

(4)慢性缩窄性心包炎。

(5)先天性心血管病。

(6)胸主动脉瘤:主动脉瘤、主动脉窦动脉瘤、主动脉夹层。

(7)肺动脉疾病:肺栓塞与肺梗死、肺动脉高压、肺动脉瘤。

(8)心脏神经官能症。

2.呼吸系统疾病

(1)胸膜疾病:胸膜炎、胸膜肿瘤、自发性气胸。

(2)气管及支气管疾病:支气管炎、支气管肺癌、支气管扩张。

(3)肺部疾病:肺炎、肺脓肿。

3.食管疾病　贲门失弛缓症、食管癌、食管裂孔疝、反流性食管炎。

4.腺疾病

5.纵隔疾病　纵隔炎、纵隔肿瘤、纵隔气肿。

（三）腹部脏器疾病

（四）其他原因

1.胸廓出口综合征

2.痛风

三、胸痛诊断与鉴别诊断应注意的问题

（一）病史

1.疼痛部位　某些疾病引起的胸痛有其特殊的部位，胸壁疾病的胸痛常固定于病变部位，局部有明显压痛。胸膜炎产生的胸痛，胸壁下方和前部吸气时较为明显。心绞痛常在胸骨后方或心前区疼痛，且放射至左肩及内侧。纵隔或食管疾病的疼痛常在胸骨后方。支气管肺癌可因肿瘤直接侵蚀胸壁产生局部疼痛，也可在与肿瘤无关的部位出现钝性疼痛。

2.疼痛性质　胸痛的程度可自轻微隐痛至剧烈疼痛，性质也多种多样。肋间神经痛里阵发性灼痛或刺痛；肌肉痛呈酸痛；骨性痛呈剧烈酸痛或针锥样痛；心绞痛常呈压榨样痛并伴压迫感或窒息感；主动脉瘤侵蚀胸壁时呈锥样痛；食管裂孔疝呈心窝部灼痛或膨胀感；原发性肺癌可呈胸部钝性闷痛或难以忍受的骨痛。

3.疼痛时间及影响疼痛的因素　胸痛可为阵发性或持续性。心绞痛常因用力或精神紧张诱发，呈阵发性，一般持续 1～5min 即止。心肌梗死呈持续性剧痛。心脏神经官能症胸痛因运动而减轻。纤维素性胸膜炎胸痛常于咳嗽或深呼吸时加剧，停止胸廓运动则缓解。食管疾病疼痛常因吞咽食物引起发作或加剧。脊神经后根疾病所致的疼痛于转身时加剧。

4.疼痛伴随症状　气管、支气管疾病胸痛常伴有咳嗽和咳痰；肺部或胸膜炎症疼痛常伴发热、咳嗽；食管疾病胸痛多伴吞咽不畅或吞咽疼痛；肺梗死、原发性肺癌的胸痛可伴小量咯血或痰中带血；胸腺瘤除胸痛常伴有重症肌无力。

5.其他有关病史　肺梗死常有心脏病、近期手术史或长期卧床。心绞痛与心肌梗死常有高血压或冠状动脉粥样硬化性心脏病病史。支气管肺癌可有长吸烟史。

（二）查体及辅助检查

胸壁外伤、胸壁炎症性疾病视诊及触诊即可诊断。胸内脏器疾病引起的胸痛，除详细体格检查及一般化验检查外，必要时还需借助某些特殊检查。影像学检查对于胸壁、胸膜、横膈、纵隔和肺部疾病诊断是不可缺少的，胸部 X 线平片、胸部

CT 都是基本的检查手段。心电图和心肌酶谱测定对急性心肌梗死诊断有重要价值。冠状动脉造影是诊断冠心病的金标准。纤维支气管镜检查可直接窥视气管或支气管内病变并可获取病理组织活检。纤维胃镜可直视食管和胃内病变。血管造影可显示主动脉瘤部位、形态以及夹层的入口和出口。超声心动图实时显像和彩色多普勒血流图检查能直接看到心脏解剖和功能变化,对于瓣膜病变、心房肿瘤和肥厚性心肌病的诊断有较大帮助。放射性核素肺通气和灌注扫描对肺栓塞诊断最有价值。

四、临床引起胸痛的少见疾病

临床上以单纯胸痛为主诉的疾病并不多见,多数合并有其他症状,这些可根据全部症状、体征来综合分析。大多数单纯胸痛为肋软骨炎,有些胸痛是体位性、长时间伏案姿势所致,但仍有些经多种检查未能查出原因的胸痛。以下为临床遇到的少数引起胸痛的疾病。

(一)皮肌炎和硬皮病

皮肌炎和硬皮病是自身免疫性疾病,主要侵犯结缔组织,在其病程中可侵犯胸部皮肤、肌肉或有雷诺现象,可以出现胸痛,此种疾病全身症状更为明显,胸部症状容易解释。

(二)脊神经后根炎

感染、中毒、骨质增生或肿瘤压迫脊神经后根,例如风湿性脊柱炎、骨关节炎、胸椎结核、硬膜外脓肿、脊髓内外肿瘤,以及脊神经后根受到牵拉,如脊柱后凸畸形椎间盘肿胀、肥厚使脊神经穿出椎间孔时张力增加。所有这些均可引起胸段神经根疼痛,常呈刺痛或锐痛,并可放射到肩部、侧胸与前胸,体位改变如弯腰、举臂和转身可使疼痛加重。MRI 脊椎像有助于诊断。

(三)流行性胸痛

因柯萨奇 B 组病毒感染所致,多合并干性胸膜炎,偶可有少量胸腔积液。病毒经飞沫或肠道分泌物传染,在夏秋季散发或小型流行,青少年和儿童多见。该病潜伏期为 3~5d,突然起病,主要为下胸部和上腹部肌肉疼痛,呈烧灼样、刀割样、痉挛性、尖锐刺痛,疼痛随呼吸而加重,有时可有同侧肩痛。体检和影像学检查多无阳性发现。诊断主要依靠咽喉部拭子及粪便中分离出病毒,恢复期血清内中和抗体和补体结合滴度较病初时有显著增高。

（四）胸骨柄综合征

病因不清,表现在胸骨柄与胸骨体接合处轻度肿胀、疼痛和压痛,当身体前倾、后仰、翻身及咳嗽、打喷嚏、深呼吸时疼痛加剧,这些表现说明与运动和脊神经后根受压有关。此征可与类风湿关节炎同时存在。

（五）剑突综合征

也称为剑突过敏,病因不清。此征多徐缓发病,诉剑突部疼痛发作,多呈钝痛,可伴恶心,疼痛可放射到肩部和上臂,持续数分钟,甚或间歇发作数天、数周、数月。疼痛发作多与身体活动或体位改变有关,如弯腰、挺胸、转头或大量进食。正常人剑突可有 3 种位置:中间位、向外凸出和向内凹。检查发现此征患者剑突向前明显突出,有轻压痛。诊断为排除性,特别需要除外心绞痛和冠心病。

（六）肋骨尖端综合征

指季肋部肋弓下缘钝性不适、烧灼样疼痛,疼痛呈持续性,并可放射到肩部,呼吸运动使症状加剧。主要原因为第 8、9、10 肋骨前端经疏松结缔组织连接构成肋弓,第 11、12 肋骨呈浮肋,与骨性胸廓不完全相连。当胸部受到严重挤压时,肋骨前端发生较大幅度移位,从而刺激肋骨下缘肋间神经,造成季肋部持续性疼痛。诊断可追问到外伤史,影像学无阳性发现。

（七）脾曲综合征

因结肠脾曲充气引起左上腹和心前区疼痛、不适、出汗、便秘,疼痛有时向左肩部、上臂和颈部放射。疼痛多由情绪波动、忧虑诱发,发作时类似心绞痛,但对硝酸甘油无效,排大便或排气后疼痛明显缓解。检查左上腹脾曲叩诊呈鼓音,X 线腹平片显示结肠充气,心电图正常。

（八）非心源性胸痛

近年来临床发现更多的胸痛患者,经心电图、冠状动脉造影等详细检查后,排除了冠心病,最后确定为非心源性胸痛,此类患者大多数为胃食管反流病。

第二节　呼吸困难

一、基本概念

呼吸困难指患者主观上有空气不足或呼吸费力的感觉,客观上表现为呼吸频率、深度和节律的改变,患者用力呼吸,辅助呼吸肌也参与呼吸运动,严重呼吸困难者呈端坐呼吸及发绀。呼吸运动是人体维持生命的重要运动,它受呼吸中枢调节,而呼吸中枢又受大脑皮质支配及神经反射和体液的影响。正常人体呼吸频率为16~20次/min,潮气量为300~700ml,每分钟通气量为8~10L。在平静或活动时,呼吸频率、节律和潮气量可以有不同变化,这可通过自身的调节机制予以调整。

(一)呼吸的神经调节

脑干有呼吸调节中枢,调节整个呼吸肌运动,但它受大脑皮质和神经反射及体液影响。

呼吸道和肺泡上皮的神经末梢受肺扩张刺激,可抑制吸气,转向呼气,即为肺牵张反射。当肺部炎症时,肺泡不容易扩张,牵张感受器在吸气时所受刺激增强,减弱吸气深度。缩短呼吸周期,加快呼吸频率,临床出现浅而快的呼吸。

(二)化学感受器反射

动脉血氧分压过低时,颈动脉体和主动脉体化学感受器的神经末梢兴奋,冲动传入呼吸中枢,反射性地增强呼吸运动,增强通气量,氧分压越低。传入冲动频率越快,临床表现为气促和呼吸困难。动脉血二氧化碳分压过高也可刺激外周化学感受器而起到反射作用,但主要是刺激延髓中枢化学感受器加强呼吸运动。脑脊液 pH 值降低,H^+ 浓度也刺激中枢化学感受器。人体还有某些其他感受器,高级中枢以及大脑皮质高级活动也参与呼吸肌运动调节,影响呼吸运动的深度和频率。

(三)肺的弹性阻力和非弹性阻力

呼吸通气功能完成需要呼吸肌收缩的力量克服胸壁和肺的弹性阻力(顺应性)和呼吸道内非弹性阻力(摩擦阻力)。肺和胸壁弹性愈大,阻力愈小,通气量愈多。当肺纤维化、炎症、充血或水肿时,肺组织变硬,顺应性降低,吸气费力,出现呼吸困难。非弹性阻力决定于气道内摩擦力和气道内变形遇到的阻力。呼吸运动速度愈快,非弹性阻力愈大。当肺顺应性降低,回缩力减小,呼吸道内阻力增加,或呼吸道外压力超过气道内压时,管腔受压,出现呼吸困难。

(四)呼吸的弥散功能

即气体交换,气体交换受阻也可产生呼吸困难。气体弥散首先要求气体能到达肺泡内,才能进行气体交换。呼吸浅快时,潮气量少,到达肺泡的通气量低,不能进行有效的气体交换。另外,肺泡与毛细血管间气体交换取决于肺泡通气量(V)与肺泡周围毛细血管内的血流量(Q)之比,即 V/Q,正常为 0.8,当 V/Q 失调则影响气体弥散。如肺不张、肺水肿,无通气但血流正常,致肺内动静脉分流。而肺栓塞时,有通气而无灌流,均可引起缺氧和呼吸困难。

二、产生呼吸困难的病因和疾病

（一）病因

1.呼吸系统

（1）上呼吸道疾病：咽后壁脓肿，扁桃体肿大，喉内异物，喉头水肿，喉癌，喉白喉。

（2）气管疾病：气管肿瘤，气管异物，气管炎症。

（3）支气管疾病：支气管炎，支气管哮喘，弥漫性支气管扩张，支气管肿瘤，大支气管内异物。

（4）肺疾病：慢性阻塞性肺疾病，肺炎，肺结核，肺不张，肺水肿，肺尘埃沉着病，肺梗死，肺癌，间质性纤维化，结节病，肺淀粉样变，肺泡蛋白沉着，多发性结节性动脉炎。

（5）胸膜疾病：大量胸腔积液，气胸，慢性胸膜炎，弥漫性胸膜纤维化，胸膜间皮瘤。

（6）纵隔疾病：纵隔炎，纵隔气肿，淋巴瘤，胸内甲状腺肿，胸腺瘤，生殖细胞肿瘤。

（7）胸壁限制性疾病：胸廓畸形，肋骨骨折，类风湿脊柱炎，脊柱后凸畸形，膈肌麻痹，膈疝，硬皮病，重症肌无力。

2.循环系统　　风湿性心脏病二尖瓣狭窄，主动脉瓣关闭不全，高血压性心脏病，冠心病，心肌病，充血性心力衰竭，心包积液，缩窄性心包炎，房间隔缺损，室间隔缺损，法洛四联症。

3.中毒性疾病　　感染性毒血症，酸中毒，尿毒症，药物中毒，有机磷农药、化学毒物或毒气中毒，如亚硝胺、苯胺、氰化物、强酸蒸气、氯气、氨气、二氧化硫、甲醛等。

4.血源性疾病　　严重贫血，输血反应，血液病。

5.神经精神性疾病　　脑炎，脑脓肿，脑水肿，脑肿瘤，颅脑损伤，脑血管意外，脊髓灰质炎，急性感染性多神经炎。

6.其他　　大量腹水，腹内巨大肿瘤，妊娠，肺出血—肾炎综合征，中暑，高山病，皮肌炎，Wegener 肉芽肿，干燥综合征。

（二）疾病

在诊断呼吸困难后，要确定产生呼吸困难的原因。首要的是哪种原因的呼吸困难,如肺源性呼吸困难、心源性呼吸困难、中毒性呼吸困难、血源性呼吸困难或是神经精神性呼吸困难。引起呼吸困难的常见疾病如下。

1.肺源性呼吸困难

(1)上呼吸道疾病:咽后壁脓肿,喉及气管内异物,喉水肿,咽、喉白喉,喉癌。

(2)支气管肺疾病:①感染性疾病:急性细支气管炎,肺炎,肺结核。②变态反应性疾病:支气管哮喘,花粉症,棉尘肺,呼吸道变态反应综合征,过敏性肺炎,热带嗜酸粒细胞增多症。③阻塞性病变:慢性阻塞性肺气肿,肺纤维性变,阻塞性肺不张。④肺血管病变:急性肺水肿,肺栓塞,肺梗死。⑤其他原因:肺羊水栓塞症,肺泡蛋白沉着症,矽肺。

(3)胸膜疾病:自发性气胸,大量胸腔积液。

(4)纵隔疾病:急性纵隔炎。慢性纤维性纵隔炎,纵隔肿瘤和囊肿,纵隔气肿。

(5)胸廓运动及呼吸肌功能障碍:各种引起胸廓运动受限、呼吸肌及膈肌麻痹。

2.心源性呼吸困难　　充血性心力衰竭,动力不足性心力衰竭,心包积液。

3.中毒性呼吸困难　　酸中毒,化学毒物中毒,药物中毒,毒血症。

4.血源性呼吸困难　　重症贫血,大出血或休克。

5.神经精神性呼吸困难　　重症脑部疾病,癔症。

三、诊断和鉴别

临床上诊断呼吸困难无太大问题,而确定呼吸困难的病因并不容易。呼吸困难缓慢发生时,则有充裕时间进行研究检查,追溯病因。但突然发生的呼吸困难,则需紧急抢救,在治疗过程中再确定病因。如上所述,造成呼吸困难的原因有很多,临床上最常见的原因是肺、心疾病造成的缺氧,其他疾病常有线索可寻,如中毒、感染、外伤等。在临床工作中应注意了解以下问题,有助于病因诊断。

(一)病史

注意询问患者既往心、肺和肾等基础疾病史,有无哮喘发作史,内源性或外源性中毒,粉尘或异物吸入史,以及变态反应史。

(二)起病缓急

缓慢发生的呼吸困难主要是肺和心的慢性疾病,如结核病、肺气肿、肺尘埃沉着病、间质纤维化、肿瘤、冠心病和先天性心脏病。突然发作的呼吸困难常见于大块肺栓塞、张力性气胸和呼吸道内异物。发生较急的呼吸困难见于肺水肿、肺不张、肺部感染和胸腔积液。

（三）伴发症状

在呼吸困难同时伴发症状有助于病因判断,合并发热、咳嗽等呼吸道症状,更多可能是呼吸道感染和肺部肿瘤,并发胸痛时应想到胸膜炎症、胸膜间皮瘤可能。合并心悸、水肿多考虑心脏疾患。有神经系统症状应注意检查颅内疾病。产妇突然发生呼吸困难有可能是肺羊水栓塞症。

（四）体格检查

1.呼吸频率　正常人呼吸每分钟超过 24 次即为呼吸加快,呼吸困难患者呼吸加快最常见。每分钟呼吸频率低于 10 次为呼吸减慢,临床少见,主要见于麻醉、安眠药中毒、昏迷或颅压增高。

2.呼吸深度　呼吸加深见于糖尿病及尿毒症酸中毒,呼吸变浅则见于肺气肿、呼吸肌麻痹,或临终前状态。

3.呼吸节律　潮式呼吸是呼吸中枢兴奋性降低的表现,反映病情严重,见于严重中枢神经系统疾病和脑循环障碍。

4.呼吸困难类型　肺源性呼吸困难因呼吸器官病变所致,分为吸气性、呼气性和混合性呼吸困难三类。吸气性呼吸困难多见于上呼吸道不完全梗阻以及肺顺应性显著降低疾病,如广泛间质纤维化、肺水肿、弥漫性肺内炎症。呼气性呼吸困难见于下呼吸道不完全梗阻,典型的是慢性阻塞性交气管炎、支气管哮喘、肺气肿。气胸、胸腔积液、呼吸肌麻痹和胸廓畸形在吸气和呼气时均感困难。

（五）辅助检查

实验室检查为确诊和鉴别提供宝贵资料,除血、尿、便常规和血液肝肾功能、血脂生化检查外,重要的是进行动脉血气分析检查,其结果能提供缺氧、二氧化碳潴留和动脉血氧饱和度的实际情况,确定有无呼吸困难、呼吸困难类型、有无酸中毒及类型,同时重复测定血气分析可跟踪病情、监测治疗效果。

胸部影像学检查对于呼吸困难的病因诊断是必不可少的,它能提供心、肺和胸内脏器的状况,如气胸、胸腔积液、肺部和胸膜肿瘤、纵隔肿瘤和心脏疾病。

在鉴别呼吸困难的病因时,还需要某些特殊检查,如纤维支气管镜、肺通气和灌注核素扫描。在鉴别心源性呼吸困难时,除心电图外,还需要超声心动检查,冠状动脉造影,以及漂浮导管直接测定肺毛细血管嵌顿压等。

第三节　心悸

【概述】

所谓心悸，即通常所说的心慌，是人们主观感觉上对心脏跳动的不适感觉，有时被描述为心跳、胸部蹦跳感等。心悸可以由于心脏活动的频率、节律或收缩强度的改变而致，也可以在心脏活动完全正常的情况下发生，后者多因人们对自己心脏活动特别敏感而致。健康人一般仅在剧烈活动、精神高度紧张或高度兴奋时才会感觉到心悸，属正常情况。心悸常见原因如下。

1.**心律失常**　各种快速或缓慢心律失常。

2.**精神因素**　焦虑症、惊恐等。

3.**药物**　乙醇，咖啡因，某些处方药；如洋地黄、吩噻嗪、茶碱类、β受体兴奋剂；毒品，如可卡因；烟草。

4.**非心律失常的心脏原因**　心肌病、先天性心脏病、充血性心力衰竭、二尖瓣反流、起搏器介导的心动过速、心包炎、瓣膜病等。

5.**心外因素**　贫血；电解质紊乱；发热；甲状腺功能亢进症；低血糖症；低血容量；嗜铬细胞瘤；肺动脉疾病；血管迷走神经综合征。

【临床诊断】

(一)临床伴随症状

1.**心悸伴心前区痛**　可见于冠状动脉硬化性心脏病，如心绞痛、心肌梗死；心肌炎；心包炎，亦可见于心脏神经官能症。

2.**心悸伴发热**　可见于急性传染病、风湿热、心肌炎、心包炎、感染性心内膜炎。

3.**心悸伴晕厥或抽搐**　可见于高度房室传导阻滞、心室颤动或阵发性室性心动过速、病态窦房结综合征。

4.**心悸伴贫血**　可见于各种原因引起的急性失血，此时常有虚汗、脉搏微弱、血压下降或休克，慢性贫血则心悸多在劳累后较明显。

5.**心悸伴消瘦及出汗**　可见于甲状腺功能亢进症。

(二)不同原因心悸的临床表现

1.心律失常与心血管疾病

(1)期前收缩：是临床引起心悸最常见的原因。常规心电图有时不易发现，动态心电图检查有助于诊断。器质性心脏疾病所引起的期前收缩,多发生于运动后,且较多表现为频发期前收缩,如频发室性期前收缩形成二联律、三联律,或出现多源性及多形性期前收缩。期前收缩发生时患者常感突然心跳增强或心跳暂停,自己摸脉时感觉突然漏跳一次。听诊心律不规则,第一心音多增强,期前收缩后有一长间歇。

(2)阵发性心动过速:是一种阵发性规则而快速的异位心律,有突发突止的特点,发作时心率一般为160～220次/分,持续可数秒至数天;可由情绪激动、突然用力、疲劳或过饱所致,也可无明显诱因;发作时患者出现心悸、心前区不适、精神不安、恐惧感等,发作时心率过快、发作时间长,可因心输出量降低而有下降、头晕、恶心、严重可发生心绞痛。室上性心动过速常见于无器质性心脏病者,而室性心动过速则多为器质性心脏病所致。

(3)心房颤动:多发生在器质性心脏病基础上。由于心房活动不协调,失去有效收缩力,加以快而不规则心室率使心室舒张期缩短,心室充盈不足,因而心输出量不足,常诱发心力衰竭。体征主要是心律严重不齐、心音强弱不等及脉搏短促。心电图无窦性 P 波,代之于一系列细小而形态不一和频率不规则的心房颤动波,心室率绝对不规则。

(4)心动过缓:当心率过慢时可以出现心悸,如病态窦房结综合征和高度房室传导阻滞等,主要依靠心电图诊断。

(5)其他各类心脏血管疾病:在代偿或失代偿过程均可导致心悸,其中尤以高动力循环的心脏病,如主动脉关闭不全、各种动-静脉瘘、主动脉窦瘤破裂至右心系统等,可出现明显心悸及特征性杂音与周围血管征。

因此,心悸若因心血管疾病而引起,除有心悸症状外,可同时伴有呼吸困难、发绀、水肿、心前区疼痛等其他症状或体征,诊断不难。

2.心血管以外疾病

(1)甲状腺功能亢进症:由于基础代谢率增高及同时并存的交感神经功能亢进,使心率加快,心搏增强,有时可发生过早搏动或心房颤动,患者常以心悸为主诉就诊。体格检查可以发现患者有突眼征、甲状腺肿大、震颤和杂音,心脏搏动广泛而增强,第一心音亢进和心动过速和心房颤动等。进一步测定甲状腺功能和基础代谢率明确诊断。

(2)贫血:当红细胞在 3×10^{12}/L 以下,血红蛋白在 70g/L 以下时,患者常于劳累后或平静时有心悸感。体格检查除贫血貌外,心率快,心搏增强,心尖与肺动脉瓣区有中等响度收缩期杂音,脉搏充实、脉压增宽、水冲脉、毛细血管搏动等心输出量增多的表现。

（3）发热或感染发热或感染时所见心悸：是心搏增强、心率加快的结果，一般不作为主要症状出现。

（4）低血糖症：70％低血糖为功能性，多见于女性，常反复发作，每于精神受刺激或餐后2～4h发作，每次15～20min，以肾上腺素分泌过多征群为主，多诉心悸、饥饿感、软弱、出汗、焦虑等。体检发现脸色苍白、心动过速、血压偏低，多数能自行恢复或稍进食而消失。诊断低血糖症关键在于提高警惕，根据发作史、进食或注射葡萄糖后即恢复，辅以血糖测定，常可确诊。

（5）嗜铬细胞瘤：本病主要症状为阵发性或持续性高血压，临床表现取决于肿瘤分泌功能及去甲肾上腺素与肾上腺素的比例。发作时患者突然感觉头痛、心悸、恶心、出汗、四肢冰冷、兴奋、恐惧等。同时血压突然明显升高，常达26.7～40.0kPa（200～300mmHg）。心动过速、心音亢进，有时可伴有早搏。为明确诊断可作血常规、24h尿儿茶酚胺等测定。必要时可进行肾上腺CT检查以协助诊断。

（6）药物引起的心悸：有明确服药史，停药后即可好转。

（7）特发性高动力循环综合征：是一种原因不明的高动力循环状态，认为与心脏交感神经过度兴奋或心肌肾上腺素能β受体反应性或感受性增强有关。多见于青年或中年男性，常诉心悸、胸痛、劳累后气急等。且有心输出量增高体征。如脉搏频速、脉洪大有力、心尖搏动强烈、心底或胸骨左缘第3～4肋间常有响亮的收缩期喷射性杂音。血压波动大，收缩期血压升高及脉压增宽等，约半数患者心电图显示左室肥厚，而X线检查心影往往在正常范围内。少数患者以后可发生明显心力衰竭，应用受体阻滞剂可使症状明显改善，而对异丙肾上腺素反应过度。诊断时注意与甲状腺功能亢进症、贫血、体循环动-静脉瘘继发性高动力循环综合征鉴别。

本病表现与心脏神经官司能症有相似之处，鉴别在于心脏神经官能症患者伴有神经衰弱的某些表现，如头昏、失眠、记忆力减退、焦虑状态、手掌多汗、两手颤动及暂时性体温升高等，而本病无上述表现；心脏神经官能症患者的主述较多且显著，而本病主要表现为心搏加强，收缩压升高和脉压增宽等高输出量或高动力循环；本病在多年后可能发生心力衰竭，而心脏神经官能症则不发生。

3.心脏神经官能症　多见于青年女性，常有多种心脏方面的陈述，如心悸、心动过速、胸闷、憋气、呼吸紧迫感、心前区或心尖处隐痛及繁多的神经系统和全身性症状，如头晕目眩、失眠、耳鸣、记忆力减退、注意力不集中、焦虑、紧张、全身无力及四肢麻木等神经衰弱的表现。体检除心动过速外，有呼吸加快、伸手震颤、手掌寒凉潮湿和腱反射亢进等。由于交感神经兴奋可有窦性心动过速及轻微的ST-T

异常。

鉴别点是本病的呼吸困难多为主观感觉上的憋气,喜在大吸一口气后作叹息性呼吸,而心前区疼痛多为心尖或乳房下的针刺状隐痛,在长期随访中缺乏任何器质性心脏病的证据。作普萘洛尔试验有一定价值:静脉注射普萘洛尔 5mg 后观察心电图改变,如在 5min 后随着心率减慢,ST 段改变消失,T 波倒置转为直立,则提示 ST-T 异常为功能性。也可在口服普萘洛尔 20mg,服前及服后 2h 作心电图检查。

4.绝经期综合征或称更年期综合征 女性卵巢因老化而萎缩,发生了生理性退化,从而引起闭经。在此前后产生了一系列内分泌与自主神经功能紊乱,而出现各种症状,如颜面、躯干部烧灼感或四肢寒冷、心悸或心前区不适,常有头痛、头晕、失眠、易激动、情绪不安、抑郁、健忘等神经、精神症状;有时表现感觉异常,如指趾发麻、皮肤感觉异常或有阵发性颜面出汗等。本病发生于更年期前后的女性,测定其血中雌二醇、孕二醇的水平往往偏低,尿中卵泡刺激素偏高。阴道细胞涂片,雌激素水平减低。

【诊断思路】

1.病史 采集注意心悸发生的诱因,如发作是否与活动、精神状态及药物应用有关;心悸发作时伴随症状及发作时间的长短,如有无心脏活动过强、过快、过慢、不规则的感觉;发作时是否伴有意识状态改变,周围循环状态,如四肢发冷、面色苍白,以及发作持续时间,有无反复发作等;心悸发生是否在停经后。此外注意患者有无其他官能性述说或表现。

2.体格检查 ①心脏疾病的体征:如心脏杂音、心脏增大及心律改变;有无血压增高、脉压增宽、动脉枪击音、水冲脉等高动力循环表现,以及有无血管杂音等;②患者全身情况:如精神状态、体温、贫血、突眼、出汗、甲状腺肿大等检查。

3.辅助检查 ①心电图检查:为明确有无心律失常存在及其性质应做心电图检查,如平静心电图未发现心律失常,可根据情况适当运动如仰卧起坐等激发异常心律。还可以动态心电图检测。②其他实验室检查:如怀疑甲状腺功能亢进症、低血糖症或嗜铬细胞瘤时可进行甲状腺功能测定、血糖、尿儿茶酚胺、血常规等测定。

第四节 晕厥

【概述】

晕厥是一过性全脑低灌注导致的短暂性意识丧失(T-LOC),以发作迅速、持续时间短和自行完全恢复为特征。近乎晕厥指一过性黑矇,肌张力丧失或降低,但不伴有意识丧失。为维持正常清醒状态,对每 100g 脑组织,每分钟供氧不低于 3.5ml。心脏供血暂停 3s 以上,可发生近乎晕厥,5s 以上可发生晕厥,超过 10s 则发生抽搐(阿-斯综合征)。

【临床诊断】

(一)分类

1.反射性晕厥(神经介导性晕厥)

(1)血管迷走性晕厥:①由情绪介导:害怕、疼痛、器械操作、晕血症;②由直立位介导。

(2)情境性晕厥常见的情况:①咳嗽、打喷嚏;②胃肠道刺激(吞咽、排便、内脏疼痛);③排尿性晕厥;④运动后;⑤进食后;⑥其他,如大笑、吹奏铜管乐器、举重等。

(3)颈动脉窦综合征又称颈动脉窦晕厥。

(4)不典型晕厥没有明确的触发因素和(或)不典型的表现。

2.直立性低血压和直立性不耐受综合征

(1)原发性自主神经功能障碍:单纯性自主神经功能衰竭、多系统萎缩症、帕金森病伴自主神经衰竭。

(2)继发性自主神经功能障碍:糖尿病、淀粉样变性、尿毒症、脊髓损伤。

(3)药物所致的直立性低血压:乙醇,血管扩张剂、利尿剂、抗抑郁药、吩噻嗪类所致。

(4)血容量不足:如出血、腹泻、呕吐等引起。

3.心源性晕厥

(1)心律失常性晕厥

1)缓慢性心律失常:如窦房结功能不全,包括心动过缓或心动过速综合征、房室传导系统疾病、置入装置功能障碍。

2)快速心律失常:室上性心律失常、室性(特发性、继发于器质性心脏病或离子通道病)心律失常。

3)药物引起的缓慢或快速心律失常。

(2)器质性心脏病

1)心脏:心瓣膜病,急性心肌梗死或心肌缺血,肥厚型心肌病,心脏肿瘤(左房黏液瘤等)、心包疾病或压塞、冠状动脉先天畸形、人工瓣功能障碍。

2)其他:肺动脉栓塞,急性主动脉夹层,肺动脉高压。

（二）诊断方法

1.病史采集　注意晕厥的诱发因素，如体位改变、剧烈咳嗽、排尿、外伤出血、用力、疲劳、紧张或站立过久等。了解用药情况，尤其是降压药和降血糖药物的应用；晕厥发作的前驱症状；晕厥发作时情况；发作后伴发症状，如血管减压性晕厥、体位性低血压、吞咽性晕厥、咳嗽性晕厥、排尿性晕厥等反射性晕厥发作后迅速恢复，极少数有片刻软弱无力。

2.体格检查　应注意：①有无脱水、贫血；②心脏、血管的体征；③体位性低血压：即卧位站立时，在 3min 内收缩压下降＞2.67kPa(20mmHg)，或舒张压下降＞1.33kPa(10mmHg)；④直立性心动过速：从卧位站立时，在 5min 内，心率的增加＞28 次/分。

3.辅助检查

（1）颈动脉窦按摩（CSM）：按压颈动脉窦 10s，若出现心脏停搏且出现晕厥症状常提示颈动脉窦综合征。室性停搏＞3s 和（或）收缩压降低＞6.67kPa(50mmHg)，称为颈动脉窦超敏反应（CSH）；伴随自发晕厥时定义为颈动脉窦综合征（CSS）。既往短暂性脑缺血发作（TIA）史，过去 3 个月内卒中史或颈动脉杂音属禁忌证。

（2）直立位激发试验：①主动站立（患者由卧位站起）；②直立倾斜试验。

直立倾斜试验是诊断血管迷走性晕厥的重要方法。试验前需排除器质性心脏病、心律失常、缺血性心脏病、未控制的高血压等。

操作方法：卧位休息时间＞5min。倾斜角度为 70°，应在 10～15s 自平卧位转为倾斜位，倾斜时间 30～45min。如阴性，可用药物激发：静脉异丙肾上腺素或舌下含硝酸甘油，药物维持 15～20min。静脉异丙肾上腺素从小剂量逐渐增加，1～3μg/min，直至平均心率增加超过基础心率的 20%～30%。试验终点：诱发晕厥或倾斜阶段没有发作（包括药物诱发）。

阳性标准：出现晕厥或近似晕厥，同时伴以下条件：收缩压≤10.7kPa(80mmHg)和（或）舒张压≤6.67kPa(50mmHg)，或平均压下降≥25%；窦性心率＜50 次/分，结性心律；出现一过性Ⅱ度或Ⅱ度以上房室传导阻滞、窦性停搏≥3s。

阳性反应类型：1 型（混合型）：晕厥时心率、血压均明显下降。心率下降，但不低于 40 次/分或低于 40 次/分但持续时间＜10s，同时伴血压下降；2 型（心脏抑制型）：心率下降≥40 次/分持续超过 10s 或心脏停搏＞3s，在心率下降同时或之后血压降低；3 型（血管抑制型）：晕厥发生时，血压下降而无心率减慢（心率减慢低于其峰值的 10%）。

（3）心电图（ECG）监测分为无创和有创：包括动态心电图、住院期间的监测、事件记录仪、体外或植入式心电记录器，以及远程（家庭）监护系统。金标准为症状和记录的心律失常明确相关。

（4）电生理检查（EPS）：既往心肌梗死且 LVEF 正常者，诱发持续单形性室速高度提示为晕厥病因。然而诱发室颤，并不具有特异性。不能诱发室性心律失常，提示心律失常晕厥可能性较小。

（5）三磷酸腺苷（ATP）试验：ECG 监护下，快速（＜2s）注射 20mgATP 或腺苷。诱发房室传导阻滞且室性停搏＞6s，或诱发超过 10s 的房室传导阻滞，有临床意义。但对该方法仍存在争议。

（6）心脏超声及其他影像学检查：心脏超声可识别器质性心脏病，如主动脉瓣狭窄、心房黏液瘤、心包填塞等，可给予 LVEF 进行危险分层。考虑特殊疾病，如主动脉夹层、肺动脉栓塞、心脏肿块、心包和心肌疾病、冠状动脉的先天异常等，可使用经食管超声、CT 和磁共振成像（MRI）。

（7）运动激发试验：曾在运动中或运动后即刻发生晕厥的患者可行该试验。在试验过程中及恢复期均须对患者进行严格心电监护和血压监护。

（8）心导管检查：如冠状动脉造影，可对怀疑心肌缺血或心肌梗死的患者进行。

（9）精神疾病（状态）评价：晕厥与精神疾病相互影响。多种精神病药物可通过直立性低血压和延迟 QT 间期导致晕厥。

（10）神经系统评价：脑电图（EEG）在晕厥患者中正常，但正常 EEG 并不能除外癫痫。晕厥可能性较大时，并不推荐行 EEG 检查。CT 和 MRI，一般不主张使用。脑血管和颈动脉超声在典型晕厥诊断中的价值有限，不推荐使用。

（三）不同类型晕厥的临床特点

1.反射性晕厥　最常见，占晕厥总数的 80％～90％。主要是正常情况下有用的心血管反射对刺激因素出现的过度不适反应，引起血管扩张和（或）心动过缓，导致动脉血压降低及全脑灌注减少。

（1）血管迷走性晕厥：又称血管减压性晕厥或单纯性晕厥，是临床最常见的晕厥类型。可由情绪或直立位介导，常伴自主神经激活的前驱症状（大汗、苍白、恶心、心悸）。部分患者在先兆期立即坐下或平卧，可避免发作。倾斜试验是诊断血管迷走性晕厥的一项特殊性检查方法。

（2）吞咽性晕厥：为吞咽神经痛所致的综合征，患者有吞咽神经痛，食管、咽、喉、纵隔疾患，严重房室传导阻滞。病态窦房结综合征的患者可因吞咽动作激惹迷走神经，引起反射性心率减慢而晕厥。吞咽性晕厥发作与体位无关，也无先兆。阿托品可制止发作。心脏起搏器可防止发作。治疗原发病非常重要。

（3）排尿性晕厥：好发于青壮年男性，常在夜间或午睡后起床排尿过程中或排尿结束时发病，偶于白天排尿时发病。发病前无任何先兆。发病时突然摔倒，意识丧失，持续 1～2min 后恢复，无任何后遗症。

机制：夜间迷走神经亢进，心率慢；体位改变，由卧位到立位时反射性周围血管扩张；膀胱收缩产生强烈迷走反射，导致心脏抑制和心律失常；膀胱排空，腹内压骤然降低，使静脉回心血量减少；睡眠时肌肉松弛，血管扩张等均使心搏出量减少，引起暂时性脑缺血、缺氧而导致晕厥。

（4）咳嗽性晕厥：见于慢性支气管炎、百日咳和支气管哮喘患者，在剧烈咳嗽后突然意识丧失，历时短暂，迅速恢复。偶有头晕眼花、出汗等前驱症状，无后遗症。

机制：剧烈咳嗽引起胸内压和腹内压增高，阻碍静脉回流，继发回心血量减少，心搏出量降低，引起脑供血不足而发生晕厥；咳嗽时，反射性引起颅内压急剧增高，减少脑灌流量，引起意识丧失。

（5）疼痛性晕厥：由于剧痛刺激，反射性引起血管舒缩中枢抑制，周围血管突然扩张，回心血量减少，血压骤降，脑血流减少，晕厥发生。类似情况也发生于过分悲伤或强烈恐怖刺激，是由于强烈精神打击，反射性引起一过性血管舒缩功能障碍所致。

（6）颈动脉窦综合征：即颈动脉窦晕厥，是颈动脉窦过敏引起的晕厥。诱发原因常有突然转头、穿过硬的高领衣服或用手压迫颈部等。颈动脉窦附近的病变压迫和刺激颈动脉窦或颈动脉窦反射功能亢进均可引起晕厥。晕厥发作时心率减慢、血压下降、但无恶心、面色苍白等先兆症状。按发生形式又可分为：①血管迷走型，发作时反射性窦性心动过缓或房室传导阻滞，或两者同时存在，故心输出量减少，脑血流量下降，引起晕厥。此型多见，占颈动脉窦晕厥的 70％。用阿托品类药物治疗有效。②减压型，发作时反射性血压骤降，心率无变化，也无房室传导阻滞。此型少见，可用升压药，如肾上腺素或麻黄碱治疗有效。③中枢型，发作时心率和血压均无改变，只有短暂晕厥。这是由于一过性脑血管痉挛引起。阿托品及升压药均无效，一般用镇静剂治疗。临床上做颈动脉窦按摩，可诱发晕厥。

2.直立性低血压　此类晕厥主要包括以下 4 种类型。

（1）典型的直立性低血压　是指站立 3min 内收缩压下降 $\geqslant 2.67$kPa（20mmHg）和（或）舒张压下降$\geqslant 1.33$kPa（10mmHg），见于单纯自主神经功能衰竭（ANF）、低血容量或其他类型的 ANF。

（2）初始直立性低血压：指站立即刻血压降低>5.33kPa（40mmHg），然后自发并快速恢复正常，低血压和症状持续时间较短（<30s）。

(3)延迟(进展性)直立性低血压:在老年人中多见,主要与年龄相关的代偿反射损害有关。特点是在直立时收缩压缓慢进行性降低,与反射性晕厥不同的是往往没有心动过缓,但延迟直立性低血压后也可出现心动过缓。

(4)体位性直立性心动过速综合征(POTS):多见于年轻女性,主要表现为严重的直立性不能耐受,但没有晕厥,伴随心率明显增加(增加>30次/分或120次/分以上)以及血压的不稳定,病理生理机制仍不清楚。

3.心源性晕厥

(1)心律失常它是最常见的心源性晕厥原因。心律失常引起血流动力学障碍,心输出量和脑血流量明显降低。

1)心动过缓与心脏停搏:病态窦房结综合征引起严重窦性心动过缓或停搏;不完全性房室传导阻滞可突然转变为完全性房室传导阻滞,也可由心脏传导抑制药物如奎尼丁、普萘洛尔(心得安)等肾上腺素能β受体阻滞剂引起;由于麻醉诱导、手术过程,纵隔疾患,颈动脉窦综合征,胸膜、腹膜刺激,以及胃肠道内镜检查,妇科取宫内节育环手术等时反射性引起。心率缓慢,房室传导阻滞及停搏,导致脑灌注减少而意识丧失,晕厥发作。

2)心动过速、房颤及室颤:心率过速,心室得不到充分舒张和完全充盈,使心排出量减少,导致晕厥发作。阵发性心动过速和房颤引起的晕厥,发作前常突然出现不规则心跳、头晕、眼花和出汗等症状。心室纤颤是最严重的心律失常,可并发于急性心肌梗死、严重低血钾、洋地黄中毒、心脏手术、电击、窒息等。室颤在心功能上是无效的心脏跳动,无心搏出量,实际上与心脏停搏无区别,因此一旦发生,需立即心肺复苏。

3)特发性QT间期延长综合征:几乎发生于交感神经高度紧张之时。临床表现为眩晕、晕厥,甚至猝死。本综合征诊断根据:①主要条件,QTc>0.44s;精神创伤或体力劳累诱发晕厥;有家族史;②次要条件,先天性耳聋;发作性T波改变;心率缓慢;异常心室复极化。

患者有两项主要条件,或一项主要条件加两项次要条件即可诊断为本综合征。

(2)器质性心脏病晕厥常见于左室流出道梗阻性疾病,如常见的肥厚型梗阻性心肌病,主动脉瓣狭窄等。主要由于机械性梗阻致心输出量减少。

【诊断流程】

(一)确诊前先判断是否为晕厥

1.排除以下情况

(1)伴有意识丧失或障碍,但没有全脑低灌注的疾病:①代谢性疾病,如伴低碳酸血症的过度换气综合征;低血糖;低氧血症;②椎基底动脉短暂缺血发作;③中毒;④癫痫。

(2)不伴有意识丧失的疾病猝倒症;倾倒发作;跌倒、精神性"晕厥",如癔症、躯体症状化疾病。

2.询问病史

(1)是否为完全性意识丧失?

(2)意识丧失是否为一过性、快速起病及持续短暂?

(3)晕厥是否为自发性、完全恢复且不留后遗症?

(4)患者是否丧失肌张力?

(二)是否存在心血管事件或死亡的高危因素

需要即刻住院或强化评估的短期高危因素。

1.严重的器质性心脏病或冠状动脉病变　心力衰竭、左室射血分数(LVEF)降低、以往有心肌梗死病史。

2.临床或心电图特征　提示有心律失常性晕厥用力后或平卧位晕厥、晕厥时伴心悸、有家族心脏病猝死史、非持续性室速、双分支阻滞或室内阻滞、不适当的窦性心动过缓或窦房阻滞、预激综合征、长/短 QT 间期、右束支体导阻滞 RBBB 伴 ST 抬高($V_1 \sim V_3$)、右胸导联 T 波倒置和 epsilon 波和晚电位。

3.并存的其他疾病　严重贫血和电解质紊乱。

第五节　水肿

【概述】

人体组织间隙有过多的液体积聚时,称为水肿。水肿可分为全身性与局部性水肿。全身性水肿时,液体在体内组织间隙呈弥散性分布。水肿的程度可轻可重,隐性水肿仅有体重增加。轻度水肿表现为清晨眼睑肿胀及组织松弛处轻度水肿,或久坐久立后足背水肿,手指发胀;重度水肿可出现全身明显水肿,甚至出现腹水、胸腔积液等。

在正常人体中,血液不断从毛细血管小动脉端滤出至组织间隙成为组织液,同时组织液也不断从毛细血管小静脉端回吸收入血管中;当毛细血管内液体向组织间隙流出,大于组织间液流入毛细血管,可导致血管外液体聚集过多引起水肿。而导致这种情况的因素包括:①毛细血管内静水压增加;②毛细血管胶体渗透压下降;③组织间液静水压下降;④组织间液胶体渗透压增加;⑤淋巴管阻塞;⑥毛细血管通透性增加。

临床产生水肿的主要因素：①水、钠潴留，如醛固酮增多症；②毛细血管滤过压增高，如右心衰竭；③毛细血管通透性增高，如急性肾小球肾炎；④血浆胶体渗透压下降，常继发于血清蛋白下降，如肾病综合征；⑤淋巴液或静脉回流受阻，见于丝虫病或血栓性静脉炎等。

（一）全身性水肿

全身性水肿包括：①心源性水肿.如右心衰竭，慢性缩窄性心包炎等；②肾源性水肿，如肾病综合征，肾炎综合征，肾功能不全；③肝源性水肿，如肝硬化门脉高压；④营养不良性水肿，如低蛋白血症，维生素 B_1 缺乏症；⑤内分泌功能障碍，如腺垂体功能减退症，甲状腺功能减退症，库欣综合征，原发性醛固酮增多症，经前期紧张综合征等；⑥妊娠中毒症所致水肿；⑦结缔组织病，如系统性红斑狼疮、硬皮病、皮肌炎；⑧药物，如肾上腺皮质激素、睾丸酮、雌激素、胰岛素、硫脲、降压药、解热镇痛剂等；⑨特发性水肿；⑩功能性水肿。

（二）局限性水肿

局限性水肿包括：①局部炎症所致水肿；②肢体静脉血栓形成及血栓性静脉炎；③下肢静脉曲张所致水肿；④慢性腔静脉阻塞综合征；⑤淋巴回流受阻所致水肿；⑥血管神经性水肿；⑦神经营养障碍所致局限性水肿；⑧局部黏液性水肿。

【临床诊断】

（一）临床表现

水肿是一个常见症状，临床上以心脏、肝脏及肾脏疾病引起者最多见。

1.全身水肿

(1)心源性水肿：主要包括：①有心脏病病史及基础心脏病体征；②有右心功能不全的临床症状，如食欲不振、恶心、呕吐；右季肋部不适、胀痛；尿量减少、气急等；③水肿表现为低垂部位、对称性、凹陷性水肿。早期仅仅表现为体重增加，之后低垂部位水肿，严重时全身水肿，甚至出现胸腹水，肝肿大，颈静脉怒张，肝颈静脉回流征阳性；④见于各种心脏病晚期造成的右心室甚至全心衰竭。多见于慢性缩窄性心包炎、大量心包积液、限制型心肌病、慢性肺源性心脏病等。

(2)肾源性水肿：由于肾脏疾病的不同，所引起的水肿表现及机制有很大差异。肾源性水肿初起时，组织疏松部较早出现或较重，如足部、头皮和眼睑等，因此起始常于晨起时眼睑或面部水肿、肿胀，后逐渐扩散至全身。

1)急性肾炎的水肿：约70％患者有水肿，水肿程度多为轻度或中度，有时仅限颜面或眼睑。水肿可以骤起,迅速发展到全身。急性期过后,水肿可以消退。水肿是由于肾小球病变所致肾小球滤过率降低,球管失衡致水、钠潴留所致。

2)慢性肾炎的水肿:大多数患者有不同程度的水肿,轻者仅在眼眶周围、面部或下肢踝部出现水肿;重者则全身水肿,甚至出现浆膜腔积液,少数患者可始终无水肿。但常见血尿、蛋白尿及管型尿。肾功能受损,血肌酐及尿素氮升高,继之,出现肾小管功能不全,血压升高,特别是舒张压升高。

3)肾病综合征的水肿:在临床上常有以下表现:①水肿常呈全身性,最初多见于踝部呈凹陷性,严重者可出现胸腔、腹腔、阴囊积液,甚至心包积液;②可见大量泡沫状蛋白尿;③可有不同程度高血压也可因循环血容量不足出现体位性低血压、脉压差小、脉搏细弱。检查:①尿液生化检查24h蛋白尿定量>3.5g,沉渣可见管型及红细胞,尿纤维蛋白降解产物阳性;②血液生化检查:血清蛋白<30g/L;血清胆固醇明显升高,也可有三酰甘油及低密度脂蛋白升高;③肾穿刺活检对明确诊断、制定治疗方案及判断预后有很大帮助。临床上只要符合大量蛋白尿(24h蛋白尿定量>3.5g)、低清蛋白血症(<30g/L)两项条件者即可诊断为肾病综合征。

4)肾衰性水肿:急、慢性肾衰水肿均为全身性。急性肾衰发生较迅速、明显,而慢性肾衰则较缓慢,两者均有GFR下降,同时伴有急、慢性肾衰本身的临床表现,如高血压、血尿、蛋白尿等。

(3)肝源性水肿:往往以腹水为主要表现,而双下肢足、踝等部位表现却不明显。

肝性腹水最常见的原因是肝硬化,且多见于失代偿期的肝硬化患者。此时由于肝静脉回流受阻及门脉高压,特别是肝窦内压力明显升高,滤出的液体主要经肝包膜渗出并滴入腹腔,加之肝脏蛋白质合成障碍使血浆清蛋白减少,醛固酮和抗利尿激素等在肝内灭活减少可使钠、水滞留,均为肝源性水肿发生的重要因素。

肝源性水肿的诊断一般不难,多有慢性肝炎的病史,肝、脾肿大,质硬,腹壁有侧支循环,食管静脉曲张,有些患者皮肤可见蜘蛛痣和肝掌。实验室检查可见肝功能明显受损,血浆清蛋白下降。

(4)营养不良性水肿:水肿发生缓慢,多为全身性,通常由慢性消耗性疾病及营养障碍性疾病引起。主要与血浆蛋白降低、贫血、维生素 B_1 缺乏有关。可作血浆蛋白及血红蛋白测定帮助诊断。

(5)内分泌性水肿:指内分泌激素过多或过少干扰水、钠代谢或体液平衡而引起的水肿。

1)甲状腺功能异常:甲状腺功能减退症及甲状腺功能亢进症均可出现水肿,且均为黏液性水肿。甲状腺功能减退者常伴畏寒、乏力、嗜睡、动作迟钝、记忆力减退、厌食、便秘、体重增加、皮肤干燥、性欲减退、心动过缓、血压低等；甲状腺功能亢进者常伴怕热、多汗、多食善饥、心悸、体重明显减轻、疲乏无力、甲状腺肿大、突眼、心动过速、心房颤动等。两者均可通过甲状腺功能测定来诊断。

2）血管升压素分泌异常综合征：患者血管升压素分泌过多，导致水、钠潴留。见于中枢神经系统疾病，肺癌等恶性肿瘤。

3）腺垂体功能减退症：多见于产后大出血引起。表现为水肿，皮肤增厚、干而有鳞屑，毛发脱落等。

4）肾上腺皮质功能亢进：由于糖皮质激素-皮质醇及盐皮质激素-醛固酮分泌过多，导致水、钠潴留所致。

5）经前期水肿：女性在月经前期周期性出现水肿，并伴有精神症状，如烦躁不安、头痛等，以及乳房胀痛，称为经前期水肿。

（6）特发性水肿（IE）：是一种以继发于水、钠潴留的间歇性水肿为特征的临床综合征。随病程延长而加重，典型者在白天较正常人增加更多的体重，突出的表现为踝部及小腿凹陷性水肿，常伴腹部膨胀，但临床表现多不显著。女性多见，特别是超重女性，水肿与体位有关，直立或工作劳累后即出现，平卧后可逐渐消退，常伴有其他神经症类症状。

2.局限性水肿

（1）静脉阻塞性水肿常发生于肿瘤压迫或肿瘤转移，静脉血栓形成等。

1）上腔静脉阻塞综合征：早期症状是头痛，眩晕和眼睑水肿，以后头、面部、颈、上肢发生水肿及胸壁上部静脉扩张，而水肿是上腔静脉阻塞综合征的主要体征。本综合征大多由恶性肿瘤引起。据统计，肺癌是最常见的原因，占 50％～80％，其次是淋巴瘤、主动脉瘤、慢性纤维性纵隔炎、胸内的良性或恶性肿瘤，以及血栓性静脉炎。

2）下腔静脉阻塞综合征：其特点是下肢水肿，其症状和体征与下腔静脉阻塞的部位或水平有关。如阻塞发生在下腔静脉的上段，在肝静脉入口的上方，则出现明显腹水，而双下肢水肿相对不明显；阻塞如发生在下腔静脉中段，肾静脉入口的上方，则下肢水肿伴腰背部疼痛；阻塞如在下腔静脉的下段，则水肿仅限于两下肢。引起下腔静脉阻塞的原因有肿瘤或腹腔包块压迫，盆腔炎症或创伤波及下腔静脉引起血栓静脉炎等。

3）慢性静脉功能不全：一般是指静脉的慢性炎症、静脉曲张、静脉的瓣膜功能不全和动、静脉瘘等所致的静脉血回流受阻或障碍。水肿是慢性静脉功能不全的重要临床表现之一。水肿起初常在下午出现,夜间卧床后可消退,长期发展后还可致皮下组织纤维化,有的患者踝部及小腿下部的皮肤出现猪皮样硬化。由于静脉淤血,局部可显青紫、色素沉着,可合并湿疹或溃疡。

4)肢体静脉血栓形成及血栓性静脉炎:在体表浅层组织静脉血栓形成与血栓性静脉炎的区别是后者除有水肿外局部还有炎症的表现。而深层组织的静脉炎与静脉血栓形成则很难鉴别,因两者除水肿外都有疼痛及压痛,只是前者常有发热;而后者很少有发热。

(2)淋巴回流受阻局部水肿,可见皮肤如橘皮样改变,毛孔显著。慢性反复发作者,局部皮肤增厚及色素沉着。见于丝虫病、慢性淋巴管炎、淋巴管周围受压等。怀疑丝虫病者,可作周围血液微丝蚴检查。

(3)局部炎症局部检查有红、肿、热、痛,诊断主要依据感染症状。如血栓性静脉炎、丹毒、蜂窝织炎、疖、痈、蛇及虫咬中毒等。

(二)鉴别诊断

有关水肿的鉴别诊断见表 2-5-1。

表 2-5-1 心源性、肝源性与肾源性水肿的鉴别

鉴别点	心源性水肿	肝源性水肿	肾源性水肿
开始部位	从足部开始,向上延及全身	先表现腹胀、腹水,随后向下向上蔓延	从眼睑、颜面开始而延及全身
发展快慢	发作较缓慢	发展相对缓慢	发展常迅速
水肿性质	比较坚实,移动性小	较软,移动性中度	软,移动性大
伴随症状	伴心功能不全体征,如心脏大、心脏杂音、肝大、静脉压高等	伴黄疸、肝掌、蜘蛛痣及消化功能障碍及肝功能异常	伴肾脏疾病如高血压、蛋白尿、血尿、管型尿等

第三章　心力衰竭

第一节　概述

心力衰竭是由于心脏结构或功能性疾病导致心室充盈和排血量减少引起的一组复杂的临床综合征,是多数器质性心脏病患者的严重阶段,传统上称为充血性心力衰竭。但是并非所有患者都存在容量负荷过重,因此目前认为称为"心力衰竭"更为恰当。

据心力衰竭发生的急缓,循环系统代偿程度的差别,临床分为急性(AHF)和慢性心力衰竭(CHF)、代偿性和失代偿性心力衰竭。近年来,应用心室舒张功能测定技术,可以发现左室松弛及舒张僵硬度的异常,因而还有收缩性和舒张性心力衰竭之分。

【流行病学】

流行病学资料显示,目前全球心力衰竭患病人数高达 2250 万,并且每年新增病例 200 万。根据欧洲心脏病学会(ESC)的统计,欧洲 47 个国家近 10 亿人口中,心力衰竭患者约占总人口的 5%,住院治疗患者的年均死亡率高达 30%～50%,心衰的生存率甚至低于许多恶性肿瘤;美国心脏病协会(AHA)指出美国约有 500 万心力衰竭患者。随着冠心病、高血压发病率的上升及人口老龄化加速,我国心力衰竭的患病人数也在增加。据我国 50 家医院住院病例调查,如果以出现心力衰竭的临床症状统计,心力衰竭的患病率为 1.3%－1.8%;如果以超声心动图检测指标统计,则在 3%左右。国外资料表明,从患者首次入院治疗心力衰竭开始计算,其 1 年死亡率为 43%,5 年死亡率达 75%,严重危害人类健康。

【病因和发病机制】

几乎所有的心脏疾病最终都会发展为心力衰竭。2007 年欧洲 ESC 指南指出,心力衰竭病因复杂,心力衰竭是多个因素综合作用的结果,是一种"异质性"疾病。

主要病因包括冠心病、高血压、扩张型心肌病、瓣膜病、先天性心脏病、心肌炎。其他病因有心包疾病、甲状腺功能亢进与减退、贫血、脚气病、结缔组织疾病、高原病、纵隔放射、接触心脏毒性药物包括麻黄、抗肿瘤药物或大剂量环磷酰胺等。人口快速老龄化及各种危险因素的增加，使冠状动脉疾病所致缺血性心脏病成为引起心力衰竭最常见的病因。在发达国家，由于心肌梗死生存率提高，致心力衰竭发生增加。与全球流行趋势一致，缺血性心脏病也是我国引起心力衰竭最常见的病因。我国有约2亿以上高血压患者，高血压病也是心力衰竭的常见原因。

AHF患者先前可有或无基础心脏病变，中华医学会心血管病学分会，中华心血管病杂志编辑委员会《2%急性心力衰竭诊断和治疗指南》中指出AHF常见病因包括：

(1)慢性心衰急性加重。

(2)急性心肌坏死和(或)损伤。又包括：①急性冠状动脉综合征，如急性心肌梗死或不稳定性心绞痛；②急性重症心肌炎；③围生期心肌病；④药物所致的心肌损伤与坏死，如抗肿瘤药物和毒物等。

(3)急性血流动力学障碍。又包括：①急性瓣膜大量反流和(或)原有瓣膜反流加重，如感染性心内膜炎所致的二尖瓣和(或)主动脉瓣穿孔、二尖瓣腱索和(或)乳头肌断裂、瓣膜撕裂(如外伤性主动脉瓣撕裂)以及人工瓣膜的急性损害等；②高血压危象；③重度主动脉瓣或二尖瓣狭窄；④主动脉夹层；⑤心包压塞；⑥急性舒张性左心衰竭，多见于老年控制不良的高血压患者。

对心力衰竭机制的认识从20世纪50年代的心肾学说，到20世纪90年代以来的心脏重构学说，经历了不断深化和完善的过程。心脏重构是指在心脏损伤和(或)在应激反应时，肾上腺素能神经系统、肾素-血管紧张素-醛固酮系统(RAAS)、致炎性细胞因子系统激活，心肌及其间质为适应增加的心脏负荷，通过一系列复杂的分子和细胞机制，细胞结构、功能、数量以及遗传表型等发生了适应性、增生性的变化，导致心脏的大小、形状和功能发生变化。它是引起心力衰竭进行性发展的病理生理基础。心脏重构主要包括结构重构和电重构，结构重构表现为心肌细胞肥大，胶原沉积和由于组织坏死和(或)凋亡而发生的心肌细胞减少，常表现为心室体积增大和心室形态的变化。电重构主要包括离子通道的改变、缝隙连接分布的改变和连接蛋白分布的不均一性等，导致静息膜电位和动作电位时程改变，引起心肌电的不均一性，致心律失常。心脏重构又进一步激活上述系统，由此形成恶性循环。

研究表明，心力衰竭患者内源性神经体液系统激活，循环中或组织中的去甲肾上腺素、血管紧张素Ⅱ、醛固酮、内皮素、血管加压素和各种细胞因子水平升高,它们不仅导致水钠潴留和周围血管收缩、增加心室的压力,而且刺激心肌细胞纤维化。人类心脏有β_1、β_2受体,新近研究发现心脏还存在β_3受体。正常时,以β_1受体作用为主,心力衰竭时选择性β_1受体下调而相对保留β_2受体,β_3受体的基因表达和蛋白水平也上调。研究提示,β_1受体介导负性肌力作用,在心力衰竭早期β_3受体代偿性增加可能对交感神经系统产生负反馈,从而避免细胞进一步损害,但当心力衰竭发展到一定阶段,β_1受体介导的负性肌力作用就会加剧心力衰竭的发展。心肌收缩是主动耗能的过程,但心肌不能储存大量脂肪、糖原和磷酸肌酸,为满足收缩和舒张舒张的能量需要,心脏必须不断地生成ATP。临床研究表明,心力衰竭时心肌能量和底物代谢发生了变化,心肌能量生成和利用障碍,促使心脏功能进行性恶化。

心力衰竭时利钠肽类的水平显著升高。利钠肽类主要包括心房利钠肽(ANP),脑利钠肽(BNP),C型利钠肽(CNP)。它们通过对抗AngⅡ、内皮素等引起的水钠潴留,对心功能不全起到了一定的代偿作用。

【诊断】

心力衰竭需要综合病史、体格检查、X线检查、心脏超声检查等才能做出正确诊断。

心力衰竭包括无症状期和有症状期,Scottish研究显示,在25～74岁的人群中LVEF<30%的患者占2.9%,其中1.5%有临床症状,1.4%无临床症状。

按心力衰竭发生于左侧还是右侧及充血主要表现的部位,心力衰竭可出现下列一种或多种症状:引起运动耐量受限的呼吸困难、倦怠、乏力,以及液体潴留导致的肢体水肿,肺瘀血,及长期消化道瘀血引起食欲不振、恶心、呕吐等;肾脏瘀血引起尿量减少、夜尿多、蛋白尿和肾功能减退;肝瘀血引起上腹饱胀、甚至剧烈腹痛、黄疸、心源性肝硬化。心力衰竭患者易发生猝死。

体征:除原有心脏病的体征外,尚包括左心室增大、交替脉、肺部啰音、心包积液、胸水和腹水、颈部静脉充盈、肝大压痛及下垂性水肿等。

2008年欧洲ESC指南指出:心力衰竭是一种临床综合征,包含以下特点:①典型症状,休息或运动时呼吸困难、乏力、踝部水肿;②典型体征,心动过速、呼吸急促、肺部啰音、胸腔积液、颈静脉压力增高、外周水肿、肝脏肿大;③心脏结构或功能异常的客观证据,心腔扩大、第三心音、心脏杂音、超声心动图异常、脑钠素水平升高。认为超声心动图对于心衰的诊断是必要的,强调不能依赖射血分数(EF)的数值做出心力衰竭诊断,强调N-末端脑利钠肽前体(NT-proBNP)和脑利钠肽(BNP)

对有症状和疑为心衰患者诊断的重要性。

中华医学会心血管病学分会,中华心血管病杂志编辑委员会《2010年急性心力衰竭诊断和治疗指南》中指出:如 BNP<100ng/L 或 NT-proBNP<400ng/L,心衰可能性很小,其阴性预测值为 90%;如 BNP＞400ng/L 或 NT-proBNP＞1500ng/L,心衰可能性很大,其阳性预测值为 90%。

1984年 Dougherty 等人首次报道一组左室收缩正常的心力衰竭患者,并将此类归为舒张性心力衰竭(DHF),但由于难以准确地评估心室舒张功能,其诊断标准始终未能统一,2008年欧洲 ESC 和 2009年美国 ACC/AHA 心力衰竭指南均不再使用 DHF 这一表述,修改为射血分数保留的心衰(HF-PEF)或射血分数正常的心衰(HF-NEF)。2008年欧洲 ESC 指南指出,尽管诊断分为收缩性心力衰竭以及 HF-PEF(约占所有心力衰竭患者的一半),但是大多数患者同时具有收缩功能不全和舒张功能不全。

《2010年射血分数正常心力衰竭诊治的中国专家共识》提出 HF-NEF 的诊断标准:①有充血性心力衰竭的体征或症状,并排除心脏瓣膜病、缩窄性心包炎和非心脏疾病;②左心室收缩功能正常或轻度异常(LVEF＞45%和左心室舒张末期容积指数＜97ml/m^2);③左心室舒张功能异常即左室充盈压升高的证据。并建议 BNP 主要用于 HF-NEF 的排除诊断而非诊断,对临床上有气短而无心力衰竭体征且 LVEF 正常的患者,如果 NT-proBNP≤120pg/ml 或 BNP≤100pg/ml,可基本除外 HF-NEF;如在此基础上加上超声左室充盈指标正常,则可考虑排除 HF-NEF。

【心力衰竭分级和分期】

(一)纽约心脏病协会(NYHA)分级

该分级系统按照诱发症状的活动程度将患者分为:日常活动不受限制(Ⅰ级)、日常活动出现症状(Ⅱ级)、稍活动即有症状(Ⅲ级)、静息状态下有心力衰竭症状(Ⅳ级)。

(二)美国心脏病学会/美国心脏协会(ACC/AHA)分期

ACC/AHA《成人慢性心力衰竭诊断和治疗指南》2001年版开始提出新的心衰分期方法,2007年我国《慢性心力衰竭诊断治疗指南》中强调此分期和心衰早期预防的重要性。该分期从心力衰竭的危险因素、易患人群、到难治性心力衰竭,按照心力衰竭的发展分为 A、B、C、D 四期(阶段)。

阶段 A(基础病变阶段):为心力衰竭高危、易患人群,但无心力衰竭症状、左室功能正常。如冠心病、高血压、糖尿病和未有左室功能受损、心肌肥厚或心腔几何形态变形的患者。

阶段 B(心脏病变阶段)：无心力衰竭症状，但已发展成器质性、结构性心脏病，左室功能不正常。如有左室肥厚和(或)左室功能受损的无症状患者。

阶段 C(心力衰竭症状发生阶段)：患者过去或目前有气促、液体潴留等心力衰竭症状、体征并有心脏结构改变。大多数心力衰竭患者属于此类。

阶段 D(难治性心力衰竭阶段)：顽固性心力衰竭，需要加强治疗。例如，应用机械循环支持、液体移出治疗、正性肌力药物持续静脉滴注、心脏移植、临终关怀等。

该分期方法强调心力衰竭的发生与进展，是对 NYHA 心功能分级的补充，NYHA 心功能分级是按照心力衰竭患者的症状分级，是对阶段 C 与阶段 D 的患者症状严重性的分级。

该分期方法可客观地评价患者的病情进展情况，针对阶段 A 和阶段 B 早期采取治疗措施，可降低心力衰竭的病残率和死亡率。根据新的分阶段方法，心衰可通过治疗，减慢或停止进展，但一般不会自发地逆转。

(三)急性心力衰竭分级

1.AHA 指南的分类　2009 年 AHA 指南将急性心衰按起病形式分为 3 类：

(1)代偿期慢性心衰的突然恶化(占住院急性心衰的 70%)。

(2)新发的急性心衰，如在急性心肌梗死后；左室舒张功能减退的基础上血压突然升高(占住院急性心衰的 25%)。

(3)晚期心衰(顽固性心衰)伴心功能进行性恶化(占住院急性心衰的 5%)。

2.ESC 指南的分类

2005 年 ESC《急性心力衰竭诊断和治疗指南》中按临床特征将急性心衰分为 6 类：

(1)急性失代偿性心衰(新发或慢性心衰失代偿)：轻到中等心衰症状、体征，未达到心源性休克、急性肺水肿或高血压危象的标准。

(2)高血压性急性心衰：急性心衰的症状和体征伴血压升高，左室功能相对正常，胸部 X 线提示符合急性肺水肿的改变。

(3)肺水肿(胸部 X 线证实)：伴有严重的呼吸困难、肺部有湿啰音、端坐呼吸，未吸氧时氧饱和度<90%。

(4)心源性休克：指在纠正前负荷的情况下，由于心衰导致的组织低灌注。通常表现为血压下降(收缩压<90mmHg，或平均动脉压下降>30mmHg)和/或少尿(<0.5 毫升/kg/h)，脉搏>60 次/min，伴或不伴器官充血的证据。

（5）高心排量心衰：指心排量增加，通常伴有心率增快（由心律失常、甲亢、贫血、paget′s病、医源性等引起），四肢温暖，肺瘀血，在感染性休克时，有时可出现血压下降。

（6）急性右心衰：特点为低心排量，颈静脉压增高，肝脏增大和低血压。

除了以上分类外，ESC还将心衰按前后负荷改变及累及左右心室分类，分别为左或右前向心衰、左或右的后向心衰以及两者共存的心衰。前向性衰竭亦称低排出量综合征、后向衰竭亦称静脉瘀血综合征。

2008年欧洲ESC指南，将心力衰竭分为三类：①新发心力衰竭，第一次发生的心力衰竭，起病可急可缓；②短暂心力衰竭，反复发作或间断发作；③慢性心力衰竭，持续存在，可以稳定、恶化或失代偿。强调急性心力衰竭一般是指发作时间急而与病情严重程度无关，上述分类中发作急的心力衰竭可以统称为急性心力衰竭。

3.AHF的严重程度分级　（冠心病监护病房和重症监护病房使用）

（1）Killip分级：根据临床表现和胸部X线分级，适用于急性心梗，新发的急性心力衰竭。

Ⅰ级：无心力衰竭表现，但PCWP（肺毛细血管楔嵌压）可升高，病死率0～5％。

Ⅱ级：轻至中度心衰，肺啰音局限于肺野下1/2，可出现第三心音、奔马律、持续性窦性心动过速或其他心律失常，静脉压井高，有肺瘀血的X线表现，病死率10％～20％。

Ⅲ级：重度心力衰竭，肺啰音大于两肺的50％，可出现急性肺水肿，病死率35％～40％。

Ⅳ级：心源性休克。包括低血压SBP≤90mmHg，外周血管收缩的表现如尿少于20ml/h，紫绀和皮肤湿冷，呼吸加速，脉率＞100次/min，病死率85％～95％。

（2）Forrester急性心衰分级：适用于急性心梗，新发的急性心力衰竭。

根据临床特点即外周低灌注（脉搏细速、皮肤湿冷、末梢紫绀、低血压、心动过速、意识模糊、少尿）和肺瘀血（啰音、胸片异常）；及血流动力学特征即心脏指数≤2.2L/ml/m² 和肺毛细血管压＞18mmHg，分为4级。Ⅰ级死亡率为2.2％，Ⅱ级为10.1％，Ⅲ级为22.4％，Ⅳ级为55.5％。

（3）"临床严重性"分级：根据末梢循环（灌注）和肺部听诊（瘀血的表现）进行临床严重性分级。分为Ⅰ级（A组）（皮肤干、温暖），Ⅱ级（B组）（皮肤湿、温暖），Ⅲ级（L组）（皮肤干冷）和Ⅳ级（C组）（皮肤湿冷）。此分级已经在心肌病研究中得到证实，更适合用于慢性失代偿性心力衰竭患者。肺部湿性啰音表明左心室充盈压升高。

第二节　慢性心力衰竭

【治疗原则】

心力衰竭机制的研究成果及循证医学证据使药物治疗策略发生了极大的变化。20世纪50年代治疗模式是以增加心肌收缩力、改善症状为主;目前的治疗模式是以抑制心脏重构、阻断恶性循环,防止心力衰竭症状和心肌功能的恶化,从而降低心力衰竭的死亡率和住院率为主,即从改善短期血流动力学措施转为长期的、改善心肌的生物学功能的修复性策略。除药物治疗外,非药物治疗也有了飞跃的发展。

心力衰竭的治疗原则:①去除基本病因,早发现、早诊断、早治疗。②消除心力衰竭的诱因如控制感染、治疗心律失常特别是快速心室率的心房颤动;纠正贫血、电解质紊乱等。③改善生活方式,戒烟、戒酒,低盐、低脂饮食,肥胖患者应减轻体重。重度心力衰竭患者应限制入水量并每日称体重以早期发现液体潴留。④定期随访,积极防治猝死。⑤避免应用某些药物(如Ⅰ类抗心律失常药及大多数的钙拮抗剂等)。

【药物治疗】

(一)利尿剂

尽管利尿剂治疗心衰对死亡率的影响没有大规模的临床试验验证,但利尿剂是治疗心力衰竭的基础药物,控制液体潴留最有效。所有伴液体潴留的心力衰竭患者,均应给予利尿剂直至肺部啰音消失、水肿消退、体重稳定,然后用最小剂量长期维持,并据液体潴留情况随时调整剂量,一般需长期使用,可防止再次出现液体潴留。如利尿剂用量不足造成液体潴留,可降低血管紧张素转化酶抑制剂(ACEI)的效应,增加β受体阻滞剂负性肌力的副作用;反之,剂量过大引起血容量减少,可增加ACEI和β受体阻滞剂的低血压反应并有出现肾功能不全的危险。

目前观点认为,合理使用利尿剂是有效治疗心力衰竭的基石。利尿剂应当早期与ACEI和β受体阻滞剂联合并维持应用,除非患者不能耐受。2007年中国《慢性心力衰竭诊断治疗指南》强调,利尿剂必须最早应用,以袢利尿剂(呋塞米、托拉塞米等)为首选,噻嗪类(氢氯噻嗪等)仅适用于轻度液体潴留、伴高血压和肾功能正常者。

（二）ACEI

1987 年发表的北欧依那普利生存率研究（CONSENSUS）第一次证明了 ACEI 能降低心力衰竭患者死亡率，紧接着 FAMIS、CONSENSUS Ⅱ 等大型临床研究也证实，急性心肌梗死（AMI）早期应用 ACEI 能减少梗死面积的延展和心室重塑，有利于左心功能的恢复。SAVE 及 SOLVD-T 等研究显示 AMI 后伴有左心衰竭的患者使用 ACEI 可明显降低死亡率和再梗死率。HEART 研究更进一步显示 AMI 早期（24h）较延迟用药组（2 周后）的左室射血分数（LVEF）改善明显；并且足量用药组效果优于低剂量组，降低死亡率也更显著。迄今为止已有 40 多项临床试验评价了 ACEI 对心力衰竭的作用，这些试验证实 ACEI 使不同程度心力衰竭的患者及伴有或不伴有冠心病的患者死亡危险性均降低，奠定了 ACEI 作为心力衰竭治疗基石的地位。

基于上述大量临床试验，美国和欧洲心力衰竭治疗指南认为：所有心力衰竭患者，无论有无症状，包括 NYHA Ⅰ 级，均需应用 ACEI，除非有禁忌证或不能耐受。且需早期、足量、长期使用，以改善症状、功能、生存和因心力衰竭住院率，减少急性心肌梗死后再梗。迄今为止还没有观察 ACEI 治疗 AHF 疗效的临床试验，但早期不稳定的 AHF 患者不主张使用 ACEI（ESC 指南 Ⅱb 类，证据 C 级）。ACEI 应该从小剂量开始应用，逐渐加量，尽可能加量至大型临床研究证明的有效剂量（目标剂量），而不是单独基于症状改善。

（三）血管扩张剂

1991 年的 V-HeFT Ⅱ 试验表明，血管扩张剂对心力衰竭的疗效不如 ACEI。非洲-美洲心力衰竭试验（α-HeFT），显示非洲裔美国心力衰竭患者在标准药物治疗的基础上，加用硝酸异山梨醇（ISDN）与肼苯哒嗪的固定剂量复方制剂可以显著提高治疗效果、降低死亡风险和其他重要临床事件的发生。ISDN 能刺激产生一氧化氮而改善内皮功能，肼苯哒嗪具有血管扩张和抗氧化作用，理论上可增强硝酸盐的效果，但在大规模人群中进行的血管扩张剂治疗心力衰竭研究的 post-hoc 分析中，应用血管扩张剂者并未获得更大的临床益处。推测内皮功能和一氧化氮的活性在黑人和白人身上有种族差异。

（四）地高辛

自 1785 年首次应用地高辛治疗心力衰竭，多年来一直认为地高辛为一正性肌力药，直到 20 世纪末才澄清这一经典药物治疗心力衰竭的作用机制，主要是通过降低神经内分泌系统的活性。自 1977 年至 1997 年共有 16 个双盲、随机、安慰剂对照试验证实，地高辛在治疗浓度时具有良好的正性肌力、血管扩张以及神经激素调节作用。1997 年著名的 DIG 试验发现地高辛虽可降低患者因心力衰竭恶化的再住院率,但不能降低心力衰竭患者的死亡率。

地高辛主要用于改善心力衰竭患者的症状,或用于伴有快速心室率的心房颤动患者。在心力衰竭早期应用并不必要,不用于 NYHA Ⅰ 级患者。收缩性心力衰竭患者应先使用能减少死亡和住院危险的药物如 ACEI 和 β 受体阻滞剂,如果体征和症状仍未缓解.才加用地高辛。长期应用地高辛,剂量在一般认可的治疗范围内,是否会产生不良的心血管作用,目前还不清楚。地高辛中毒的诊断主要是根据临床和心电图表现,而不能单独依赖于血药浓度。

(五)钙通道阻滞剂(CCB)

1996 年的 PRAICE 试验显示,氨氯地平与安慰剂相比,主要致死性或非致死性事件发生率无明显差异,氨氯地平有降低死亡率的趋势,并且对非缺血性心力衰竭疗效较好。其他如 V-HeFT Ⅲ(非洛地平缓释片)、DEFIANT-Ⅱ(长效尼索地平)等研究中,使用 CCB 的心力衰竭患者并未明显获益。由于缺乏循证医学证据支持 CCB 的有效性和安全性,FDA 未批准 CCB 用于心力衰竭。鉴于安全性的考虑,即使用于治疗有心力衰竭的高血压或心绞痛患者,大多数 CCB 也应避免使用。目前为止,临床试验仅提供了氨氯地平和非洛地平长期应用安全性的资料,因此,它们可以用于伴有高血压和心绞痛的心力衰竭患者。地尔硫䓬和维拉帕米禁用于收缩性心力衰竭,更不宜与 β 受体阻滞剂合用。

(六)β 受体阻滞剂

β 受体阻滞剂由于强负性肌力作用,既往是心力衰竭患者治疗的禁忌。目前临床实践证明,治疗心力衰竭初期 β 受体阻滞剂可降低 LVEF,对心功能有明显的抑制作用,但治疗超过 3 个月后,则可改善心功能,并显著增加 LVEF,这种急性药理作用与长期治疗截然不同的效应,被认为是内源性心肌功能的"生物效应",且是时间依赖性的。β 受体阻滞剂可分为三代:第一代普萘洛尔,无心脏选择性,心力衰竭时耐受性差,不宜应用;第二代选择性 β_1 受体阻滞剂美托洛尔和比索洛尔有心脏选择性,没有抗氧化作用,在心力衰竭时耐受性好;第三代非选择性全面阻滞肾上腺素能 α_1、β_1 和 β_1 受体的 β 受体阻滞剂,有抗氧化作用。

目前已有至少 20 个以上的随机对照试验,超过 10000 例成人心力衰竭患者应用选择性 β_1 受体阻滞剂美托洛尔或比索洛尔治疗,结果显示能改善心力衰竭患者的长期预后,显著降低心力衰竭患者猝死的危险性。美托洛尔治疗心力衰竭的随机干预临床试验 MERIT-HF 结果显示,美托洛尔显著降低总死亡率、心脏性猝死发生率,且耐受性良好。CIBIS Ⅰ～Ⅱ(心力衰竭比索洛尔研究)及其荟萃分析结果证实,无论患者的年龄如何,是否存在糖尿病和肾功能损害、是否同时应用地高辛、胺碘酮或醛固酮拮抗剂,比索洛尔均可改善患者的生存率,降低死亡率和猝死率。CIBISⅢ研究表明在轻中度心力衰竭患者中,比索洛尔初始治疗与 ACEI 初始治疗同样重要,均可作为首选治疗,可根据患者的具体情况做出决定。对"先用 ACEI,然后再加用 β 受体阻滞剂"的观点给予了否定,强调尽早联合应用两类药物。1999年完成的 CARMEN 试验及后来的 COPERNICUS 试验证实,轻度和严重心力衰竭患者早期联合应用 ACEI 和卡维地洛治疗,具有有益的临床效应。COMET 研究(欧洲卡维地洛与美托洛尔对比研究)的结果提示,治疗中、重度慢性心力衰竭,兼具 B 和 α 受体阻滞作用的卡维地洛比选择性 $β_1$ 受体阻滞剂美托洛尔可能有明显的生存益处,推测选择性 $β_1$ 受体阻滞剂,使衰竭心脏的 $β_1$ 受体作用减弱,同时 $β_2$ 受体和 $α_1$ 受体作用增强。以阻断 $β_1$ 受体为主,兼有适当的 $β_2$ 受体和 $α_1$ 受体阻断作用的非选择性 β 受体阻滞剂对心力衰竭治疗可能获益更大,但尚无大型临床试验的结果支持 $α_1$ 受体阻滞或抗氧化作用对心力衰竭更有利,且该试验中选用的是短效美托洛尔,应用剂量低于平均剂量,非选择性 β 受体阻滞剂优于选择性 β 受体阻滞剂的结论目前仍有争议,有待更大规模的临床试验进行验证。人们普遍认为高龄患者对 β 受体阻滞剂的耐受能力差。COLA Ⅱ研究结果确立了卡维地洛长期治疗老年收缩性心力衰竭患者的良好疗效和耐受性,因此,对老年慢性心力衰竭患者不能因为顾虑患者的耐受力而不用 β 受体阻滞剂治疗。但并非所有的 β 受体阻滞剂对慢性心力衰竭均同样有益,如 BEST 研究显示,布新洛尔未能改善慢性心力衰竭患者的长期预后。据临床试验,只推荐使用比索洛尔、卡维地洛、琥珀酸美托洛尔。澳大利亚悉尼大学对≥70 岁的慢性心力衰竭病人进行了 SENIORS(奈比洛尔干预对老年人后果和再住院的效用)的研究,奈比洛尔在 SENIORS 研究中被证实有效,也被 2008 年欧洲 ESC 指南推荐。另外 β 受体阻滞剂的剂型与剂量的选择对心力衰竭患者非常重要。即使是同一种 β 受体阻滞剂如果其剂型和剂量不同,也可能产生不同的临床益处。

目前已确立 β 受体阻滞剂在心力衰竭治疗中的地位,即从传统认为的禁忌证转变为常规治疗适应证,包括选择性 $β_1$ 受体阻滞剂和全面阻滞肾上腺素能 $α_1$,P1 和 $β_2$ 受体的 β 受体阻滞剂。1999 年美国建议,NYHA Ⅱ、Ⅲ级病情稳定的慢性收缩性心力衰竭患者需在 ACEI 和利尿剂基础上加用 β 受体阻滞剂,β 受体阻滞剂必须从极小剂量开始,而且要尽早应用,并缓慢逐步递增剂量,剂量递增不少于两周间隔,直至最大耐受量后长期维持,除非有禁忌证或不能耐受。即使应用低剂量的 β 受体阻滞剂也比不用好。NYHA Ⅳ级心力衰竭患者,需待病情稳定(通常 4 日内未静脉用药；已无液体潴留并体重恒定）后，在严密监护下应用。2009年美国 ACC/AHA 指南提出：当容量负荷状态已调整到最佳状态，并成功停用静脉利尿剂、血管扩张剂和正性肌力药物后，推荐开始应用 β 受体阻滞剂。2004年9月美国心力衰竭学会第8届年会上发布的心力衰竭治疗指南中指出，慢性阻塞性肺疾病患者，甚至是偶然使用支气管扩张剂的哮喘患者并不是使用 β 受体阻滞剂的绝对禁忌证，但需权衡利弊用药。β 受体阻滞剂治疗心衰剂量并非按患者治疗反应确定，心率是公认的 β_1 受体阻滞的指标。

（七）醛固酮拮抗剂

已证实人体心肌存在醛固酮受体，正常人体促肾上腺皮质激素刺激醛固酮的产生作用有限，且醛固酮首次通过肝脏的清除是完全的，在肝静脉很少或没有醛固酮。然而在心力衰竭时，血浆促肾上腺皮质激素浓度升高，结果致糖皮质激素水平增高和醛固酮分泌增加；心力衰竭时 AngⅡ水平增高，也会刺激醛固酮合成分泌增多；另外，糖皮质激素、抗利尿激素、心钠素、儿茶酚胺、血浆高密度脂蛋白降低也能促使醛固酮分泌。同时由于肝脏的灌注降低，醛固酮的清除降低，进一步增高血浆醛固酮的浓度。醛固酮可加强 AngⅡ 对心肌结构和功能的不良作用，可引起低钾、低镁，可激活交感和降低副交感活性，在心肌细胞外基质重塑中起重要作用，从而促进心力衰竭的发展。

已证实，醛固酮拮抗剂·螺内酯对心力衰竭患者有益。1999年的 RALES 试验，入选1663例 NYHAⅢ级（70.5%）或Ⅳ级（29.5%）患者，在传统药物治疗基础上加小剂量螺内酯（平均26mg），可明显降低严重心力衰竭的发病率和死亡率，因疗效显著而提前结束这一试验。EPHESUS 试验入选6000余例心肌梗死后伴左室收缩功能不全和有 CHF 表现的稳定期患者，随访16个月，结果表明，在 ACEI 和 β 受体阻滞剂常规治疗的基础上加用选择性醛固酮受体拮抗剂依普利酮（25～50mg/d）能够使 AMI 合并心力衰竭的患者进一步获益，心脏猝死的危险性和总死亡率下降，对 LVEF<30% 的患者这一有益作用更为显著。依普利酮是一种新型选择性醛固酮受体拮抗剂，对雄激素、孕激素受体的作用极小，不会增加男性乳房发育，较螺内酯安全性更佳。

心力衰竭患者短期应用 ACEI，可降低醛固酮水平，但长期应用常出现醛固酮的逃逸现象，不能保持血中醛固酮水平稳定持续的降低。由于"醛固酮逃逸"现象及醛固酮在心力衰竭中的病理生理作用，决定了心力衰竭治疗中醛固酮拮抗剂不可替代的作用。由于螺内酯阻滞醛固酮的负反馈，可激活 RAAS，故应与 ACEI 联合应用。2010年公布的 EMPHASIS-HF 试验显示，依普利酮显著减少收缩性心力衰竭患者和轻微症状患者(NYHAⅡ级)的死亡风险和住院风险,依普利酮治疗轻度心衰也显示出获益。目前建议:重度心力衰竭 NYHAⅢ～Ⅳ级患者,心梗后有左室收缩功能障碍和心力衰竭表现或糖尿病心力衰竭患者,在常规治疗的基础上,应用小剂量的螺内酯 20mg/d,以改善生存,减少死亡率。醛固酮拮抗剂在轻、中度心力衰竭的有效性和安全性尚有待确定。如果出现了疼痛性男子乳腺发育(在 RALES 研究中占 10%),应当停用螺内酯。使用醛固酮拮抗剂前,男性血肌酐应低于 2.5mg/dl、女性低于 2.0mg/dl 且血钾低于 5.0mmol/L,使用中应严密监测肾功能和血钾。

(八)AngⅡ受体阻滞剂

20 多年开发的特异性 AgⅡ受体 1 阻滞剂(ARB),为心力衰竭的治疗提供了新的途径,其作用机制是与 AngⅡ受体结合并阻滞经 ACE 和非 ACE 途径产生的 AngⅡ,作用较 ACEI 更完全。理论上 ARB 的疗效应更佳,第一个研究 ARB 治疗心力衰竭的试验 VAL-HeFT 试验(缬沙坦治疗心力衰竭试验)入选 5% 例心衰患者,结果证明,在常规治疗基础上加用缬沙坦可使死亡率、致残率的危险性及再住院率进一步下降。分析心力衰竭中 7% 未服用 ACEI 单用缬沙坦的患者疗效,结果说明,缬纱坦对不能耐受 ACEI 的患者疗效显著。CHARM 试验(坎地沙坦对心力衰竭患者减少病死率和死亡率的评价)在使用基础治疗(包括 ACEI)加 ARB 可以降低慢性心力衰竭患者的病死率和病残率。但 VALIANT 试验(缬沙坦急性心肌梗死后患者的研究)结果不支持 ACEI 联合使用 ARB。VALIANT 试验结果与前述两项研究结果不同,原因可能与研究的患者群体不同有关,急性心肌梗死后心力衰竭病程不同于慢性心力衰竭,且 VALIANT 试验中 ARB 和 ACEI 同时使用,ARB 使用剂量较小(缬沙坦 80mg,2 次/d);而 VAL-HeFT 和 CHARM 试验中 ACEI 使用较长时间后才加用 ARB,此时 ACEI 可能产生 RAAS 逃逸现象,这种情况下加服较大剂量 ARB(缬沙坦 160mg,2 次/d)效果会比较好。ELITEⅡ试验共入选 3152 例≥60 岁、有症状的 HF 患者。总死亡率在氯沙坦(12.5～50mg/d)和卡托普利(12.5～50mg/d,每天 3 次)两组无差异;猝死和心搏骤停复苏的发生率两组亦无差异,未能证实氯沙坦优于卡托普利。Jong 等对 1996 年至 2001 年 ARB 治疗心力衰竭的 17 个随机对照试验、共 12469 例患者进行了 Meta 分析,结果在降低全病因死亡率或心血管死亡率方面 ARB 并不比 ACEI 优越。但若用于 ACEI 不耐受的患者,仍可获得较好的疗效。

ARB 需达到较高的靶剂量水平,才能产生与 ACEI 类似的降低死亡率和发病率等益处,ARB 可用于不能耐受,ACEI 副作用如咳嗽的心力衰竭患者,从而减少住院率。但须注意,ARB 也有引起血管性水肿的可能性。建议,未应用过 ACEI 和能耐受 ACEI 的心力衰竭患者,仍以 ACEI 为首选。目前尚不推荐 ACEI、ARB、醛固酮拮抗剂这三种药物常规同时使用。

(九)胺碘酮的应用

无症状、非持续性室性和室上性心律失常时,除 β 受体阻滞剂,通常不建议其他抗心律失常药物用于心力衰竭患者。持续性室性心动过速、室颤、曾经猝死复生、房颤或室上性心动过速伴快速室率或血流动力学不稳定者应予治疗,治疗原则与非心力衰竭者相同,但应避免应用Ⅰ类抗心律失常药物。胺碘酮延长动作电位时间,具有钾通道阻滞作用,对室上性和室性心律失常有效,并可恢复与维持房颤患者的窦性节律或提高电复律的成功率,且不增加心力衰竭患者的死亡危险性,是临床上唯一的无明显负性肌力作用的抗心律失常药。新近大规模安慰剂对照试验结果表明,甲亢或甲减、肝炎、肺纤维化及神经病变的副反应发生率相对低,小剂量(100~200mg/d)可减少副反应,是心力衰竭伴心律失常时药物治疗中较好的选择。

几项安慰剂对照的心力衰竭试验中,只有 GESICA 研究表明胺碘酮可改善生存率。胺碘酮对预防心力衰竭猝死或延长生存尚无确切有效的证据,且有一定的毒性,故不推荐心力衰竭患者常规预防性应用胺碘酮。

(十)抗血小板及抗凝药物治疗

曾有研究提出,冠心病伴心力衰竭患者同时服用 ACEI 和阿司匹林会削弱 ACEI 的临床益处。至今最大规模的回顾性研究,对入选心肌梗死患者超过 1000 例以上的研究进行了系统分析,结果显示,同时接受 ACEI 和阿司匹林治疗的 96712 例心肌梗死患者与单用 ACEI 治疗者相比,降低 30 日总死亡率相对危险相似。目前尚无证据支持临床上 ACEJ 与阿司匹林合用存在显著相互作用。

WATCH 试验在 NYHAⅡ～Ⅳ级且 LVEF<35% 的心力衰竭患者中,比较开放标签的华法林与双盲的抗血小板药物(160mg/日阿司匹林或 75mg/日氯吡格雷)对主要终点——全因死亡率、非致死性心肌梗死及非致死性脑卒中的联合终点的影响。WATCH 平均随访 2 年后提前结束,结果提示,华法林、阿司匹林和氯吡格雷三种药物治疗慢性心力衰竭患者结果相近似,死亡、非致命性心肌梗死或脑卒中的危险相近似。WARCEF 试验通过 2860 例心力衰竭患者比较华法林与阿司匹林在预防死亡和脑卒中的作用,结果两组的卒中发生率和血管源性病死率无统计学差异。WASH 研究结果表明无论是阿司匹林还是华法林在心力衰竭中预防性应用都不能降低死亡、心肌梗死和卒中,而且阿司匹林可能增加住院率。

一般认为,抗血小板和抗凝治疗对心力衰竭本身无使用的适应证。建议心衰伴有明确动脉粥样硬化疾病(例如 CHD 或 MI 后)、糖尿病和脑卒中而有二级预防适应证的患者应用阿司匹林(Ⅰ类,C 级)。心衰伴阵发或持续性 AF,或曾有血栓栓塞史患者,应予华法林抗凝治疗(Ⅰ类,A 级),并调整剂量,使 INR 保持在 2~3之间。窦性心律患者不推荐常规抗凝治疗,但有明确的心室内血栓,或者超声心动图显示左心室收缩功能明显降低,心室内血栓不能除外时,可考虑抗凝治疗(Ⅱa类,C 级)。

(十一)他汀类药物

基础研究表明,HMG-CoA 还原酶抑制剂(他汀类药物)可以通过抗炎、抗氧化、抗自由基损伤、刺激血管及心肌组织中 NO 的合成、抑制心肌局部 ACE 的活性、降低局部 AngⅡ水平、抑制基质金属蛋白酶的产生达到抑制心肌纤维化及心室重构的目的。另有研究表明,他汀类药物可以下调 AngⅡ受体,改善心率变异性,这可能对预防恶性心律失常和改善预后有益。

美国洛杉矶大学医学院对 9997 例常规治疗同时接受他汀类药物治疗 1 年的心力衰竭患者进行了回顾分析,结果显示,心力衰竭患者接受较大剂量他汀类药物治疗后,房扑和房颤的患病率显著降低。澳大利亚 Monash 大学进行的UNIVERSE 研究,观察他汀类药物对缺血性或非缺血性心力衰竭患者的影响,结果显示,大剂量瑞舒伐他汀对于收缩性心力衰竭患者降低胆固醇安全有效,但未能改善左心室重构。2007 年美国心脏学会(AHA)公布了 CORONA 研究结果,该研究入选 5011 例 NYHAⅡ~Ⅳ级缺血性病因引起的收缩性心力衰竭患者,结果提示:他汀类药物使高敏 C 反应蛋白水平明显下降,但未能降低复合心血管终点或全因死亡。2008 年公布的 GISSI-HF 试验,入选症状性心力衰竭患者 4574 位,平均随访 3.9 年,冠心病占 40%,NYHAⅢ或Ⅳ级分别为 37%,试验表明他汀对于心力衰竭患者并未改善临床预后,无冠心病患者未见明显获益,由于不良事件很少,所以使用他汀类药物还是很安全的。他汀类药物对于慢性心力衰竭本身未发现确切的治疗作用。

(十二)抗抑郁治疗在心力衰竭中的作用

2007 年第 56 届 ACC 年会公布了一项研究,对近两万老年患者的心衰高危因素进行分析发现,抑郁与心衰有密切联系。

(十三)窦结 If 抑制剂

伊伐布雷定为选择性窦结 If 抑制剂,可以与存在于窦结的 If 通道结合,减慢心脏跳动的速率,2010 年公布的 SHIFT 研究显示,在现有优化的标准内科治疗基础上,伊伐布雷定对于心率仍大于 70 次/min 的患者有益,使心血管死亡或心力衰竭住院数量显著减少 18%,提示降低心率可以改善心衰患者的预后。

目前认为,伊伐布雷定是一种单纯降低心率的药物,尚未发现其具有心脏保护作用,故不能单独应用,应作为标准治疗后进一步治疗的辅助药物之一。可应用于在现有优化临床标准用药如利尿剂、β 受体阻滞剂和 ACEI 达到最佳治疗后心率仍然偏快的心衰患者。

【非药物治疗】

(一)心脏再同步化治疗 CRT

既往研究显示,心力衰竭时 CRT 可使左右心室同步收缩,抑制左室重塑,有效缓解心力衰竭症状,并提高运动耐力,改善心力衰竭患者的生活质量。MUSTIC、MIRACLE、CARE-HF 研究均证实,早期的 CRT 可以改善左室收缩不同步引起的中重度心力衰竭患者的症状,减少再住院率、降低全因死亡率或主要心血管原因住院的复合终点,改善生活质量。McAlister 对 3216 例 QRS 时限增宽的 CHF 患者(NYHAⅢ~Ⅳ级占 85%)进行荟萃分析发现:CRT 使心功能改善,全因死亡率降低 25%,因心衰加重者死亡率降低 42%,心衰住院率降低 32%。循证医学证据确立了 CRT 在心力衰竭中的治疗地位。

2005 年 ACC/AHA 和 ESC《慢性心力衰竭诊断与治疗指南》指出,经最佳治疗后 LVEF≤35%、心功能 NYHAⅢ~Ⅳ级、窦性节律时心脏失同步(QRS 间期大于 0.12s)患者行 CRT(除非有禁忌证)列为Ⅰ类适应证。

2006 年,中华医学会心电生理和起搏分会参考 ACC/AHA 和 ESC 的指南,结合我国情况制定了我国的 CRT 适应证。Ⅰ类适应证要求同时满足以下条件:①缺血性或非缺血性心肌病;②抗心力衰竭药物充分治疗后,NYHA 心功能仍在Ⅲ级或不必卧床的Ⅳ级;③窦性心律。对于房颤患者,如果符合Ⅰ类适应证其他条件,也可行 CRT 治疗(Ⅱa 类适应证);④LVEF≤35%;⑤LVFDD≥55mm;⑥QRS 波时限≥0.12s 伴有心脏运动不同步。2007 年中国《慢性心力衰竭诊断治疗指南》指出:对于 NYHAⅢ~Ⅳ级、LVEF≤35% 且 QRS>0.12s 的症状性心衰,可置入 CRT-D(Ⅱa,B 级)。

2007 年 ESC 公布了心力衰竭患者的 CRT 治疗适应证:①心力衰竭患者 CRT 治疗或 CRT 联合植入式心脏复律除颤器(CRT-D)治疗建议:经最佳药物治疗仍然存在症状的心力衰竭患者,NYHAⅢ~Ⅳ级,LVEF≤35%,左心室扩大,窦性心律,QRS 波群增宽≥0.12s。CRT-D 对于功能状态良好,预期生存期>1 年的心力衰竭患者是一种可接受的治疗选择(Ⅰ类);②对于同时具有普通永久起搏器植入适应证的心力衰竭患者应用 CRT 治疗建议：NYHA Ⅲ～Ⅳ级的症状性心力衰竭患者，LVEF≤35％，左室扩大，同时具有永久起搏器植入适应证（首次植入永久起搏器或升级传统起搏器为 CRT），Ⅱa 类；③具有植入式心脏复律除颤器适应证的心力衰竭患者联合应用植入式心脏复律除颤器和心脏再同步治疗（CRT-D）的建议：符合 ICD 植入Ⅰ类适应证（首次植入或在更换起搏器时升级），经最佳药物治疗仍然存在症状的心力衰竭患者，NYHA Ⅲ～Ⅳ级，LVEF≤35％，左室扩大，QRS波群增宽≥0.12s，Ⅰ类；④伴有永久性心房颤动的心力衰竭患者应用 CRT 治疗建议：经最佳药物治疗仍然存在症状的心力衰竭患者，NYHA Ⅲ～Ⅳ级，LVEF≤35％，左室扩大，永久性心房颤动同时存在房室结消融适应证，Ⅱa 类。

在新的指南中更加重视了心力衰竭患者猝死的预防，符合 CRT 治疗Ⅰ类适应证的患者，也是 CRT-D 治疗的Ⅰ类适应证。

依据 2009 年 REVERSE 和 MADIT-CRT 试验，2010 年 ESC 年会上更新了心衰器械治疗指南，修改了 CRT 推荐，推荐将 CRT 用于优化内科治疗后 NYHA Ⅱ级、LVEF＜35％、QRS波增宽的窦性节律患者，强调预防心衰进展，降低心衰合并症发生率。其修订要点为将患者心功能从 NYHA Ⅲ级改为 NYHA Ⅱ级，意味着轻度症状的心衰患者亦可从 CRT 治疗中获益。2010 年公布的 RAFT 试验又进一步充实了 CRT/ICD 用于轻度心衰患者的证据。结合我国国情，鉴于目前临床经验表明 CRT 存在高达约 30％的"无反应者"，及尚缺乏国人的随访研究证据，我国专家认为选择 NYHA Ⅱ患者时，应持慎重的态度，不宜作为常规。

单独根据心电图 QRS 波的宽度确定是否存在心脏失同步存在不足，通过超声心动图组织多普勒显像直观确定心脏是否出现收缩失同步日益受到重视。有研究表明，术前通过组织多普勒技术进行病例选择能够显著降低术后无反应者的比例。

（二）心脏复律除颤器 ICD

心力衰竭患者约半数死于心脏猝死，ICD 则可以预防心血管事件的发生。评估 ICD 二级预防效果的临床试验 AVID、CASH、CIDS 显示对于高危严重心力衰竭患者（如心脏骤停、室颤、血流动力学不稳定室速患者），心内置入 ICD 可以降低总死亡率和心律失常所致死亡。评价 ICD 一级预防效果的 MADIT 和心力衰竭心脏性猝死试验 SCD-HeFT 结果显示，中度心力衰竭患者（NYHA Ⅱ～Ⅲ级），LVEF≤30％，接受常规治疗加 ICD 治疗的病死率明显低于未置入 ICD 而仅使用胺碘酮者。COMPANION 研究提示 CRT 加 ICD 治疗组死亡率明显低于药物治疗组和单用 CRT 治疗组。荟萃分析结果也显示了 ICD 的有益作用。

（三）干细胞移植

TOPCARE-AMI、BOOST、REPAIR-AMl、TCT-STAMI 研究发现，干细胞移植包括骨骼肌干细胞、骨髓单个核细胞、肉皮祖细胞、骨髓间充质于细胞和外周血干细胞等，可以明显改善急性心肌梗死及梗死后心力衰竭患者的心脏功能。其中 REPAIR-AMI 试验从德国和瑞典的 17 个中心入选 204 例心肌梗死患者，心肌梗死 5s 后向患者冠状动脉内直接输注骨髓干细胞，结果显示，4 个月时患者的 LVEF 提高，特别是基线 LVEF＜49％的心肌梗死患者获益更大。Kang 等研究显示，粒细胞集落刺激因子(G-CSF)动员外周血于细胞，并经冠状动脉输入，也可以改善心脏功能。目前干细胞治疗心肌梗死是一种很有前景的治疗手段，但其机制尚不十分清楚。如何选择合适患者、合适干细胞类型，以及植入最佳时机和植入途径等问题，尚需要解决。

第三节　急性心力衰竭

【概述】

急性心衰可分为急性左心衰和急性右心衰。后者较少见，往往由急性右心室梗死或大面积肺梗死所致。急性左心衰则较为常见，系由各种心脏疾病引起的急性左心室心肌收缩力显著降低，或表现为心室负荷加重或左心房排血受阻，导致左心室排血不足，肺循环压力急剧升高，发生肺淤血的临床表现。本节主要讨论急性左心衰。

【临床表现】

主要为肺水肿，有突发的呼吸困难，伴或不伴哮鸣音，呈端坐呼吸、焦虑不安。早期呈间质性肺水肿表现：呼吸频速、咳嗽而无泡沫样痰，呼吸音粗，有哮鸣音和肺底细湿啰音。中晚期呈肺泡性肺水肿表现：极度气急、焦虑烦躁、有濒死感；吸气性肋间隙和锁骨上窝凹陷，呼吸音粗糙响亮，剧咳伴粉红色泡沫样痰，两肺满布哮鸣音和中粗湿啰音。严重患者可出现低血压、心源性休克，伴大汗、皮肤湿冷、苍白、发绀，甚至有意识障碍。

【诊断】

根据典型的症状和体征，有的患者还有基础心脏病的病史和表现，诊断一般不困难。须与重度发作的支气管哮喘相鉴别，此症者多有反复发作史，肺部主要为哮鸣音，干啰音，很少表现为湿啰音，也无大量泡沫样血痰。还需与成人急性呼吸窘迫综合征(ARDS)相鉴别,此种患者的呼吸困难和体位关系不大,血痰呈稀血水样而非泡沫样,且无颈静脉怒张、奔马律等。急性左心衰伴心源性休克时需与其他原因所致的休克相鉴别。心源性休克常伴发肺淤血和肺水肿,其他原因的休克则不可能存在此种伴发现象。

【治疗方案和原则】

1.一般治疗　①应置于监护病房,密切观察病情和生命体征;②体位:取坐位,双腿下垂;③高流量吸氧;④四肢轮换扎止血带。

2.一般药物治疗　①吗啡 3~5mg,静脉注射 3 分钟,必要时 15 分钟后可重复,共 2~3 次;或 5~10mg 皮下或肌内注射;②呋塞米 20~40mg,静脉注射,必要时可重复;③氨茶碱 0.25g 葡萄糖水稀释后静脉缓慢推注(10 分钟),必要时 4~6 小时后可重复;④糖皮质激素,地塞米松 5~10mg,静脉注射。

3.血管活性药物应用　①硝酸酯类:硝酸甘油静脉滴注,起始剂量 5~10μg/min,可递增至 100~200μg/min;或硝酸异山梨酯 1~10mg/h 静脉滴注;②硝普钠,起始剂量宜小,25μg/min,根据血压调整至合适的维持量;③儿茶酚胺类正性肌力药:多巴胺 5~15μg/(kg·mm),多巴酚丁胺 3~10μg/(kg·min),均静脉滴注;④磷酸二酯酶抑制剂:米力农先给予负荷量 50μg/kg,继以 0.375~0.75μg/(kg·min)静脉滴注;⑤BNP:重组 B 型钠尿肽(rhBNP)先给予负荷量 1.5~2μg/kg 静脉推注,继以静脉滴注维持 0.0075~0.01μg/(kg·min).

4.伴低血压倾向　患者静脉用药的选择根据收缩压和肺淤血情况来选择用药:①收缩压>100mmHg,有肺淤血:可应用呋塞米加血管扩张剂(硝酸甘油、硝普钠);②收缩压 85~100mmHg,有肺淤血:应用血管扩张剂和(或)正性肌力药(多巴酚丁胺、磷酸二酯酶抑制剂);③收缩压<85mmHg,无肺淤血,也无颈静脉怒张:快速补充血容量;④收缩压<85mmHg,有肺淤血:在血流动力学监测下补充血容量(肺嵌压应≤18mmHg),应用多巴胺或去甲肾上腺素等。

第四章　心律失常

第一节　窦性心律失常

一、窦性心动过速

【概述】

　　正常窦性心律冲动起源于窦房结,随年龄、性别和体力活动等不同窦性心律频率有所不同。成人60～100次/分,6岁以下的小孩可大于100次/分,初生婴儿则可达100～150次/分。窦性心律频率超过正常的上限,即称为窦性心动过速。窦性心动过速十分常见,通常都是自律性的增加,正常人在情绪激动、焦虑、饮酒、体力活动、运动、吸烟、喝茶或咖啡时可发生,病理状态如发热、甲状腺功能亢进、心力衰竭、贫血和休克以及应用肾上腺素、异丙肾上腺素和阿托品等药物也可引起窦性心动过速。另有部分为窦房结折返性心动过速和不适当窦性心动过速。前者较少见,患者窦房结内存在与房室结双径路相似的纵向分离,窦房结及其结周组织构成折返回路,可由异位搏动引发心动过速。患者多存在基础心脏病,常见于冠状动脉粥样硬化性心脏病、风湿性心脏病和心肌病,可发生于任何年龄,尤其是伴窦房结病变的老年人。后者为发生于正常人群的非阵发性窦性心动过速,无明显的生理、病理诱因,静息时窦性心律增快,特征为持续心律增快且对最低耐量呈心率过度反应,其可能机制为窦房结自律性增加或窦房结自主神经调节异常,交感神经张力过度增高而迷走神经张力减弱。

【临床表现】

　　1.临床特点　患者常主诉心悸,心率在100～180次/分,有时也可达到200次/分。自律性增加者为心率逐渐增快。窦房结折返性心动过速临床症状轻微或缺失,易情绪激动。体力负荷增加等为诱因,可有自主神经失调的表现。发作呈突发突止特点,多由异位搏动引发,而不是生理因素导致。心悸时可伴有恐惧及多尿。开始发作较少,之后逐渐增加。不适当窦性心动过速患者表现为持久的心悸,静息状态下心率达到或超过 100 次/分,症状严重者近似晕厥,发作和终止均有移行过程。

2.心电图特点 频率在 100～180 次/分,P 波形态、激动顺序与窦性 P 波相同或相似。窦房结折返性心动过速发作之初可有心律不齐,终止时可见 PP 间期逐渐延长(窦房折返环中的文氏现象),终止后间歇等于或略长于窦性周期。刺激迷走神经可使频率减慢,停止后又恢复原来水平。

【诊断要点】

1.具有上述临床表现及心电图特点。

2.诊断不适当窦性心动过速需确定症状与静息状态下或极易诱发的窦性心动过速有关,排除房性心动过速以及其他自律性增高的窦性心动过速。Holter 监测白天心率在 100 次/分以上,夜间心率可正常。

【治疗方案及原则】

1.窦性心动过速一般不必进行抗心律失常治疗。治疗应针对原发病本身,同时去除诱因。

2.症状明显者可选用腺苷、维拉帕米或地尔硫䓬,持续心动过速可选用 β 受体阻滞剂减慢心率。

3.对症状较重的窦房结折返性心动过速和不适当窦性心动过速可选择射频消融治疗。

二、窦性心动过缓

【概述】

当窦性心律频率低于 60 次/分时,称为窦性心动过缓。窦性心动过缓常伴有窦性心律不齐。常见于健康成人,尤其是老年人、运动员和睡眠时。心率在 40 次/分以上者,主要由于迷走神经张力增高所致。药物如 β 受体阻滞剂、钙离子通道阻滞剂、洋地黄、胺碘酮以及镇静剂、拟胆碱能药物等也可引起心动过缓,其他原因包括自主神经功能紊乱、颅内疾患、严重缺氧、低温、高血钾和甲状腺机能减退等病理状态。窦房结病变如病态窦房结综合征、下壁心肌梗死亦常发生窦性心动过缓。

【临床表现】

1.临床特点　窦性心动过缓心率不低于 50 次/分时,患者通常无症状。心率过低可因心搏出量减少而导致血压降低,有头晕、乏力眼花甚至晕厥症状,严重者可诱发心绞痛或心力衰竭。

2.心电图表现　窦性心律,P 波形态与正常窦性 P 波一致,心率小于 60 次/分,常伴有窦性心律不齐,严重者可有逸搏。

【诊断要点】

1.伴或不伴心动过缓症状。

2.心电图或 Holter 平均心率小于 60 次/分。

【治疗方案及原则】

1.如果患者无症状,可以不必治疗。

2.因心动过缓出现心排血量不足症状时,可应用阿托品、异丙肾上腺素以及麻黄碱等药物,同时积极治疗原发病,去除引起窦性心动过缓的原因。但长期药物治疗往往效果不确切,易发生副作用。

3.药物治疗无效或者需应用负性变时作用药物时,应行永久起搏器置入。

三、窦性停搏

【概述】

窦房结在一个或多个心动周期中不能产生冲动,以致未能激动心房或整个心脏时,称为窦性停搏或窦性静止。迷走神经张力增高(如压迫颈动脉窦、刺激咽部、气管插管等)或颈动脉窦过敏时均可发生窦性停搏,急性心肌梗死、脑血管意外、麻醉、缺氧和窦房结自身病变等亦可导致窦性停搏,也有由奎尼丁、乙酰胆碱、钾盐和洋地黄类药物导致者。

【临床表现】

1.临床特点　长时间窦性停搏无逸搏发生时,患者会出现头晕、黑矇、抽搐或短暂意识障碍,严重者可发生 Adams-Stokes 综合征乃至死亡。

2.心电图特点　心电图表现为较正常的 PP 间期显著长的间期内无 P 波产生,或 P 波与 QRS 波均无,长的 PP 间期与基本窦性 PP 间期无倍数关系。长间歇后可出现交界性或室性逸搏。

【诊断要点】

1.窦性停搏的相关症状。

2.心电图长时间无 P 波产生。

【治疗方案及原则】

参考窦性心动过缓。

四、窦房传导阻滞

【概述】

窦房结发出的冲动传导至心房时发生延缓或阻滞,部分或全部不能到达心房,引起心房和心室停搏,称为窦房传导阻滞(窦房阻滞)。迷走神经张力增高和颈动脉窦过敏、急性下壁心肌梗死、洋地黄或奎尼丁中毒、高血钾时可发生窦房阻滞。

【临床表现】

1.临床特点　同窦性停搏。

2.心电图特点　窦房阻滞按其程度可分为一度、二度和三度。由于体表心电图不能显示窦房结电活动,因而诊断一度窦房阻滞,三度窦房阻滞与窦性停搏鉴别困难,只有二度窦房阻滞可以从心电图上表现出来。二度窦房阻滞分为莫氏Ⅰ型(文氏)阻滞和莫氏Ⅱ型阻滞。文氏阻滞表现为 PP 间期逐渐缩短,直至脱落出现一次长 PP 间期,此长 PP 间期短于基本 PP 间期的两倍,应与窦性心律不齐鉴别。莫氏Ⅱ型阻滞表现为 P 波之间出现长间歇,是基本 PP 间期的倍数,由此可区别于窦性停搏。窦房阻滞后可出现交界性或室性逸搏心律。

【诊断要点】

1.临床症状。

2.二度窦房阻滞主要由心电图诊断。

【治疗方案及原则】

参考下文病态窦房结综合征。

五、病态窦房结综合征

【概述】

病态窦房结综合征(SSS),简称病窦综合征,是由于窦房结或其周围组织病变导致功能减退,使窦房结冲动形成或向心房传导障碍,产生多种心律失常和多种症状的临床综合征。包括窦性心动过缓、窦性停搏、窦房阻滞和慢快综合征。病窦综合征常同时合并心房自律性异常和房室传导阻滞。冠心病、胶原病、心包炎淀粉样变性、纤维化和脂肪浸润、退行性病变、心脏手术等均可损害窦房结,使窦房结与心房的连接中断。迷走神经张力增高、蛛网膜下腔出血、药物毒性(洋地黄、奎尼丁、β受体阻滞剂等)以及高血钾均可引起病窦综合征。

【临床表现】

1.临床特点 本病发病年龄不限、病程不一,患者表现为与心动过缓、心动过速有关的症状。

(1)心动过缓所致症状:以脑、心、肾等脏器供血不足尤其是脑血供不足症状为主。轻者乏力、反复发作的头昏、眼花、失眠、胸痛、心悸、胸闷、记忆力差、反应迟钝或易激动等,易被误诊为神经症,老年人还易被误诊为脑血管意外或衰老综合征。严重者可引起短暂黑矇、近乎晕厥、晕厥、抽搐或 Adams-Stokes 综合征发作。心排出量过低严重影响肾脏等脏器灌注,还可致尿少、消化不良。

(2)心动过速所致症状:部分患者合并短阵室上性快速心律失常发作,即慢快综合征。快速心律失常发作时,心率可突然加速达 100 次/分以上,持续时间长短不一,患者可有心悸、心绞痛等症状,心动过速突然中止后可有心脏暂停伴或不伴晕厥发作。

(3)原有心脏病症状加重,引起心力衰竭,可因冠状动脉供血不足表现为心悸、胸闷、气促、心绞痛甚至心肌梗死。

2.心电图特点 心电图可表现为非药物引起的严重而持久的窦性心动过缓、窦性停搏或窦房阻滞、交界性或室性逸搏心律、房室传导阻滞、慢快综合征(缓慢性心律失常与快速心律失常交替出现,后者多为心房扑动或心房颤动以及房性心动过速),快速心律失常自动停止后,窦性心律常于长达 2 秒以上的间歇后出现。双结病变患者心电图表现为房室交界区逸搏延迟出现(逸搏周期>1.5 秒)、房室交界区逸搏心律过缓(交界区心率<40 次/分)、房室传导阻滞,偶见合并束支传导阻滞。Holter 检查可有与症状相关的显著心动过缓。

【诊断要点】

1.临床症状即心电图典型表现可确定诊断。

2.Holter 记录到与晕厥等症状相关的显著心动过缓,可提供有力证据。

3.固有心率测定低于正常值。

4.阿托品试验或运动试验不能使心率明显增加,存在窦房结变时功能不良。

5.食管调搏或心内电生理检查测定窦房结恢复时间或窦房传导时间异常,但敏感性和特异性较差,临床意义不大。

6.除外生理性如老年、睡眠或运动员心动过缓,排除药物和甲状腺功能减退、黄疸等其他病理状态。

【治疗方案及原则】

1.患者无明显心动过缓相关症状可不必治疗,需定期随访观察。

2.有症状的病态窦房结综合征患者应接受起搏治疗,如不伴房室传导异常,可选用心房单腔起搏,否则应选用双腔起搏以维持正常的房室激动顺序。部分单独窦房结病变患者会逐渐进展至双结病变。窦房结变时功能不良患者应置入频率适应性起搏器。

3.慢快综合征患者,使用抗心律失常药物以及洋地黄等药物会加重心动过缓或房室传导阻滞,可在起搏治疗后应用抗心律失常药物或行射频消融治疗心动过速。

第二节　房性心律失常

一、房性期前收缩

【概述】

房性期前收缩激动起源于窦房结以外的心房组织,正常成年人24小时 Holter 检查,约60％的患者有房性期前收缩发生,各种器质性心脏病患者亦常发生房性期前收缩。

【诊断】

房性期前收缩依靠心电图诊断,心电图表现为与窦性 P 波不同的房性期前收缩的 P 波提前发生。发生很早的房性期前收缩可重叠于前面的 T 波之上,且不能下传心室,易误认为窦性停搏或窦房传导阻滞。房性期前收缩常伴不完全性代偿间期,少数房性期前收缩发生为能扰乱窦房结的节律伴完全性代偿间期。

【治疗】

房性期前收缩通常不需治疗,当有明显症状或诱发室上性心动过速时应予治疗。首先应避免吸烟、饮酒、饮咖啡等诱因,药物治疗首选 β 受体阻滞剂,必要时选择普罗帕酮、莫雷西嗪等。

二、房性心动过速

(一)局灶性房性心动过速

【概述】

局灶性房性心动过速(简称房速)定义为激动规律性地起源自心房很小区域,然后离心地扩布,并于此后心动周期内很长的时间内无心内膜的激动,心房率通常在 100~250 次/分。

【临床表现】

症状表现为心悸、眩晕、胸痛、呼吸困难、疲乏及晕厥。儿童可出现进食困难、呕吐及呼吸急促。局灶性房速多呈短阵性、阵发持续性,少数呈无休止性。呈短阵性发作或持续时间短的房速,患者很少有症状。局灶性房速患者的临床一般为良性过程,但如无休止性发作可以导致心律失常性心肌病。

【诊断】

1.心电图诊断 局灶性房速时,心电图常表现为长 RP'心动过速,如出现房速伴房室传导阻滞,则可以排除阵发性室上速。

2.心电图 P'形态与房速的起源部位 根据局灶性房速时体表 12 导联心电图的 P'波形态,可以初步判定其起源部位。P'波在 I 和 aVL 导联呈负相,或 V₁ 导联呈正相,提示左房起源。此外,下壁导联 P'波呈负相,提示激动呈由足向头部方向的传导;下壁导联 P'波呈正相,提示激动呈由头部向足方向的传导。起源于高位终末嵴或右上肺静脉房速的 P'波形态可以与窦性心律的 P 波形态相似。然而前者的 P 波在 V₁ 导联多呈正相。

3.心内电生理诊断 心内电生理检查表现为心房激动是从一个局灶点呈放射状传导,心内膜的激动不占据整个心房激动周长,为局灶性房速的显著特点。常规的心内电生理检查方法可以通过以下特征做出诊断:

(1)在房速时,能标测到较体表心电图 P'波明显提前和比其他心房部位更早的局部最早心房激动点;

(2)心房激动顺序符合从该局部最早心房激动点呈单一的放射状和规律性传导;

(3)在该局部行心房 S1S1 刺激的激动顺序与房速时完全相同;

（4）在局灶点行单点消融可以终止心动过速发作；

（5）排除大折返机制的房速。三维标测系统可直观展现房速的激动顺序，可见激动从最早起源点向周围传播。

【治疗】

房速急性发作伴血流动力学不稳定可采取同步直流电复律，血流动力学稳定可采用抗心律失常药物复律，或应用药物控制心室率。导管消融是症状显著反复发作的局灶性房速患者治疗的首选。

（二）折返性房速

大折返性房速少见，其机制是绕固定解剖障碍或功能性障碍区的折返，起搏拖带标测和三维电生理标测有助于明确折返性房速的机制和折返路径。

（三）多源性房速

多源性房速为一种不规律的房速，其特点是 P 波形态多变（三种或三种以上）、频率不一、节律不整，有时不易与房扑鉴别。这种心律失常的最常见原因是肺部疾病，其次是代谢或电解质紊乱和由洋地黄过量所致。抗心律失常药物很少有效，部分病例钙离子通道阻滞剂有效。由于多存在严重的肺部疾病，因此通常禁忌使用β受体阻滞剂。而治疗一般针对原发的肺部疾病和（或）纠正电解质紊乱。慢性期治疗可以应用非二氢吡啶类钙离子通道阻滞剂，而电复律、抗心律失常药物或导管消融治疗等均无效。

三、心房扑动

（一）三尖瓣峡部依赖的心房扑动

【概述】

心房扑动（简称房扑）是一种常见的快速性房性心律失常，房扑多合并器质性心脏病，发病率为 88/（10 万人·年），其发病率随年龄增长而显著增加。

【分类】

Ⅰ型房扑又称典型房扑，心房率为 240～350 次/分，可以被心房起搏拖带；Ⅱ型房扑又称不典型房扑，心房率＞350 次/分，常可转化为房颤，不可以被心房起搏拖带。根据心房的激动顺序，Ⅰ型房扑可分为逆钟向房扑和顺钟向房扑。

【临床表现】

房扑患者常有心悸、呼吸困难、乏力或胸痛等症状，房扑 1∶1 下传会引起极快心室率,可导致心力衰竭、心肌缺血、晕厥和心动过速性心肌病。此外,房扑时心房机械收缩功能减低,增加了心房血栓形成引起血栓栓塞的风险。

【诊断】

1.体表心电图　逆钟向房扑下壁导联 F 波向下,而 V_1 导联 F 波向上,V_6 导联 F 波向下。顺钟向房扑下壁导联 F 波向上。

2.心内电生理检查　多极电极的激动标测显示逆钟向房扑表现为右心房游离壁从头到足的方向激动,而顺钟向房扑表现为由足到头的方向激动。拖带标测有助于明确房扑的折返路径,通常以小于房扑周长 10～30 毫秒的周长起搏,如果心电图 F 波的形态没有变化,起搏后间期(PPI)与房扑的周长相差≤20 毫秒,刺激间期与激动间期相等即可诊断为折返性心动过速。CARTOtEnSite 是临床常用的三维电解剖标测系统,两者皆可以进行激动顺序标测,可以直观的显示出房扑的折返路径、验证峡部的双向阻滞。CARTO 进行房扑的激动顺序标测要求心动过速持续,周长稳定,折返性心动过速具有特征性的早晚相接现象存在。在冠状窦口和低位右心房起搏时行激动顺序标测,可明确判断峡部的激动顺序,验证峡部的双向阻滞。EnSite(Array)系统理论上可以在一次心跳标测出房扑的激动顺序,对不持续的房扑的标测具有优势。

【治疗】

房速急性发作伴血流动力学不稳定或出现心力衰竭可采取同步直流电复律,血流动力学稳定可采用抗心律失常药物复律,或应用药物控制心室率。导管消融是典型房扑的一线治疗。

(二)非三尖瓣峡部依赖的房扑

相对于三尖瓣环峡部依赖的房扑而言,非三尖瓣峡部依赖的房扑不需右心房的三尖瓣环-下腔静脉口的峡部参与折返环,频率在 100～400 次/分之间。多数非三尖瓣峡部房扑与心房瘢痕有关,主要电生理特点为折返环的多样性。非三尖瓣峡部依赖的房扑常规电生理标测与消融存在困难,近年来随着三维标测系统的应用,对标测机制和指导消融颇有帮助。

四、心房颤动

【概述】

心房颤动(简称房颤),是一种心房电活动极度紊乱而损及机械功能为特点的室上性快速性心律失常,心电图上表现为固有 P 波消失,而代之以大小形态及频率均多变的快速颤动波。

【分类】

房颤分为初发房颤和反复发作的房颤。初发房颤定义为首次出现的房颤,不论其有无症状和能否自动复律。房颤发作≥2 次则称为反复发作的房颤,包括阵发性房颤、持续性房颤和永久性房颤。阵发性房颤指能自行转复,持续时间<7 天的房颤,一般<48 小时。持续性房颤为持续时间>7 天的房颤,一般不能自行转复,需要进行药物或电复律。既可以由阵发性房颤发展而来也可以是房颤的首次表现。永久性房颤是指复律失败或非复律适应证或复律 24 小时内又复发的房颤。

【临床表现】

临床表现无特异性的诊断价值,房颤的症状取决于发作时的心室率、心功能、伴随的疾病、房颤持续时间以及患者感知症状的敏感性等多种因素。大多数患者有心悸、呼吸困难、胸痛、疲乏、头晕和黑矇等症状.由于心房利钠肽的分泌增多还可引起多尿。部分房颤患者无任何症状,而在偶然的机会或者当出现房颤的严重并发症如卒中、栓塞或心力衰竭时才被发现。同一患者即可存在症状性房颤发作也可发生无症状性房颤。

【诊断】

记录到房颤发作时的心电图是诊断房颤的"金标准"。如果房颤发作不甚频繁,可使用动态心电图;如果发作不频繁,事件记录仪对获得房颤发作的心电学资料有所帮助。

【转复房颤为窦性心律】

1.药物转复房颤 药物复律主要用于新近发生,特别是 48 小时以内的阵发性房颤,Ⅰ类和Ⅲ类抗心律失常药可以有效复律。2006 年美国心脏病学会(ACC)/美国心脏协会(AHA)/欧洲心脏病学会(ESC)颁布的房颤指南建议将氟卡尼、普罗帕酮、索他洛尔作为无器质性心脏病的阵发性房颤的维持窦性心律的起始治疗药物,将胺碘酮、普鲁卡因胺、多非利特作为阵发性房颤的二线治疗药物。

2.体外直流电同步复律 体外(经胸)直流电复律可作为持续性(非自行转复的)房颤发作时伴有血流动力学恶化患者的一线治疗。患者空腹 6 小时,去除义齿,去枕平卧,监测并记录患者心电图。吸氧,建立静脉通路,静脉应用短效镇静药物,使患者处于轻度麻醉状态。同时应做好心肺复苏的准备。检测并确保除颤器的同步性非常重要,应选择 R 波明显的导联作为同步监护导联。ACC/AHAlESC

房颤指南推荐首次复律能量至少 200J,如房颤持续,继续给予 360J,必要时可重复。房颤直流电复律前应用抗心律失常药物可进一步提高房颤转复成功率。

3.房颤的体内复律治疗 心内直流电复律的研究已近 20 年,为了便于重复多次尽早转复房颤,20 世纪 90 年代初期已研制出置入型心房除颤器。置入型心房除颤器发放低能量(<6J)电击,设计目的是尽早有效地终止房颤,恢复窦性心律,尽可能减少患者的不适感觉以及使促发室性快速心律失常的危险降到最小。由于该技术为创伤性的治疗方法、费用昂贵,且不能预防复发,故不推荐常规使用。

【窦性心律的维持】

抗心律失常药物的有效性不令人满意,所以在房颤治疗中,抗心律失常药物的选择主要是考虑安全性的问题。

【控制房颤心室率】

对于房颤急性发作时,最初的治疗目标是保持血流动力学稳定。伴有快心室率的房颤,如无心绞痛、低血压等情况,控制心室率即可。使心室率控制在 100 次/分以下通常是房颤治疗的第一步和最重要的一步。静息和日常活动时的心率必须都得到控制,现有的房颤指南中将心室率满意控制的标准定为静息时 60~80 次/分,中度活动后心室率在 90~115 次/分。β 受体阻滞剂和非二氢吡啶类钙离子通道阻滞剂常作为首选药物,因为这些药物可以使心室率得到快速控制。一般在 30分钟内即可使心室率降至 100 次/分以下。与 β 受体阻滞剂和非二氢吡啶类钙离子通道阻滞剂相比,地高辛控制心室率的作用较差,特别是控制运动时的心室率。

【房颤的抗栓治疗】

无论是阵发性房颤还是慢性房颤患者均需抗栓治疗,除非是孤立性房颤或存在抗栓治疗的禁忌证。

1.华法林应用指征 年龄≥75 岁,心功能不全和(或)充血性心力衰竭(左心室射血分数≤35% 或短轴缩短率<25%),高血压病,或糖尿病作为脑卒中的中等危险因素。既往脑卒中史、短暂脑缺血发作、体循环栓塞史,二尖瓣狭窄和瓣膜术后为卒中高危因素。具有卒中高危因素或具有≥2 项以上中等危险因素的房颤患者方推荐华法林治疗。具有一项中危因素的则既可以应用华法林也可以应用阿司匹林。

2.抗栓的强度 阿司匹林抗血小板治疗在指南中推荐的剂量则为 81~325mg/d,华法林的抗凝强度需维持国际标准化比值(INR)于 2.0~3.0 之间,机械瓣置换术后的患者 INR 应>2.5。INR 在 2.0~3.0 之间,如果仍有血栓栓塞事件发生,则建议将 INR 调整为 3.0~3.5,并不推荐联合应用阿司匹林。对于年龄≥75

岁或具有其他中危因素的患者,如果考虑出血的风险 INR 维持于 1.6～2.5 亦可。

3.房颤复律的抗凝　房颤持续时间＜48 小时,复律前不需抗凝,复律后遵照卒中风险进行抗栓治疗。房颤持续时间≥48 小时或房颤持续时间未知时,传统抗凝的方案是在复律前 3 周,复律后 4 周应用华法林,并将 INR 维持于 2.0～3.0 之间。经食管超声指导下的复律可减少房颤复律前的抗凝时间,经食管超声除外血栓后,在复律前静脉应用普通肝素,监测活化部分凝血活酶时间(APTT)为正常对照的1.5～2.0 倍,复律后应用华法林,在 INR 达到 2.0～3.0 时停用肝素并继续应用华法林 4 周。如果经食管超声发现血栓则进行华法林抗凝治疗,并在下一次复律前复查食管超声。低分子肝素在房颤复律期间的应用价值目前尚缺少足够的证据。房颤复律后长期的抗栓策略,应根据其卒中风险进行选择。

【房颤导管消融】

1.目前的消融策略、方法与适应证　近年来,房颤导管消融的主流方法包括法国 Haissaguerre 等首创的肺静脉环状标测电极指导下的肺静脉节段性消融;意大利 Pappone 等和美国 Morady 为代表的三维标测系统指导下的环肺静脉线性消融(肺静脉电隔离不是必须终点);美国 Natale 为代表的心腔内超声指导下的肺静脉前庭电隔离;德国 Kuck 为代表的三维标测系统联合双肺静脉环状标测电极指导下的环肺静脉电隔离;美国 Nademanee 为代表的复杂碎裂心房电位消融;以及美国 Jackman 为代表的心房迷走神经节消融等。随着慢性房颤导管消融的开展,世界各大电生理中心的慢性房颤的消融方法呈现出互相借鉴,多种策略互相联合的态势。因为慢性房颤的发病机制中肺静脉触发作用降低,而心房基质的变化成为慢性房颤维持的主要机制,因此自 2004 年以来针对于心房基质的复杂碎裂电位的消融颇受重视。2006 年 ACC/AHA/ESC 房颤治疗指南中导管消融是一种抗心律失常药物治疗无效的阵发性房颤的推荐治疗。中华医学会心电生理和起搏分会在2006 年房颤的认识和建议中对于年龄＜75 岁、无或轻度器质性心脏疾患、左心房直径＜50mm 的反复发作的阵发性房颤患者,在有经验的电生理中心,可以考虑作为一线治疗手段。2007 年美国心律学会颁布的房颤导管和外科消融专家共识中推荐在少数情况下导管消融可以作为房颤的一线治疗策略。左心房内血栓是房颤导管消融的绝对禁忌证。

2.房颤导管消融的成功率与并发症　迄今已有多项随机对照试验证明了房颤导管消融的成功率明显高于抗心律失常药物治疗。阵发性房颤消融试验(APAF)入选 198 名一种抗心律失常药物治疗无效的阵发性房颤患者,随机分为导管消融组和抗心律失常药物治疗组,Holter 和事件记录仪随访 1 年,导管消融组 86% 无房性心律失常复发,而抗心律失常药物治疗组仅有 22%,Oral 等发表的一项研究对比了抗心律失常药物与环肺静脉线性消融对于慢性房颤的效果。应用事件记录仪随访 1 年,药物组 69 例中有 53 例(77%)因药物治疗失败交叉人消融组,未服用抗心律失常药物或未接受导管消融治疗的前提下仅 4.3%(3/69)的患者无房颤发作,而导管消融组 74.0%(57/77)的患者无房颤发作。

房颤导管消融在取得令人满意的成功率的同时,其并发症的发生率亦在可以接受的范围。Cappato 等总结了 1995-2002 年间来自全球 100 家电生理中心共8745 例房颤导管消融治疗的并发症情况:总并发症发生率为 5.9%(524 例),其中严重并发症发生率为 2.2%(195 例),包括围术期死亡 4 例(0.05%),死亡原因分别为:大面积脑梗死 2 例,肺静脉穿孔 1 例,未明 1 例,均发生在开展此项工作的早期,心脏压塞 107 例(1.22%)、败血症/心内膜炎 1 例(0.01%)、膈神经麻痹 10 例(0.11%)、脑卒中 20 例(0.28%)、短暂性脑缺血发生率 0.66%和需要介入治疗的肺静脉狭窄/闭塞 53 例(0.74%)等。房颤导管消融不同的术式并发症的发生率有其特殊性,比如肺静脉节段性隔离,肺静脉狭窄的风险要高于左心房线性消融,但术后房速的发生率低于左心房线性消融。此外,左心房线性消融,特别是采用Pappone 的术式,左心房—食管瘘的发生率显著增加,房颤导管消融并发症发生率的高低除与消融术式有关,更重要的是房颤消融是一种高度依赖于术者经验的治疗技术,并发症的发生率与术者的经验密切相关。

3.房颤导管消融的术后随访 导管消融结果的报道需要经过 3 个月的洗脱期,主要终点是指不应用抗心律失常药物的情况下无房颤、房扑、房速发生,无房颤可以作为次要终点。任何一次记录到的持续 30 秒以上的房颤、房扑、房速均应视为失败。消融术后至少应随访 3 个月,然后在术后 2 年内至少半年随访 1 次。术后的随访手段中 24 小时 Holter 是可以接受的最低程度的随访手段,在消融术后 1～2 年内应每 3～6 个月完善 1 次 Holter 检查。当患者在随访期间诉心悸应佩带事件记录仪随访,在临床试验中所有患者均应至少随访 12 个月。虽然早期复发是消融失败的独立预测因素,但术后 1 个月内复发的患者,60%在以后的随访中是成功的,因此早期复发即刻再次消融不可取。如果早期复发患者的症状可以通过药物治疗控制,再次消融至少应于术后 3 个月后进行。

【房颤的其他治疗方法】

1.起搏治疗 有房颤病史且因心动过缓需置入起搏器的患者,应选择生理性起搏器(双腔或心房)而非心室单腔起搏器。对于房室传导正常,但需要置入双腔起搏器的患者,应尽量延长房室延迟以减少心室起搏的成分,将起搏器设置为非心房跟踪模式如 DDIR,或置入有减少心室起搏程序的起搏器。对房颤并心动过缓需置入起搏器的患者,无研究依据支持多部位右心房起搏、双房起搏、超速起搏,或抗心动过速心房起搏等。少有资料支持对没有症状性心动过缓的患者使用心房起搏来治疗房颤。不建议将房颤作为永久性起搏的指征。对无心动过缓、不需置入起搏器的患者不应考虑用起搏的方法预防房颤。

2.外科治疗　Cox 首创的迷宫术仍是经典的外科手术术式,在有经验的中心,迷宫Ⅲ型手术的成功率在 90% 以上,一般在 70%～90% 之间。迷宫术式复杂、手术时间较长,并发症相对较多,早期并发症主要是房扑、出血和钠水潴留,窦房结功能障碍发生率为 6%～25% 左右。这些都限制了它的广泛开展,随着消融径线的简化和新器械的应用,外科手术治疗房颤死亡率已经大大降低了。房颤外科治疗的主要适应证包括:行其他心脏手术的症状性房颤,行其他心脏手术时经过选择的消融风险较低的无症状房颤,专门为治疗房颤而进行的外科手术仅限于症状性房颤而患者愿意接受外科手术、导管消融失败或不具有导管消融的指征。

第三节　室性心律失常

【概述】

室性心律失常是指冲动源于希氏束分支以下的传导系统和/或左右心室及室间隔部位的心肌细胞的心律失常,主要包括室性期前收缩、室性心动过速(室速)、心室扑动和心室颤动。室性心律失常在临床上极其常见,且早已明确持续性室性心动过速和室扑、室颤为恶性室性心律失常,应予积极治疗。

【流行病学】

在所有心律失常中,窦性心律失常(包括窦性心律不齐、窦性心动过速和窦性心动过缓)发病率最高占 58～64%,房性心律失常(包括房性过早搏动和心房颤动)占 16%～22%,室性早搏为 14%～16%,其他各种心律失常为 5%～8%。

健康人中室性早搏的检出率为 5%(常规心电图)～50%(动态心电图),随年龄增长发生率逐渐增加,但并不是心脏发生器质性病变的缘故。心肌梗死最初 2～3 日中室性早搏的发生率高达 85%～91%,随病程后延,发生率显著下降。

室性心律失常的危险性相对较高。在心脏性猝死(SCD)中,有 90% 是由恶性心律紊乱所致,其中 80% 为室性心动过速或心室颤动,其余为严重缓慢性心律失常或心室停顿。Framingham 研究调查了男女猝死的发生率。在该研究 28 年的随访中,2011 例男性中有 171 例、2534 例女性中有 86 例猝死,猝死率随年龄增大而增加,男性猝死率在任何年龄组均高于女性。

其中 Brugada 综合征遗传特征符合常染色体显性(不完全外显)遗传,好发于青年男性,男:女~8:1,发病年龄多数在 30~40 岁之间,常见于亚洲人和部分白人,目前尚无非洲黑人的报道。Brugada 综合征在东南亚地区发病率较高,在泰国和老挝的某些地区,每年因 Brugada 综合征导致的死亡在自然人群中比例高达 4~10/10000,是年龄小于 50 岁、无心脏病史人群中最常见的猝死原因之一。我国健康人群检出率约为 7.5‰。

【病因和发病机制】

室性心律失常常见于各种原因的器质性心脏病人,少数也可见于无器质性心脏病的正常人。器质性心脏病,尤其是冠心病(急性心肌梗死、不稳定心绞痛、室壁瘤、缺血性心肌病)、二尖瓣脱垂、心肌病、心肌炎、QT 间期延长综合征、心脏受累的结缔组织病等,容易诱发各种室性心律失常;此外,药物作用(尤其是抗心律失常药和洋地黄类)、电解质紊乱、缺血缺氧引起的对儿茶酚胺敏感、一氧化碳中毒、电击伤、麻醉、手术等亦可引起原本无器质性心脏病的正常人发生各种室性心律失常。

室性心律失常的发病机理目前认为与折返性室速、自律性室速、触发活动性室速、并行心律性室速等四种心室电活动异常机制有关。

【临床表现和诊断】

室性心律失常不仅常见且临床谱广而复杂,临床上主要根据心电图或动态心电图特征进行诊断和分类。下面按室性期前收缩、室性心动过速和室扑、室颤分别加以简要介绍。

(一)室性期前收缩

室性期前收缩(又称室性早搏,简称室早)是临床上最常见的心律失常,正常人和各种心脏病均可发生。常见于冠心病、心肌病、心肌炎、风湿性心瓣膜病与二尖瓣脱垂者。

室早患者可无任何症状,但亦可出现心悸不适、心前区的冲击感和心脏停搏感。若患者已有左室功能减退,室早频繁发作可引起晕厥。若室早发作持续时间过长,可引起心绞痛与低血压。听诊时,室早后出现较长的停歇,室早的第二心音减弱或消失,仅能听到第一心音。桡动脉搏动减弱或消失。

临床上主要根据心电图或动态心电图检查确定室早的诊断。心电图特征:①提前发生之宽大畸形的 QRS 波群,伴继发的 ST-T 改变;②配对间期恒定(室性并行心率除外);③代偿间歇完全。根据心电图的表现特点可将室早分为单形或多形性室早、单源或多源性室早、室性并行心律等。

(二)室性心动过速

室性心动过速(简称室速)是一组由不同机制所致的室性快速心律失常。它常发生于各种器质性心脏病患者,最常见为冠心病,特别是心肌梗死后和左室功能不全者。其次是扩张型与肥厚型心肌病、二尖瓣脱垂、心脏瓣膜病等。亦见于代谢障碍、药物中毒、QT间期延长综合征等,偶可发生在无器质性心脏病者。

室速的临床症状轻重因发作时心室率、心动过速持续时间、原有心脏病变的不同而不同。非持续性室速通常无症状,持续性室速则常伴明显血流动力学障碍与心肌缺血。听诊时,心率增快,通常为100~250次/min。心律规则或稍不规则,可出现第一、第二心音分裂,可伴血压下降。

心电图特征:①连续3个或3个以上提前发生之宽大畸形的QRS波群,伴继发的ST-T改变;②心室率通常为100~250次/min;③通常P波和QRS波群无关;④可有心室夺获和/或室性融合波。根据室速发作持续时间、QRS-T波形态、发作形式、发生机制、基础心率的QT间期及病因等进行的分类如下:

1.根据发作持续时间分类

(1)非持续性室速。发作持续时间<30s,包括短阵性、反复发作型室速,绝大多数室速属此类型。

(2)持续性室速。室速发作持续30s以上,或室性QRS波群连续出现100个以上,或即刻出现意识障碍。不能自行终止,需药物或非药物治疗手段使其终止。常见于器质性心脏病患者,易诱发心衰、休克,常发展为室颤。

2.根据起源部位分类

(1)肌性室速。室速的QRS时间多≥0.12s,QRS-T波宽大畸形,希氏束电图示V波前无H波。有下面几种情况:①心动过速起源于室间隔,室速的QRS时间≤0.11s,QRS-T波形与窦性QRS-T大同小异;②心动过速起源于右室肌,室速QRS-T波形类似于完全性左束支阻滞图形;③心动过速起源于左室肌,室速QRS-T波形类似于完全性右束支阻滞图形。

(2)分支性室速。室速的QRS时间≤0.12s,呈对侧束支阻滞或对侧分支阻滞图形,希氏束电图显示V波前有H波,H-V间期缩短<20ms。有以下几种情况:①心动过速起源于右束支,QRS-T波形呈左束支阻滞图形;②心动过速起源于左束支主干,QRS-T波形呈右束支阻滞图形;③心动过速起自左前分支,QRS-T波形呈右束支阻滞加左后分支阻滞图形;④心动过速起自左后分支,QRS-T波形呈右束支阻滞加左前分支阻滞图形。

3.根据室速的 QRS-T 特征分类

(1)单形性室速,自始至终室速的 QRS-T 波形一致。

(2)多形性室速,室速的 QRS-T 波形呈连续性变化,心室率可达 250 次/min 以上。其中尖端扭转型室速属于多形性室速的一种特殊类型,室速时 QRS 主波围绕基线扭转,多见于先天性或获得性 QT 间期延长综合征患者。

(3)多源性室速,室速的 QRS-T 波群至少有两种以上不同形态,且 R-R 间距不等。

(4)双向性心动过速,心动过速的 QRS 电轴左偏和右偏交替。见于重症心脏病和洋地黄中毒。

4.根据发生机制分类

(1)折返性室速,激动在心室内快速折返形成室速。

(2)自律性室速,室内异位起搏点自律性增高引起的室速。

(3)触发活动性室速,为早期后除极和延迟后除极诱发的室速。

5.根据心脏基础情况分类

(1)器质性室速,指发生于器质性心脏病患者的室速。

(2)特发性室速,患者无明显器质性心脏病。

(三)心室扑动(室扑)与心室颤动(室颤)

室扑和室颤为恶性心律失常。多见于结构异常的心脏病,尤其是冠心病心肌梗死后者和 LVEF<0.35 者。此外,抗心律失常药物,特别是引起 QT 间期延长与尖端扭转型室速的药物,严重缺血、缺氧,预激综合征合并快速心室率的房颤,电击伤等亦可引起。

发生室扑或室颤时,患者表现为突然意识丧失、抽搐、呼吸停顿,甚至死亡。听诊心音消失、脉搏触不到、血压亦无法测到。伴随急性心肌梗死而不伴有泵衰竭或心源性休克的原发性室颤,复发率与猝死率均很低,预后较佳。相反,不伴随急性心肌梗死的心室颤动,一年内复发率高达 20%～30%。

心电图特征:①QRS-T 波群消失,取代以连续性类似正弦波形曲线(室扑)或不规则波动曲线(室颤);②频率通常为 150～300 次/min(室扑)和 250～500 次/min(室颤)。

室颤发生于无心脏结构异常者,称特发性室颤。至少可将其分为两种类型:①非 Brugada 综合征,平时心电图正常,1～2 个室早或电刺激诱发多形性室速,很快转入室颤。特发性室颤的电生理机制可能为心室内非均质性传导,室内传导延迟,产生碎裂电位,尤其在程控刺激时能显示。②Brugada 综合征,其表现为"左束支传导阻滞＋Vl～V3 导联 ST 段抬高＋猝死"。其生理异常的机制为钠通道基因（SCN5A）缺陷，基因突变导致钠通道功能丧失。

【治疗】

室性心律失常的治疗目的主要根据其症状轻重和危险程度来确定。

（一）室性心律失常的危险分层

室性心律失常可从心电图图形、电生理机制、10wn 分级等方面进行分类，在临床实践中对室性心律失常危险程度的判断，必须把患者全面的临床情况与 10wn 分级或室早的复杂程度结合起来考虑，并以此作为指导临床治疗的依据。

目前认为，根据室性心律失常的预后意义不同可将其分为良性、潜在恶性和恶性三类。

1.良性室性心律失常　指无器质性心脏病患者发生的室性心律失常，一般为室性早搏或短阵室性心动过速，预后良好。

2.潜在恶性室性心律失常　指有器质性心脏病，其心律失常为室早或无症状的短阵室速，有发展成为恶性室性心律失常或猝死的潜在危险，也称为潜在致命性室性心律失常。

3.恶性室性心律失常　指致命性室性心律失常，心律失常发作时严重影响血流动力学而危及患者的生命，患者随时有发生猝死的危险，临床上以持续性室速、室扑和室颤最为常见，其次为长 QT 综合征伴多形性室速和 QT 间期正常伴极短联律间期的多形性室速，少见的有特发性室颤（包括 Brugada 综合征）等。此类心律失常通常发生于器质性心脏病患者如冠心病、急性或陈旧性心肌梗死、各种心肌疾病及各种心脏病晚期所致的心力衰竭，极少数患者无明确器质性心脏病证据或为原发性心电疾病。

（二）各种室性心律失常的治疗目标

1.良性室性心律失常　此类心律失常预后良好，因此治疗的目标仅在于缓解症状。对于无器质性心脏病患者不建议使用抗心律失常药物。

患者多无症状，常见症状一般是心悸，由此可导致精神紧张、焦虑而出现胸闷、不典型胸痛、头昏、失眠、手麻等一些复杂症状，它们往往并非室早本身所致，且与早搏不一定有明确的关系。动态心电图（Holter）检查有助于判断症状与早搏的关系。如症状与早搏无关，减轻这些患者的症状单靠抗心律失常药物则难以奏效，甚至带来一些不良反应，在治疗时应予注意。

2.潜在恶性室性心律失常　对有潜在危险性室早的治疗目标应是应用药物或非药物手段预防猝死，改善患者的生存，而不是竭力消除室早。

对于可能在短期内产生严重恶性心律失常的室早，应予积极治疗。主要包括急性心肌梗死、不稳定型心绞痛、再灌注性心律失常的室早，尤其是频发、多源、R-on-T、成对成串的早搏，心肺复苏后、正处于持续室速频繁发作期和处于心功能急剧恶化时的室早，心动过缓、抗心律失常药物、电解质紊乱等原因造成的 QT 间期延长产生的室早和其他急性情况（如严重呼吸衰竭伴低氧血症、严重酸碱平衡紊乱等）。

无器质性心脏病者发生非持续性室速，如无症状及晕厥发作，无须治疗；有器质性心脏病的非持续性室速亦应考虑治疗。

近年来的研究提示，给予抗心律失常药物治疗反而可能增加患者的死亡率，甚至发生在室早得到控制时，并认为这是抗心律失常药物致心律失常作用的结果。因此，对潜在恶性室性心律失常的处理问题成为了近年的研究热点。在急性心肌梗死存活者的研究中，虽然已知室性早搏及左室功能不全的存在是猝死的重要预报因子，但许多抗心律失常试验结果，均未发现抗心律失常治疗能改善长期预后。CAST 等研究结果提示，Ⅰ类抗心律失常药物即使能很好地抑制室早，但不能降低死亡率或猝死率甚或反而增加死亡率，因此药物治疗后室早的减少或控制并不能代表室颤或猝死的发生率降低；β受体阻滞剂虽然抑制室早的作用不十分强，但多个临床试验证实在心肌梗死和心衰患者中，β受体阻滞剂可以改善预后，减少猝死的发生率。上述资料说明抗心律失常药物对死亡率的作用，与是否抑制了室早并无一定的关联。因此，对有潜在危险性室早的治疗目标应是预防猝死、改善患者的生存，而不是消除室早。对此类患者的治疗终点现在还有争议，至少目前已不强调以 24h 动态心电图室早总数的减少为治疗目标，但对于高危患者，减少复杂室早数目仍是可接受的治疗目标。

3.恶性室性心律失常　此类心律失常的治疗目的明确，一是减轻患者的症状，尤其是心律失常引起的血流动力学障碍；二是防止猝死、改善患者的生存。

持续性室速发作，无论有无器质性心脏病，均应给予治疗。心室扑动与颤动严重影响血流动力学，一旦发生，应立即给予直流电复律。

（三）各种室性心律失常的药物治疗

室性心律失常的治疗应包括三个方面：病因治疗、病理基础的治疗、针对心律失常的治疗。治疗方法有多种，其中直流电复律可使心脏全部或绝大部分除极，能及时终止室性心动过速、室扑、室颤等恶性心律失常；埋藏式自动复律除颤器（ICD）能探知并转复室速、室颤，适于猝死高危的心脏病患者，通常是那些并非急性心肌梗死而发生过心脏骤停的患者；消融治疗可用于某些室性心动过速的治疗；

药物治疗仍是目前临床治疗室性心律失常最常用的方法。

危险分层不同的三种室性心律失常的药物治疗也各有不同,强调个体化治疗方案。

1.急性治疗 心室扑动与颤动为恶性心律失常,一旦发生,应立即给予直流电复律。迅速进行心肺复苏和早期除颤是复苏成功的关键。在恢复窦性心律血流动力学稳定后,应使用抗心律失常药物以防止恶性心律失常的再发。

有器质性心脏病基础的室速,如室速伴明显血流动力学障碍时,应立即施行同步直流电复律,情况紧急(如发生晕厥、多形性室速或恶化为室颤)也可非同步转复。持续发作时间过长且有血流动力学改变的特发性室速宜行电转复。如室速未引起血流动力学障碍,可采用药物复律。

对于可能在短期内产生严重恶性心律失常的室早,应予积极治疗。主要包括急性心肌梗死、不稳定型心绞痛、再灌注性心律失常的室早,尤其是频发、多源、R-on-T、成对成串的早搏,心肺复苏后、正处于持续室速频繁发作期和处于心功能急剧恶化时的室早,心动过缓、抗心律失常药物、电解质紊乱等原因造成的 QT 间期延长产生的室早和其他急性情况(如严重呼吸衰竭伴低氧血症、严重酸碱平衡紊乱等)。除非已发生严重心律失常,首先应针对病因和诱因治疗。

2.长期治疗 经过多年临床经验的积累,我们对抗心律失常药物的药理作用有了较深刻的认识,近 10 多年来各种抗心律失常药物试验的结果纠正了既往一些错误的认识,成为循证治疗学的依据,指导未来的临床用药方案,尤其是抗心律失常药物对患者长期生存和预防 SCD 及降低总死亡率的作用,在指导长期临床用药上有重要意义。

多组抗心律失常药物试验的结果显示:适时应用 β 受体阻滞剂能明显降低心律失常及心梗患者的死亡率,有效降低心梗后和心衰患者的 SCD 和总死亡率,而成为应用最广泛的抗心律失常药物。CASTI 和 Ⅱ 的研究结果表明:IA 和 IC 类抗心律失常药物显著增加器质性心脏病患者的死亡率,有对预后不利影响的趋势,因此其临床应用受到较大的限制,但 IB 类的利多卡因却是临床应用最多的药物,主要用于心肌梗死极早期以及心室扑动与颤动的抢救。钙拮抗剂在治疗器质性心脏病患者并室性心律失常中的作用不大,因此临床应用不多。Ⅲ 类抗心律失常药具有广谱抗心律失常作用,临床有滥用的趋势,应引起注意。下面分别予以介绍。

(1)IA 类抗心律失常药物:本类药物主要有奎尼丁、普鲁卡因胺、丙吡胺等。

本类药物主要用于良性室性心律失常及潜在恶性室性心律失常的治疗,不适于恶性室性心律失常的治疗,器质性心脏病者不建议应用。

　　奎尼丁目前在临床已较少用于抗心律失常治疗,除副作用较多外,既往的多个临床研究结果显示,奎尼丁在室性心律失常控制方面并没有优势。奎尼丁、氟卡尼治疗慢性室性心律失常研究目的是比较两者口服治疗慢性室性心律失常的效果及安全性,主要用于无血流动力学紊乱的频发或复杂慢性室性心律失常,结果显示,在室性心律失常控制方面:小剂量治疗(氟卡尼 400mg/d、奎尼丁 200mg/d)时,氟卡尼抑制室性心律失常较奎尼丁为好(104 例/127 例比 68 例/122 例,P<0.000);大剂量治疗(氟卡尼增至 600mg/d、奎尼丁增至 1600mg/d)时,氟卡尼比奎尼丁更有效地抑制室性心律失常(包括室早、成对室早及短阵室速),抑制的中位百分数分别为 99.4%、99.5% 及 80.3%、84.7%,两组副作用无明显差异。研究结论:短期应用氟卡尼控制室性心律失常疗效校奎尼丁为好,副作用常见且与奎尼丁基本相似。而口服奎尼丁、美西律治疗良性或潜在恶性室性心律失常的效果及安全性比较实验显示大剂量治疗(奎尼丁用量超过 800mg/d、美西律为 600mg/d)时,美西律、奎尼丁控制室性心律失常效果相仿,副作用均多见,美西律较少引起 QT 间期延长,而奎尼丁具较强的负性肌力作用及致心律失常作用。

　　普鲁卡因胺是从 20 世纪 50 年代早期开始用于治疗室性心律失常。研究表明,其终止单形性室速的疗效优于利多卡因,持续滴注亦可在短期内防止室速的复发,但用普鲁卡因胺终止室速后,电生理学检查仍可诱发室速。普鲁卡因胺有扩张血管作用,可引起低血压。因此,在给药的开始几分钟注射应相对缓慢,必要时可同时给小剂量的缩血管药物。此药在国内应用较少。

　　口服丙吡胺对急性心肌梗死病死率的影响实验证实,急性心肌梗死早期应用丙吡胺不能降低病死率。此药在国内应用亦较少。

　　(2)IB 类抗心律失常药物:本类药物主要有利多卡因、美西律。

　　本类药物主要用于心肌梗死后室性心律失常的紧急治疗,以及室速或室颤恢复窦性心律血流动力学稳定后恶性心律失常再发的防治。

　　利多卡因是临床上最常用的抗室性心律失常静脉制剂。它已被证实能抑制梗死心肌周围所产生的自律性室性心律失常。但为避免中枢神经系统和消化道的副作用,常规剂量利多卡因的血浆浓度较低,对持续性室速或室颤无效,但在室速或室颤恢复窦性心律血流动力学稳定后,常用静脉制剂的利多卡因以防止恶性心律失常的再发。由于其安全、作用迅速、半衰期短,目前是治疗大多数室速患者的一线药物。利多卡因常用的负荷量是 1～1.5mg/kg 大于 3min 缓慢静推,需要在监护下进行,维持量是 1～3mg/min 维持静滴,有效治疗浓度是 1～5μg/ml。老年人和肝、肾功能受损或心衰患者应减少用药剂量。

国际美西律冠心病抗心律失常试验则将急性心肌梗死后 72h 至 25d 有室性心律失常的患者应用缓释美西律片早、晚各 360mg，出现副作用者减量至 360mg，每早 1 次。有神经系统及肾脏副作用者退出试验，治疗 12 个月，在 1 个月、4 个月、12 个月各随诊 1 次。随访 1 个月、4 个月中，美西律组心律失常减少明显多于安慰剂组（Z 值分别为-5.04、-3.98）。随访 12 个月，呈同样趋势，但无统计学差异，据此认为美西律能降低心肌梗死后室性心律失常的发生，但不降低死亡率。而口服美西律、奎尼丁治疗良性或潜在恶性室性心律失常的效果及安全性比较的研究则认为：美西律、奎尼丁控制室性心律失常效果相仿，副作用均多见，美西律较少引起 QT 间期延长，而奎尼丁具较强的负性肌力作用及致心律失常作用。

（3）IC 类抗心律失常药物：本类药物主要有普罗帕酮、氟卡尼、恩卡尼。

本类药物主要用于无器质性心脏病的室性早搏及室速的治疗，因可增加急性心肌梗死后室性心律失常患者的总死亡率而不适于恶性室性心律失常的治疗。

普罗帕酮在我国很常用，主要适于无器质性心脏病的 QT 间期正常的单形性室速。有器质性心脏病者或心功能不全者慎用。且血流动力学稳定的左室特发性室速普罗帕酮有效率为 35%～50%，不如维拉帕米静注（有效率高达 85% 以上）；而对右室特发性室速普罗帕酮有效率达 80%。普罗帕酮常用的负荷量是 1～1.5mg/kg>3min 缓慢静推，需要在监护下进行，维持量是 0.5～1mg/min 维持静滴，有效治疗浓度是 0.2～3.0μg/ml。

1983 年 7 月至 1985 年 8 月进行的心律失常控制研究（CAPS）对急性心肌梗死后 6～60d，伴有室性心律失常，年龄<75 岁者，剔除妊娠、高血压 3 级、重度心衰（心功能 IV 级）、明显脑血管疾病、心绞痛要用 β 受体阻滞剂或钙拮抗药等患者后，对 502 例患者随机分为以下 5 组：恩卡尼、莫雷西嗪、氟卡尼、丙吡胺和安慰剂治疗组。结果是恩卡尼、氟卡尼、莫雷西嗪、丙吡胺均能抑制急性心肌梗死后室性心律失常，前二者作用更好。

奎尼丁、氟卡尼治疗慢性室性心律失常研究结果表明短期应用氟卡尼控制室性心律失常疗效较奎尼丁为好，副作用常见且与奎尼丁基本相似。

恩卡尼治疗左心功能不全的恶性室性心动过速的研究对 193 例>21 岁室性心动过速伴明显症状或 LVEF<0.45 的患者口服恩卡尼，根据室性心律失常控制效果，剂量按如下顺序递增：25mg，3/d，连用 3d；35mg，3/d，连用 3d；50mg，3/d，连用 3d；50mg，4/d。出现 AVB 及 LVEF 降低≥0.25 时停用恩卡尼。结论：小剂量恩卡尼可有效控制恶性室性心律失常，副作用（尤其是致心律失常）小。但因样本量小，结论有待于更严格设计的临床试验证明。

以上的研究结果似乎都支持对室性心律失常应该应用Ⅰ类抗心律失常药物进行治疗，但是后来的研究却得出相反的结论，这就是具有里程碑式研究意义的心律失常抑制试验(CAST)。

心律失常抑制试验(CASTⅠ)对 2309 例心肌梗死后 6d 至 2 年伴有室早(≥6次/h)的心功能不全患者进行两期试验，以研究用抗心律失常药物抑制心肌梗死后无症状或轻度症状的室性心律失常后是否能降低患者心律失常所致的死亡率。在开放性药物试验期:依次应用三种药物，每种药物分别用两种剂量:恩卡尼 35mg及 50mg,3/d;氟卡尼 100mg 及 150mg,2/d;莫雷西嗪 200mg 及 250mg,3/d。每一药物应用 4~10d 后记录动态心电图，室性心律失常被抑制(室早减少≥80％和非持续性室速减少≥90％)为用药终点。药物试验必须在 90d 内完成，若在 90d 内室性心律失常反而增加、部分抑制或不能耐受，则退出试验。在主要研究期将药物抑制心律失常满意的患者随机分为两组，继续使用该有效的药物或安慰剂。随机分组后，每隔 4 个月门诊随诊，平均随访 10 个月。研究结果:完成开放性药物试验的 2309 例患者中 582 例被剔除，1727 例(75％)心律失常控制良好者被正式入选。随机分组后，1498 例患者用恩卡尼、氟卡尼或安慰剂。结果恩卡尼/氟卡尼组总死亡率明显高于安慰剂组(7.7％比 3.0％,RR2.5,95％CI1.6~4.5)。心律失常所致死亡恩卡尼/氟卡尼组亦明显高于安慰剂组(4.5％和 1.2％,RR3.6,95％CI 7~8.5,P＝0.0004)。与安慰剂比较，恩卡尼组的相对危险性为 3.4、氟卡尼组的相对危险性为 4.4。研究结论:在心肌梗死后无症状或轻度症状的室性心律失常患者中，恩卡尼和氟卡尼虽然能有效地抑制心律失常，但明显增加心律失常所致的死亡率及总死亡率。这为Ⅰ类药物增加这些患者死亡危险提供了重要证据。由此可见，Ⅰ类抗心律失常药物不宜作为器质性心脏病患者室性心律失常长期治疗的用药，仅在非心梗后且心功能较好的患者中可考虑使用。

心律失常抑制试验Ⅱ(CASTⅡ)的研究目的是确定应用莫雷西嗪抑制心肌梗死后无症状或轻度症状的室性心律失常后能否降低患者的死亡率。对心肌梗死后6~90d,室性早搏≥6 次/h 和 LVEF≤0.40 的患者随机分为莫雷西嗪治疗组和安慰剂对照组。短期研究:治疗组应用莫雷西嗪 200mg,3/d。长期研究:莫雷西嗪先用 200mg,3/d,剂量可逐步增加至 900mg,3/d,直至心律失常得到抑制或出现不良反应。由于在莫雷西嗪治疗的最初 14d 死亡率增加，该研究提前终止。在起初 2周治疗中莫雷西嗪组死亡率和复苏的心脏骤停为 2.6％,显著高于对照组的 0.5％(P<0.01,RR5.6,95％CI1.7~19.1)。其他不良反应如再发心肌梗死、新发心衰或心衰加重和致心律失常趋势，莫雷西嗪组较高。长期治疗的患者中，1155 例(87.

2%)室早被抑制、219例室早部分被抑制。长期研究结果表明,莫雷西嗪治疗组因心律失常致死或心脏停搏8.4%,对照组7.3%(P=0.40)。2年存活率莫雷西嗪组为81.7%,对照组为85.6%(P=0.40)。莫雷西嗪组非恶性不良反应亦较对照组多见(P=0.03)。研究认为:心肌梗死后患者应用莫雷西嗪能有效抑制无症状的或轻度症状的室性心律失常。然而,莫雷西嗪短期治疗与死亡率增加有关,长期治疗亦没有益处。

心肌梗死后应用3种不同IC类抗心律失常药物实际上反而使心律失常所致的死亡率有所增加。迄今尚无lC类抗心律失常药物降低心肌梗死后死亡率的报告。显然心律失常的抑制和改善存活率之间并无联系。从这两项CAST研究中得到的信息是,心肌梗死后无症状或轻度症状的室性早搏患者不应采用抗心律失常药物治疗。

(4)Ⅱ类抗心律失常药物

本类药物主要有普萘洛尔、美托洛尔、卡维地洛。

本类药物主要适用于缺血性心脏病患者室性心律失常的治疗,还可用于运动或情绪变动所诱发的室性心律失常。明显房室传导阻滞、窦缓、心衰、哮喘患者忌用。高脂血症、糖尿病患者慎用。

在患者数量不多的开放性研究中显示β受体阻滞剂有减慢室性心律失常的室率的作用。β受体阻滞剂用于缺血性心脏病患者是最合理的,它既可直接抑制由缺血引起的自律性室性心律失常,又可治疗心肌缺血本身。β受体阻滞剂也用于控制房性心律失常的心室率,后者未得到控制时可能触发恶性室性心律失常。

普萘洛尔常用的负荷量是0.15mg/kg大于3min缓慢静推,需要在监护下进行,重复剂量1~2mg,有效治疗浓度是25~200ng/ml。多形性室速而QT间期正常者,可先静脉给予β受体阻滞剂,常用美托洛尔5~10mg稀释后在心电监护下缓慢静注,室速终止立即停止给药。β受体阻滞剂无效者,再使用利多卡因或胺碘酮。

1982年的BHAT研究采用随机、双盲、安慰剂对照方法,给3837名至少患过1次心肌梗死的患者随机服用普萘洛尔(180~200mg/d)或安慰剂治疗25个月后,结果发现普萘洛尔治疗组的总死亡率明显低于安慰剂组,两组分别为7.2%和9.8%;在普萘洛尔治疗组SCD的发生率也明显降低(3.3%:4.6%);在有充血性心衰病史的患者中,SCD的发生率减少47%(5.5%:10.4%)。提示普萘洛尔在慢性冠心病合并射血分数减少的患者中有预防SCD的作用。直至1985年,已有23个β受体阻滞剂长期治疗急性心肌梗死生存者的试验报道。其中有几个试验发现β受体阻滞剂治疗可明显降低患者的死亡率,但许多试验未能对此下结论。Teo 等对 29 个短期早期干预试验和 26 个长期晚期干预试验进行分析亦发现 β 受体阻滞剂明显降低死亡率。随机使用 β 受体阻滞剂的 26973 例患者中死亡 1464 人(5.4%); 26295 例对照组中死亡 1727 人(6.6%)(OR0.81,95% CI 为 0.75~0.87;P=0. 00001)。β 受体阻滞剂与对照组比较可降低死亡率 18%,治疗 83 例患者可防止 1 例死亡。后来进行的 ERIT-HF 和 CIBIS II 研究证实 $β_1$ 选择性肾上腺能受体阻滞剂美托洛尔或比索洛尔均能明显减少心衰患者的猝死。将用这两种药物治疗的 4 个主要试验合并分析,安慰剂组猝死 246/3831(6.4%),治疗组猝死 158/3831(4. 2%),降低了猝死危险 35%。美国卡维地洛心衰研究及 COPERNICUS 试验报道,心衰患者用卡维地洛治疗可使猝死相对危险性明显降低,心衰和所有原因的死亡也伴随减少。有人对 31 个 β 受体阻滞剂的试验进行了分析,其中 13 个试验报道了降低 SCD 的资料,这些资料表明用 β 受体阻滞剂治疗组(n=7219)与未治疗组(n=6956)比较可将 51% 的死亡率降至 43%。

综上所述 β 受体阻滞剂有有效降低心梗后和心衰患者的 SCD 和总死亡率。因此,目前其常用于 SCD 的一级预防。新近研究表明,改善慢性心衰患者的生存,卡维地洛优于美托洛尔。

(5)Ⅲ类抗心律失常药物:本类药物主要有胺碘酮、溴苄铵、索他洛尔、多非利特。

本类药物作用广泛,适用于恶性室性心律失常的治疗及长期服用预防室颤复发,QT 间期延长者忌用。

对于住院患者严重室性心律失常治疗研究最多的药物是胺碘酮。该药静脉注射最早期的作用是阻滞钙通道和 β 受体并反射性地改变窦性节律和房室传导,用药数小时至数天后才出现钠通道和钾通道阻滞作用。有研究证实其用于血流动力学不稳定的室性心动过速或曾有室颤发作的患者(包括严重左室功能不全患者)中有效。胺碘酮常用的负荷量是 3~5mg/kg 大于 10~15min 缓慢静推,需要在监护下进行,维持量是前 6h1mg/min,然后 0.5mg/min 维持静滴,有效治疗浓度是 0.5 ~2.0μg/ml。静脉使用时可产生低血压,但大多数患者血压能被适当的治疗维持,包括充盈压的维持和必要时使用缩血管药物。少数病例可发生尖端扭转型室速或心动过缓。用药后临床起效时间差异较大,因此有必要用药物静脉滴注维持直至达到临床效果,而且大多数患者需继续口服药物治疗。为预防室颤复发,长期抗心律失常药物治疗常选用胺碘酮或索他洛尔,对这类患者的胺碘酮的维持量常较大(需 300~400mg/d),但仍可能复发或猝死。有条件者应安置 ICD,大量研究表明该装置疗效优于抗心律失常药物。ICD 虽可监测到心律失常的发作并予立即放电复律,但不能预防心律失常的复发,对于室性快速性心律失常频繁发作者还应同时给予抗心律失常药物治疗,目前常用小剂量胺碘酮或索他洛尔。

用胺碘酮已进行了多个临床试验,但多数研究是经验性地长期应用胺碘酮。

1987年最初报道胺碘酮用于心衰患者,发现胺碘酮可减少复杂性室早,并趋于改善运动时间。后来相继进行了多个试验,有的结果未发现与安慰剂组的死亡率有差别,有的结果提示可改善心衰患者的生存,尤其是在非缺血性心肌病,并可增加左室射血分数。GESICA试验前瞻性随机观察了胺碘酮在心衰和收缩功能不全患者中的使用,入选的516名患者主要为非缺血性心肌病,由于胺碘酮明显减少总死亡率而提前终止研究。本研究发现非持续性室速的存在与总死亡危险增加有关,胺碘酮可明显降低自发性心律失常的危险。在CHF-STAT试验中,与安慰剂比胺碘酮较明显改善左室射血分数,但对总死亡率或SCD无明显影响。该研究中大多为冠心病,对扩张型心肌病亚组进行分析,发现胺碘酮有改善患者预后的趋势。因此,扩张型心肌病而非心梗后心衰可能更适于用胺碘酮预防性抗心律失常治疗,但仍需前瞻性研究证实。

1990年报道的BASIS研究,对心梗后无症状的复杂性室性心律失常预防性使用抗心律失常药物治疗。3217例患者随机用小剂量胺碘酮、Ⅰ类抗心律失常药物或不用抗心律失常药物治疗(对照组),追踪观察1年,结果发现发生室性心律失常、猝死以及总死亡率,前者均较后两者明显降低。Ceremuzynski等也对胺碘酮对心梗后死亡率的影响进行了研究,631例心梗后患者随机分为胺碘酮治疗组或安慰剂对照组,胺碘酮治疗组死亡率较低,结果与BASIS相似。20世纪90年代早期两个较大的试验——欧洲心肌梗死胺碘酮试验(EMIAT)和加拿大心肌梗死胺碘酮试验(CAMIAT),评价了心肌梗死后预防性使用胺碘酮的价值。这两个试验均报道胺碘酮明显减少心律失常的死亡或室颤发生,但总死亡率均元明显降低。Boutitie等将EMI-AT和CAMIAT资料合并分析,2687名心肌梗死后患者被分成4组:β受体阻滞剂加胺碘酮、单用β受体阻滞剂、单用胺碘酮和两药均未用组。随访2年后的结果发现β受体阻滞剂加胺碘酮治疗组所有原因的死亡率均低于其他组。提示胺碘酮与β受体阻滞剂合用有协同作用,但作者强调胺碘酮不能代替β受体阻滞剂的治疗,对心肌梗死后有使用胺碘酮指征的患者仍应尽可能继续使用β受体阻滞剂。

ATMA综合分析了1985~1995年13个胺碘酮治疗心梗或充血性心衰患者的试验,共有6553例患者随机进行治疗,胺碘酮的维持量为200~400mg/d,89%的患者有心肌梗死病史。胺碘酮组总死亡率降低13%(P=0.030)、心律失常猝死减少 29%(P=0.0003),对非心律失常死亡无影响,肺毒性的危险每年增加 1%。比较而言,胺碘酮虽然有较大的副作用,但它是目前最有效的抗心律失常药物。这个荟萃分析提示心梗后和心衰患者可从预防性胺碘酮治疗中获益,胺碘酮可考虑作为室速(室颤)高危病例的一级预防用药。

　　然而,在 MADIT 试验中,冠心病伴非持续性室速、电生理试验阳性(即室速/室颤能被程序刺激诱发,不能被静注普鲁卡因胺抑制)的高危患者,随机给予 ICD(n=95)或药物(多数选用胺碘酮)(n=101)治疗,平均追踪 27 个月,结果表明置入 ICD 组改善患者的存活率明显优于药物治疗组。MADIT 提示程序电刺激不能抑制的室性心动过速可能属于需用 ICD 治疗的高危患者。因此,仍需要进一步研究来确定可真正从胺碘酮或 ICD 治疗中能够获益的患者亚群。

　　近年来,Ⅲ类药物胺碘酮用于改善潜在恶性室性心律失常患者的预后受到关注。研究结果的荟萃分析证实胺碘酮不增加患者的死亡率,值得注意的是 β 受体阻滞剂与胺碘酮联合应用时可能产生有利的协同作用。ESVEM 试验显示Ⅲ类药索他洛尔可降低患者的死亡率,但在 SWORD 试验中纯Ⅲ类作用的索他洛尔却增加死亡率。这种不一致的结果被解释为凡多少具有 β 受体阻滞作用的Ⅲ类药可改善预后。因此,对慢性器质性心脏病患者的室早应首选 β 受体阻滞剂治疗或以 β 受体阻滞作为基础治疗。对于复杂室早的患者亦可考虑使用胺碘酮、索他洛尔或 β 受体阻滞剂与胺碘酮联合治疗。

　　索他洛尔:有研究提示纯Ⅲ类作用(选择性钾通道阻滞)的索他洛尔能有效抑制室速/室颤,但在 SWORD 试验中,对心肌梗死高危生存者,包括 LVEF≤0.40 和心梗伴心衰者进行研究,结果表明索他洛尔治疗组的死亡率明显高于安慰剂组。该试验原计划观察 6400 例患者,结果在人选了 3119 例患者时提前终止试验。平均追踪 156d,治疗组死亡 4.6%,安慰剂组死亡 2.7%(P=0.005)。主要的死亡发生在左室功能相对较好(LVEF=0.31~0.40)和心梗病史较长的患者,而在安慰剂组中这些患者的死亡危险性极低。该结果提示治疗前应适当进行危险分层,以识别高危患者,避免用药发生明显的副作用。另有人对心肌梗死后 5~14d 者采用索他洛尔治疗,随访 1 年后治疗组病死率 7.3%,安慰剂组病死率 8.9%,危险性降低 18.0%,病死率降低 25%。但具有 β 受体阻滞作用的索他洛尔是否对 SCD 的一级预防有益,仍有待进一步研究证实。而在 ESVEM 研究中,对 7 种抗心律失常药物(丙米嗪、美西律、吡派醇、普鲁卡因胺、普罗帕酮、奎尼丁和索他洛尔)治疗室性心动过速的疗效进行比较,结果发现索他洛尔较其他 6 种抗心律失常药物能更有效地预防死亡和心律失常的复发。其他资料提示索他洛尔控制持续性室速有效,但无预防 SCD 作用。总之,目前不推荐索他洛尔用于 SCD 的一级预防。当胺碘酮的使用有禁忌或不能耐受时,方可考虑改用索他洛尔,但应注意的是其有引起尖端扭转型室速的致心律失常作用。

从现有的资料来看,此类药物在终止房扑、房颤和预防其复发的成功率较高,可能对房扑、房颤治疗的价值较大。它们对室性心律失常的治疗和 SCD 的预防是否有效,目前尚不清楚。Dofetilide 是一个新的纯Ⅲ类药物,其高度选择性阻滞钾通道,DIAMOND 试验结果表明,Dofetilide 明显减少房颤的发生和心衰所需的住院,但心脏和心律失常的死亡率、心脏骤停复苏、需治疗的心律失常或再发心梗与安慰剂组无差别。另一纯Ⅲ类新药 Azimilide 对心梗后患者疗效的评价研究的 A-LIVE 试验仍在进行之中。但是索他洛尔和 Dofetilide 在少数 QT 间期延长的患者可以诱发尖端扭转性室速,应用时应当注意。

(6)Ⅳ类抗心律失常药物:本类药物主要有维拉帕米、地尔硫草。

本类药物主要用于潜在恶性室性心律失常的室性早搏及左室特发性室速的治疗,不适于恶性室性心律失常的治疗。禁用于Ⅱ度以上房室传导阻滞、心衰、心源性休克。

目前尚无前瞻性试验评价钙拮抗药治疗室性心律失常的患者。维拉帕米对急性心肌梗死、心肌缺血、及洋地黄中毒引起的室早有效。从梗死后研究资料(DAVIT Ⅱ和 MDPIT)表明,维拉帕米和地尔硫草对左室功能正常或无 Q 波心梗亚组的心梗后患者有轻度保护作用。然而,在 DAVIT Ⅱ中,维拉帕米虽未影响恶性室性心律失常,但明显增加心衰或无 Q 波梗死患者的室性早搏数。一般而言,钙拮抗药在治疗器质性心脏病患者并室性心律失常中的作用不大,因此不推荐用于预防有恶性室性心律失常危险的患者。左室特发性室速(ILVT)首选维拉帕米静注,有效率高达 85% 以上;维拉帕米终止 ILVT 效果好,因而又被称为维拉帕米敏感型室速。

(7)其他:本类药物主要有腺苷。

本类药物仅适用于特殊类型的室性心律失常。

右室特发性室速(IRVT)能被静脉注射腺苷终止,而且特异性比较高,故有人认为右室特发性室速是由环磷腺苷介导的触发活动引起的。IRVT 能被静滴异丙肾上腺素或体力活动诱发,故也称为儿茶酚胺依赖型室速。

【室性心律失常的非药物治疗】

(一)治疗前的临床分析

恶性室性心律失常是心脏骤停的主要原因。其诊断标准:①心室率＞300 次/

min,单形性室性心动过速;②心室率逐渐加速的室性心动过速,有发展成室扑或室颤的趋势;③室性心动过速伴血流动力学紊乱、休克或心衰;④多形性室性心动过速发作时晕厥;⑤特发性室扑或室颤。

目前,室性心动过速及心室颤动的非药物治疗主要有 3 种:埋藏式自动心脏复律除颤器、射频消融和手术切除心律失常起源部位。

(二)埋藏式自动心脏复律除颤器

埋藏式自动心脏复律除颤器(ICD)是一种通过电极向心室肌释放电能而终止室性心律失常的装置。从 1980 年第一例 ICD 植入人体以来,随着技术的日趋进步,ICD 功能已由第一代发展至目前的第四代,甚至第五代。第一代 ICD 又称 MD,仅有非同步高能除颤功能;第二代 AICD 增加 R 波同步,高能复律功能;第三代 AICD 进一步增加程控检测频率、概率密度函数(PDF)和低能复律功能;第四代 AICD 不仅体积更小,更增加了多项功能:VVI 起搏、抗心动过速起搏(ATP)、信息储存记忆及遥控,这是当前临床应用最广泛的装置;第五代 AICD 由于增加了心房电极而具有双腔起搏功能,并提高对室性心动过速和 Vf 识别的特异性。以下简单介绍 ICD 的基本结构和植入方式。

1.ICD 的基本结构   ICD 主要有两个基本结构:脉冲发生器和识别心律失常、释放电能系统。脉冲发生器的能源由两个锂电池提供,连接头有 3～4 个电极插孔,可以与除颤以及感知电极连接。所有 ICD 系统均使用心内膜或心外膜电极感知心律失常,新一代 ICD 均采用心内膜电极,集感知、起搏和除颤于一身。绝大多数 ICD 系统采用心率作为心律失常的感知参数,当心率超过 ICD 预先设定的心律失常心率标准时,心律失常被感知,并触发充电及通过除颤电极释放电能除颤。以下以第四代 ICD 为例,简要说明 ICD 的工作程序:发生持续性室性心动过速,ICD 系统识别心率或其他指标进行判别后,首先进行抗心动过速起搏治疗以终止心动过速,若无效或心动过速恶化,则进行低能量的心律转复电击治疗,若仍无效则进行较高能量的除颤治疗,除颤后如心率慢,还可进行心室起搏治疗。同时自动存储心律失常发生的时间、次数和治疗情况,供临床医生事后分析及作出诊断。

2.ICD 的植入方式   ICD 的植入分为两种方式:开胸和非开胸。开胸植入电极一般仅在需同时进行其他手术,最常见的是冠脉旁路移植术,或是由于非开胸电极系统不能得到满意的除颤阈值时才采用。目前临床广泛应用的是非开胸经静脉单极除颤系统,除颤器埋藏于左胸前的皮下或肌肉下囊袋,由于手术过程大大简化而由心导管医生植入。

3.临床试验   ICD 是目前唯一确实有效并广泛应用于临床治疗恶性室性心律

失常,防止院外心脏性猝死的非药物治疗方法,但由于大多数恶性心律失常患者患有冠心病,故其死因不仅仅是心脏性猝死、还包括急性心肌梗死,充血性心衰及其他并发症,因此 ICD 是否比其他抗心律失常方法能更有效延长患者的平均存活期、减少总死亡率而成为 ICD 临床应用的争议点。随着几项大规模前瞻性随机对比研究结果的发表,这一争议点已经明确。通过将受试者分为两组:①曾发生恶性室性心律失常患者;②未曾有室性心律失常但存在心脏猝死的高危因素者。临床试验相应地分为二级预防试验和一级预防试验。

(1)抗心律失常药物与埋藏式除颤器临床试验(AVID)主要是研究曾发生恶性室性心律失常的患者,对比安置 ICD 或抗心律失常药物治疗的存活率。研究入选曾发生恶性心室颤动后复苏的患者(n=455),持续性室性心功过速伴晕厥(n=213),或伴血流动力学障碍,EF<0.40 的患者(n=345)。平均年龄 65 岁,男性79%。507 例患者被分配接受 ICD 治疗,509 例患者被分配接受抗心律失常药物治疗(胺碘酮或索他洛尔)。经过 3 年的前瞻性随访,与抗心律失常药物组(122 例死亡)相比,安置 ICD 组发生较少死亡(80 例死亡)。在平均随访(18.2:t12.2)个月中,ICD 组死亡率(95%可信区间)为(15.8±3.2)%,抗心律失常药物组为(24.0+3.7)%,同时 ICD 组在 1 年、2 年、3 年死亡率分别降低(39±20)%、(27±21)%、(31±21)%。因此,接受 ICD 治疗的患者在整个研究过程中有较好的生存率(P<0.02)。研究认为,对于恶性室性心律失常患者,ICD 应作为首选治疗。

(2)加拿大植入型除颤器研究(CIDs)的目的是研究因室性心律失常所致心脏猝死高危患者 ICD 与胺碘酮治疗效果比较。研究的病例入选标准:①心室颤动或室速引起的心脏骤停(n=314);②引起晕厥的持续室性心动过速(n=87);③持续性室速≥150 次/min,引起患者出现黑目蒙或心绞痛,患者在左室射血分数(LVEF)≤0.35(n=167);④有晕厥发作史而嗣后证实有自发的室速或程序心室刺激诱发的持续性单形室速(n=91)。排除标准:①拟采用电生理试验筛选药物治疗室性心律失常;②拟用射频消融治疗室性心律失常;③拟作 CABG 治疗室性心律失常;④除 β 受体阻滞剂外无其他治疗室性心律失常的计划;⑤ICD 植入的围手术期存在严重危险性;⑥既往不能耐受应用胺碘酮未能预防恶性室性心律失常;⑦既往用过 ICD;⑧除室性快速心律失常外尚有其他严重合并症难以存活 1 年者;⑨长QT 间期综合征。入选患者随机分配 ICD 治疗组(n=328)、胺碘酮组(n=331)。胺碘酮剂量为第一周≥1200mg/d,然后减至≥400mg/d,共 10 周,继以≥300mg/d直至研究结束,如不能耐受可减至 200mg/d。如仍不能耐受 200mg/d 或反复发作室性心律失常测接受其他方式治疗,包括植入 ICD。结果显示:ICD 治疗降低全因死亡率 19.6%（P＝0.072）。4 年内 22%的胺碘酮治疗组患者接受 ICD 治疗。作者认为,对于恶性室性心律失常患者,ICD 的疗放优于胺碘酮组。

（3）汉堡心脏停搏试验（CASH）主要目的是评价 ICD 与抗心律失常药物对室性心律失常所致病死率的影响。研究入选对象为因室性心律失常所致心源性猝死抢救成活在 3 个月内者,因心肌梗死所致者除外。研究的主要终点是:总病死率;次要终点:心脏骤停再发,室性心动过速再发并有血流动力学不稳定,出现新的需用抗心律失常药物的心律失常,需心脏移植。共入选 346 例心脏骤停幸存者,被随机分为普罗帕酮（n＝58）、胺碘酮（n＝92）、美托洛尔（n＝97）或 ICD 治疗（n＝99）。各组药物治疗为:普罗帕酮 450mg/d,8～14d 增至最大耐受量或 900mg/d;胺碘酮先予 7d 量（1000mg/d）,然后 400～600mg/d;美托洛尔 12.5～25mg/d,10～20d 内增至最大耐受量或 200mg/d。ICD 组则直接安置埋藏式自动除颤起搏器且不用任何抗心律失常药物。结果是普罗帕酮组由于总死亡率及心脏骤停再发,猝死率较 ICD 组显著较高而提前终止。在为期 2 年的随访,胺碘酮与美托洛尔两组对病死率的影响是相等的,ICD 组死亡率为 38%,较胺碘酮和美托洛尔组 2 年总死亡率降低了 37%（P＝0.47）。研究认为,对于心脏骤停幸存者,ICD 与胺碘酮的疗效相当。

ICD 治疗作为对心脏骤停和持续性室速的二级预防,由于能显著降低总死亡率而使患者明显受益,同时大量的前瞻性大规模随机临床试验研究的相继发表,均证实了 ICD 是治疗恶性室性心律失常的首选方案。

（4）多中心自动除颤复律器植入试验（MADIT）的目的是对比研究安置 ICD 与抗心律失常药物在心脏猝死高危者一级预防中的作用。研究入选 196 例高危者,年龄 25～75 岁,有冠心病,＞3 周的 MI,无症状非持续室性心动过速（3～30 个室性异位心律当心率＞120 次/min）,LVEF＜0.35,静脉注射普鲁卡因胺不能转复的室性心动过速或心室颤动,NYHAI～Ⅲ级心功能者。有下列情况者予以排除:NYHAⅣ级患者,曾发生心脏骤停或有症状室性心动过速患者,CABG 术后 2 个月或 PTCA 术后 3 个月,进行性脑血管疾病和严重的非心血管疾病。入选者随机分为两组:AICD 组（植入 ICD,经胸组 n＝45,非经胸组 n＝50）和药物组（大多数服用胺碘酮 n＝101）。平均随访 27 个月,随访期间 11 个药物治疗组患者接受 ICD 治疗,5 个 ICD 给疗组患者未接受安置 ICD。ICD 组的总死亡率降低 54%。ICD 组累计净费用为 97560 美元,远高于药物治疗组 75980 美元,其价效比显著增高。但随着 ICD 电池使用期延长,价效比应有所下降。研究认为,在心脏淬死高危患者中预防性安置埋藏式自动除颤器可改善存活率。

（5）多中心非持续性心动过速试验（MUSTT）的目的是:评价电生理检查是否

有助于冠心病室性心律失常危险因素的分级。用电生理检查指导抗心律失常治疗或安置 ICD 是否能降低总死亡率和心脏性猝死、心脏骤停、自发性持续室性心动过速发生的概率。研究入选 2202 例有冠心病,LVEF<40% 及非持续性室性心动过速患者接受电生理(EPS)检查。797 例(35%)患者在检查中诱发了室速。所有患者接受 ACEI 和 β 受体阻滞剂治疗。电生理诱发持续性单形或多形室速的患者,随机接受非抗心律失常保守治疗或在 EPS 指导下抗心律失常治疗。步骤 1:随机分配到索他洛尔、普罗帕酮或 IA 类药物。步骤 2:如果患者的电生理检查仍可诱发室速,则随机接受另一步骤 1 药物,美西律或 ICD 治疗。步骤 3:如室速仍可诱发,随机接受 ICD 治疗,服用胺碘酮或另一步骤 1 的药物。随访 60 个月。由 EPS 检查指导治疗的患者,45% 接受药物治疗(9% 胺碘酮、9% 索他洛尔、4% 普罗帕酮、3% 美西律),46% 接受 ICD 治疗,7% 患者经过步骤 3 治疗仍可诱发室速,但拒绝安置 ICD 治疗。院内死亡率为 2%。EPS 指导下药物治疗组的心脏性猝死和心脏骤停死亡率低于非抗心律失常保守治疗组(24 个月死亡 12% 及 18%,60 个月死亡率为 25% 及 32%,P=0.043)。但这两组的总死亡率并无差异。ICD 组的总死亡率、心脏性猝死和心脏骤停死亡率明显低于药物治疗组及保守治疗组。研究认为,ICD 治疗降低总死亡率及心源性死亡率。EPS 指导对于冠心病、左室功能不全、非持续性室性心动过速患者的药物治疗无效。

(6)冠状动脉旁路移植术试验(CABC-PATCH)是评价冠心病室性心律失常高危患者在冠脉旁路移植术前,预防性安置 ICD 能否提高患者存活率。研究对象为:冠心病患者,准备行冠脉旁路移植术,LVEF<0.36,晚电位阳性。安置 ICD 组平均年龄 64 岁(n=446),未安置 ICD 组平均年龄 63 岁(n=454)。在无症状室性心律失常患者禁止使用抗心律失常药物,在冠脉旁路移植术时安置或不安置 ICD。随访 32 个月,1CD 组共死亡 101 例(对照组 95 例),其中心源性死亡 71 例(对照组 72 例),P=NS。研究认为,冠心、LVEF 降低、晚电位阳性的高危患者在冠脉旁路移植术时预防安置 ICD 不能提高存活率。

(7)自动除颤器置入多中心实验 II(MADIT)研究入选 LVEF<0.30 冠心病高危患者,预期进行 30 个月临床研究。试验目的在于评价:①ICD 治疗能否降低高危患者的死亡率;②ICD 植入时是否诱发 VT/Vf,与随后的 ICD 放电是否更适当有关;③常规治疗组,无创性检查是否能识别有更高死亡率的患者;④无创危险分级判定的高危患者 1CD 放电是否更恰当;⑤ICD 组的价效比;⑥ICD 组患者是否有更好生活质量。由于 ICD 组较常规药物治疗组仅降低 30% 的总病死率,MADIT II 于 2001 年 11 月提前结束。SCD-HeFT(心脏性猝死和心力衰竭试验)

共入选缺血性心肌病和非缺血性扩张型心肌病（LVEF＜0.35）所致的充血性心力衰竭（NYHAⅡ和Ⅲ级）患者 2521 例，随机分为 3 组：①对照组（847 例），充血性心力衰竭的常规治疗，包括 ACEI 类和安慰剂；②联合应用胺碘酮和常规抗心力衰竭治疗（845 例）；③安置 ICD 和常规治疗（829 例）。试验目的在于评价 3 种治疗方法是否能降低死亡率。平均随访 45.5 月，安慰剂组 244 例（29％）死亡，胺碘酮组 240 例（28％）死亡，ICD 组 182 例（22％）死亡。胺碘酮与安慰剂比较，死亡风险相当（RR＝1.06,97.5％CI＝0。86～1.30,P＝0.53）；而 ICD 可降低 23％ 的死亡（RR＝0.77,97.5％CI＝0.62～0.96,P＝0.007），5 年绝对死亡率降低 7.2％，在缺血性心肌病和非缺血性心肌病的患者结果没有差别。研究认为，对 LVEF 小于 35％ 的 NY-HA 新功能Ⅱ、Ⅲ级的患者，胺碘酮不能改善生存时间，而 ICD 可减少 23％ 的死亡率。

由于 ICD 的适应证正持续扩大，其成本问题日益受到关注。这些除颤器的快速进展一直以来犹如一柄双刃剑，既通过简化植入程序和延长使用寿命而降低成本，同时因其功能的增加和体积的减小又使得成本增加。为使除颤器的体积不断减少，驱使仪器生产商更深入地研究电子元件，以生产单独为 ICD 所使用的独特构件（如容器、电池、传感器），因而不断增加了研发的成本，并导致了经济效益的下滑。由于生产的产品在市场上生命周期短，且需要对产品进行临床研究，而这些研究费用昂贵，从而导致了研发成本的不断提高。

ICD 与药物治疗对比研究，显示 ICD 的置入可节省成本约每人 13975 美元/年，如果算上由 ICD 带来的其他成本的节省，则可达到每人 114917 美元/年。这些研究发现，ICD 的成本效应与其他当前已广为接受的治疗方法其费效比（如血液透析或利尿药治疗轻度高血压）相一致。由于置入 ICD 证实降低死亡率的效果明显，且可以节约大量的成本（每人/年约 114917 美元），所以这个试验被提前中止。因为这个研究预先排除了那些植入程序和购买仪器采用分期付款的患者，因此这个结果即使是在随访被提前中止的条件下仍是可靠的。

（三）射频消融治疗

射频消融治疗室性心动过速的效果因疗效低，并发症多而并不十分令人满意。室性心律失常的消融治疗与否，不取决于其发作方式是室早、室速或室颤，而取决于其病因、症状和预后的严重性。并非所有室速和室颤患者均需消融治疗。对那些可逆或一过性因素造成的室早、室速或室颤，解除病因是治疗的关键，可能无需消融治疗。对不可逆因素或固定病因造成的室早、室速或室颤才有消融的必要。另外，尚需权衡室速、室颤的发作频率，症状和预后，患者的经济承受能力和其他可供选择的治疗方法;术者的知识、经验以及手头的仪器和技术设备条件也是决定是否行射频消融的重要因素。

目前,只有某些类型的室性心动过速可以起到彻底根治的作用,如特发性室性心动过速和束支折返性室性心动过速,消融成功率已达到90%以上,但特发性室速只占全部室速的10%左右。相对而言,伴有器质性心脏病的室性心律失常发生率更高,临床表现更为多样、致死风险性更高而药物治疗效果更差,所以,探讨这些心律失常的射频消融治疗更有意义。但是,ICD在预防猝死方面有显著疗效,被各种指南推荐为首选治疗方法,经导管射频消融只是作为辅助手段。且由于开展时间短,目前尚无大规模临床试验的报告。以下重点介绍室性早搏和特发性室性心动过速的射频消融治疗。

1.室性早搏的射频消融治疗 由于抗心律失常药物的疗效有限,且其具有的致(促)心律失常作用,限制了其应用,随着科学技术的进步和人们对更高生活品质的追求,特别是导管射频消融和心电标测方法和技术的进步,使得以往难以明确起源部位的室早能够得以精确定位,室早的导管射频消融治疗获得重视。

(1)适应证。

①频发的单源室早(含短阵室速)、特别是Holter监测24h超过10000次的室早;

②通过一种以上的药物治疗无效或难以耐受、且由室早或非持续性室性心动过速(NSVT)引起的一系列症状难以消除;

③发生室早前没有明确的器质性心脏病;

④频繁室早的反复发作导致了病人的生活质量下降或引起了心脏结构与功能的改变,如心脏扩大、心力衰竭等;

⑤病史1年以上;

⑥非一过性可逆因素导致的室早;

⑦病人要求治疗的心情迫切。

(2)方法。

①起搏标测,适用于起源于右心室的室早或室早较少或不能耐受室速发作者。用大头电极以快于自身窦性心律10～40次/min的频率起搏心室,记录心室起搏时体表12导联心电图,与EPS术前及(或)术中自然发作的室早和(或)NSVT的体表12导联心电图QRS波形进行细致的对比,不断改变和移动心室内起搏位置,直到起搏和自发的室早或NSVT两者的QRS波形绝对一致,即室早的起源点,也即消融靶点。此时,特别注意固定好大头电极,即可进行消融。有时,如果12导联

中有 1 个导联的 QRS 波形略有差异,仍不影响消融的成功。

②激动顺序标测,适用于起源于左心室流出道的室早和(或)室速发作较频繁而血流动力学又稳定的病人,或起搏标测难以确定消融靶点或经放电消融无效者。基本方法为:将记录自大头电极的波形(心室波即 V 波)与体表导联中 QRS 综合波起始部分清晰可辨的其中 3 个导联的波形比较,通过反复调整大头电极与心室心内膜面接触的位置,获得自发室早时心腔内 V 波起点提前于体表导联 QRS 波起始点 10ms 以上即为消融靶点,注意固定好大头电极放电消融即可。如果术中室早/室速与术前的形态或起源不一致,则将影响消融的成功率。此外,有时激动的提前程度与消融是否成功之间并不存在绝对的相关性,可能系深部“病灶”或病灶位于某些“死角”使大头电极难以到达靶部位有关;当室早频繁且血流动力学不稳定时,病人也有可能难以耐受较长时间的激动顺序标测,而需采用其他方法标测,值得注意。

③Carto 系统标测,采用磁场定位跟踪技术和特制的可作为消融的标测导管,通过在心内膜面移动此导管寻找最早激动点即消融点,被称为“热点”标测。此方法的优点在于能够适时观察导管的瞬时位置和消融导管与心内膜的接触程度,而且可利用记忆存储功能、经过回顾分析和阅读术中已存储的图像区别有效与无效消融靶点,以便于提高成功率、减少无效放电次数。其配套使用的电磁标测导管昂贵是其缺点,也限制了其广泛使用。

④Ensite3000 标测,采用不同颜色或等电位图、等时图经三维心内膜几何模型显示,同时同步记录 32 导联心电图,重建某一心腔 3360 个部位的腔内电图,观察和确定室早时其激动时间和电压差别,从而判别室早的起源部位、激动顺序,确定消融靶点。

(3)临床应用状况与疗效。

①起源于右室流出道(RVOT)的室早或 NSVT,因通常为孤立性病灶且其周围没有心肌的结构异常或疤痕组织、消融导管容易抵达靶点部位、血动力学善稳定能够耐受标测及消融过程,疗效肯定,即刻成功率可达到 99%、远期成功率为 90%~93%。

②其他起源部位的室早或 NSVT 则因标测定位困难。a.多个部位标测结果可能均显示一样的 V 波提前,而真正能够获得成功消融的部位一般只有一个点;b.起源于左心室的室早或室速通常需要配合用激动标测才能精确定位,但如果术中室早出现少或仅间歇出现或因干扰致使 QRS 波及(或)V 波的起始部分难以辨认而给靶点定位造成困难;c.部分室早起源于心内膜下深层或心外膜下,或“病灶”周围

有疤痕形成或多源性室早等,都可能影响消融的成功率、甚至使之不能成功。克服上述困难的办法:在激动顺序标测的同时,联合起搏标测或使用 Carto、Ensite3000 标测系统可显著提高消融的成功率;也可采用"高能量消融"、"片状消融"等方法。

(4)安全性与并发症。室早消融治疗的安全性和并发症与操作者的经验、手术技巧以及设备条件有关,一般是比较安全的。严重并发症的发生率很低,类似于一般心脏导管术。主要的并发症包括:心室穿孔(特别是起源于 RVOT 者)及由此引起的急性心包填塞,国外已有因心脏穿孔导致死亡的病例报告,值得重视;心律失常:CLBBB 较 CRBBE 更常见,房室传导阻滞等;罕有肺栓塞。

(5)展望。已有经验证明,射频消融治疗室早可以获得满意效果,不仅在室早的根治和消除,也因室早的消失而使病人的症状得到控制,从而提高生活质量;更重要的是由此消除了触发心室颤动的因素。但现有的临床资料大多数为小样本,尚缺乏大系列的多中心对照研究。今后的重点应当在于如何尽早发现无症状的室早、和易于触发心室颤动的室早,特别是对于有器质性心脏病患者。

2.特发性室性心动过速的射频消融治疗

特发性室性心动过速是指发生在正常结构心脏,无明确发病因素(如器质性心脏病、电解质紊乱、洋地黄中毒)存在的室性心动过速。好发于年轻患者,预后一般良好,但频繁发作使生活质量严重下降。有关特发性室性心动过速的发病机制不明确,可能是由于起源灶存在组织学异常,一般分为 3 类:

(1)持续性特发性右室室性心动过速。心电图呈左束支阻滞图形,伴电轴右偏或不偏,约占 70%,大多数起源于右室流出道。主要机制为触发活动和自律性增高。

(2)持续性特发性左室室性心动过速。心电图呈右束支阻滞图形,伴电轴左偏,起源于左室中后间隔区的左后分支。主要机制以折返激动为主。

(3)反复性特发性室性心动过速。为反复发作非持续性室性心动过速,心电图呈左束支阻滞和电轴右偏图形。

特发性室性心动过速的射频治疗,主要是根据体表心电图和心内膜标测技术对室速病灶提供靶点定位,并进行射频消融,使病灶形成凝固性坏死,达到根治的目的。目前临床报道特发性室性心动过速射频消融治疗成功率高达 80%～100%,而并发症较少,复发率在 10%以内,因此,射频消融治疗已成为根治特发性室性心动过速的首选措施。

随着新技术的出现及经验的日益丰富,心肌梗死后扩张型心肌病、肌厚型心肌病、致心律失常性右室心肌病等发生的室速及室颤的导管消融治疗在某些中心有增多趋势。

SMASH 研究将 128 例心肌梗死后自发室速或室颤患者随机分为 ICD 联合导管消融组和 ICD 组,结果前者可明显降低 ICD 放电达 71%(P=0.003),死亡率无明显差异(9% vs.17%,P=0.29)。2008 年,Stevenson 等进行的多中心研究结果也显示,导管消融能有效减少 ICD 放电次数。

VTACH 研究是一项多中心随机对照研究,发现在合并稳定性室速、陈旧性心梗、低 LVEF 患者中,ICD 置入前预防性应用导管消融术似乎延长了从 ICD 置入到 VT 复发的时间(平均 18.6 vs.5.9 个月)、减少术后 1 年和 2 年的 ICD 放电次数,且有改善患者临床症状、提高生活质量的趋势。随访期内对照组有 22% 患者转而接受消融,提示在某一时间点,消融是治疗心梗后室速非常有效的方法。VTACH 研究结果提示,对于心梗后左心功能不全伴稳定性室速的患者,应考虑在置入 ICD 前予以导管消融治疗。需要指出的是,VTACH 研究结果并不排斥置入 ICD,因非"临床"室速的诱发率较高,室速消融的成功率尚不满意、复发率仍较高,导管消融组并没有降低死亡率等。但室速成功消融后是否还需安装 ICD,还需进一步研究。

3.心衰伴室性心律失常(VA)治疗 心衰尤其左室扩大、EF 下降患者,伴 VA 很常见,动态心电图上几乎都能见到室性期前收缩,非持续性室性心动过速也很常见,如伴复杂的 VA,预后多很差。心衰伴 VA 者尽可能地消除诱因,并应用最适剂量的神经体液阻断剂,如 β 受体阻滞剂、血管紧张素转换酶抑制剂及其受体阻滞剂、醛固酮拮抗剂;心衰患者伴无症状非持续性 VA,常规不推荐预防性应用抗心律失常药物,心衰者不能应用 IC 类抗心律失常药物;在心衰中由心肌缺血引起的 VA,应强化抗缺血治疗,对高危者应评估冠状动脉供血和作血运重建治疗;心室颤动幸存者或有过血流动力学不稳定的室性心动过速,或室性心动过速伴晕厥,LVEF<40%,但生存可达 1 年以上者,应置入埋藏式心脏转复除颤器(ICD);置入 ICD 和最佳药物治疗后仍有症状的 VA 发生,推荐应用胺碘酮;如反复室性心动过速引起 ICD 频繁放电,应用胺碘酮,此时推荐消融作为 ICD 的补充治疗;不接受 ICD 者,可考虑胺碘酮替代;心衰伴有严重 VA 而难以治疗,可行电生理评估和导管消融。

【预防】

对于潜在恶性和恶性室性心律失常治疗的主要目的是预防猝死,改善患者的生存。因此,SCD 的预防是室性心律失常治疗的重要环节,其可分为一级预防和二级预防。前者主要针对尚未发生过恶性室性心律失常,但具有发生恶性室性心律失常潜在高度危险的对象,尤其是有近期心肌梗死的冠心病或严重左心功能不全的患者。二级预防对象为曾经发生过血流动力学不稳定的室性心动过速或心室颤动的存活者。在 SCD 的一级预防和二级预防中,首先应注意对恶性室性心律失常诱发或触发因素的防治。如避免过度体力活动和精神刺激,防止电解质紊乱,纠正心功能不全和心肌缺血等。

第五章　高血压

【概述】

高血压是以体循环动脉压升高、周围小动脉阻力增高，同时伴有不同程度的心排血量和血容量增加为主要表现的临床综合征，可分为原发性和继发性两大类。原发性高血压的病因不明，目前认为是在一定的遗传背景下由于多种后天因素（包括血压调节异常、肾素血管紧张素系统异常、高钠、精神神经因素、血管内皮功能异常、胰岛素抵抗、肥胖、吸烟、大量饮酒等）使血压的正常调节机制失代偿所致。约占高血压病的 95%。长期高血压是多种心血管疾病的重要危险因素，并可影响到靶器官（如心、脑、肾等）结构和功能的改变，最终导致心力衰竭、肾衰竭和脑卒中等严重后果。

【临床表现】

1.起病缓慢，早期常无症状，往往在体格检查时发现血压升高，可有头痛、眩晕、气急、疲劳、心慌、耳鸣的症状，但症状与血压水平并不一定相关。随着病程的延长，血压升高逐渐趋于明显而持久，但 1 天之内，白昼和夜间血压仍有明显的差异。体检时在主动脉区可听到第二心音亢进、收缩期杂音和收缩早期喀喇音。若伴有左心室肥厚时在心尖部可闻及第四心音。

2.靶器官的损害高血压早期表现为心排血量的增加和全身小动脉张力的增加。随着高血压的进展，引起全身小动脉的病变，表现为小动脉的玻璃样变、中层平滑肌细胞增殖、管壁增厚、管腔狭窄，使高血压维持和发展，并导致重要靶器官心、脑、肾缺血损害和促进大、中型动脉的粥样硬化的形成。在临床上表现为：①心脏疾病：心绞痛、心肌梗死、心力衰竭、猝死；②脑血管疾病：缺血性卒中、脑出血、短暂性脑缺血发作；③肾脏疾病：蛋白尿、肾功能损害（轻度肌酐升高）、肾衰竭；④血管病变：主动脉夹层、症状性动脉疾病；⑤视网膜病变：出血，渗出，视乳头水肿。

【诊断要点】

目前，我国采用国际上统一的标准，即收缩压≥140mmHg 和（或）舒张压≥

90mmHg 即可诊断为高血压,根据血压增高的水平,可进一步将高血压分为 1、2、3级(表 5-1)。

表 5-1　血压水平的定义和分类

类别	收缩压(mmHg)	舒张压(mmHg)
正常血压	<120	<80
正常高值	120~139	80~89
高血压	≥140	≥90
1 级高血压(轻度)	140~159	90~99
2 级高血压(中度)	160~179	100~109
3 级高血压(重度)	≥180	≥110
单纯收缩期高血压	≥140	<90

若患者的收缩压与舒张压分属不同的级别时,则以较高的分级为准。单纯收缩期高血压也可按照收缩压水平分为

原发性高血压危险度的分层:原发性高血压的严重程度不仅与血压升高的水平有关,也须结合患者具有的心血管危险因素和合并的靶器官损害作全面的评价,危险度分层亦是治疗的目标及预后判断的必要依据。高血压病的分型及分期:①缓进型:此型分为 3 期。1 期高血压,靶器官无或基本无损伤,眼底一级改变;2 期高血压,靶器官结构改变,但功能仍保持正常,眼底二级改变;3 期高血压:靶器官功能异常,眼底三至四级改变。②急进型高血压:多发生于年轻人,也可由缓进型高血压发展而来,需具下列两点:病情发展急骤,舒张压持续在 130mmHg 以上;发生某种程度的心和(或)脑、肾功能不全,眼底出血、渗出或视神经乳头水肿。

【治疗方案及原则】

1.原发性高血压的治疗目标　降低血压,使血压恢复至正常(<140/90mmHg)或理想水平(<120180mmHg),对中青年患者(<60 岁),高血压合并肾病患者应使血压降至 130/80mmHg 以下。老年人尽量降至 150/90mmHg。

2.非药物治疗　包括改善生活方式,消除不利于身心健康的因素,如控制体重、减少膳食中脂肪的摄入量、适当限盐、保持适当运动、戒烟限酒、保持乐观心态、提高应激能力等。

3.药物治疗　常用的降压药物通常分为 6 大类。

(1)利尿剂:包括噻嗪类、呋塞米和保钾利尿剂等,噻嗪类应用最为普遍,但长

期应用可引起血钾降低及血糖、血尿酸、血胆固醇升高,糖尿病及高脂血症患者慎用,痛风患者禁用。

(2)β受体阻滞剂:本类药物具有良好的降压和抗心律失常作用,而且减少心肌耗氧量,适用于轻、中度高血压,对合并冠心病的高血压更为适用,但对心脏传导阻滞、哮喘、慢阻肺和周围血管病患者禁用,且长期应用者不易突然停药,以免血压骤然上升。

(3)钙离子通道阻滞剂:可用于中、重度高血压患者,尤其适用于老年人收缩期高血压。

(4)血管紧张素转换酶抑制剂:对各种程度的高血压均有一定程度的降压作用,可改善心室重构,减少心衰的再住院率及降低死亡率、明显延缓肾功能恶化。高血钾、妊娠、肾动脉狭窄者禁用。最常见的不良反应为干咳。

(5)血管紧张素Ⅱ受体拮抗剂:直接作用于血管紧张素Ⅱ型受体,因而阻断AngⅡ的血管收缩、水钠潴留及细胞增生等不利作用较 ACEI 更完全更彻底。适应证和禁忌证与 ACEI 相同。目前主要用于有 ACEI 适应证又不能耐受其不良反应的患者。

(6)α受体阻滞剂:选择性阻滞突触后 $α_1$ 受体而引起周围血管阻力下降,产生降压效应,代表性制剂为哌唑嗪。主要优点为可以使血脂降低,对胰岛素抵抗、前列腺肥大也有良好作用。主要不良反应为直立性低血压。

4.降压药物的选择

(1)合并心力衰竭者,宜选择血管紧张素转换酶抑制剂和血管紧张素Ⅱ受体拮抗剂、利尿剂。

(2)老年收缩期高血压患者宜选用利尿剂、长效二氢吡啶类钙离子通道阻滞剂。

(3)合并糖尿病、蛋白尿或轻中度肾功能不全患者可选用血管紧张素转换酶抑制剂和血管紧张素Ⅱ受体拮抗剂。

(4)心肌梗死后患者可选择无内在交感活性的β受体阻滞剂和血管紧张素转换酶抑制剂和血管紧张素Ⅱ受体拮抗剂,对稳定型心绞痛患者也可选用钙离子通道阻滞剂。

(5)伴有脂类代谢异常的患者可选用α受体阻滞剂。

(6)伴妊娠者,禁用血管紧张素转换酶抑制剂和血管紧张素Ⅱ受体拮抗剂,可选用甲基多巴。

(7)合并支气管哮喘、抑郁症者不宜用β受体阻滞剂;痛风患者不宜用利尿剂;

合并心脏传导阻滞者不宜用β受体阻滞剂及非二氢吡啶类钙离子通道阻滞剂。

总之,高血压病的治疗绝不是单纯降低血压,治疗的目标是防治心脑血管损伤,减少并发症,降低病死率。

第六章　冠心病

一、概述

冠状动脉粥样硬化性心脏病,简称冠心病(CAD),是一种常见心脏疾病,老年人发病率较高,在西方发达国家,CAD是最常见的死亡原因,平均每分钟就有一个美国人死于CAD。目前,美国有700万左右的有症状的缺血性心脏病患者。2000年召开的第53届世界卫生大会总干事的报告中提出,全球死亡人数中几乎1/3死于心血管疾病,其中77%发生在发展中国家,心血管病全球死亡人数730万,发展中国家死亡人数540万,占74%。

在我国,有关冠心病患病率方面的流行病学调查开始于20世纪50年代末,北京、上海首先调查了40岁以上人群的患病率,分别为2.5%和3.2%,70年代全国的患病率为6.5%。1974-1989年我国40岁以上人群冠心病患病率以2.3%的年增长率递增。20世纪90年代以来,我国部分省市陆续建立了冠心病死亡监测系统。据全国疾病监测系统资料显示,冠心病死亡率一直呈现上升趋势,1991年死亡率为25.3/10万,到1998年已经上升到42.7/10万,7年间上升了50%左右,采用灰色数列系统模型进行预测,到2010年冠心病死亡率将达到86.9/10万。据卫生部统计信息显示,我国冠心病每年新发75万人,心血管病已成为我国城市居民的第一位死因,其死亡率已高于日本、法国、瑞士、比利时等发达地区。目前我国心脏外科患者中,冠心病患者的人数仅次于风湿性心脏病和先天性心脏病患者的人数。可见,我国在冠心病诊治方面所面临的形势之严峻,任务之繁重。

有关资料显示,影响冠心病的危险因素多达300种左右,但主要有年龄、性别、种族、地理环境、高胆固醇血症、高血压、吸烟、糖尿病、肥胖、胰岛素抵抗、饮酒、性格类型和社会因素等。在冠心病诸多的危险因素中,高血压、高血脂和吸烟是冠心病的3个主要的独立危险因素。当然,冠心病发生与发展有多种因素相互作用,而非逐个因素简单相加。在冠心病诸多因素防治当中,应重视早期动脉粥样硬化的诊断并及时加以控制,有效控制血压、血糖和血脂,同时应戒烟,在女性尚应积极纠正绝经期后性激素失衡及代谢紊乱。

冠心病的治疗始于19世纪末,起初人们试图通过降低心肌耗氧量来缓解症状。早期的手术包括切除颈胸交感神经节、切除甲状腺以及结扎冠状静脉窦来减少冠脉血流。随着医学的发展和对冠心病解剖学层次上的认识的提高,各种冠状动脉外科血运重建手段不断问世。与此同时,介入治疗也逐渐成熟并广泛被人们所接受,比如经皮冠状动脉治疗(PCT)就显示了良好的疗效。另外,CAD的药物治疗,在最近十年来也有了相当迅速的进展。这些都极大地丰富了CAD的治疗手段。我们有理由相信,将来会有更多的安全、简便而有效的治疗方法出现。

四十多年严格的临床随访结果证实,冠状动脉旁路移植手术或称为冠状动脉搭桥术(简称:冠脉搭桥,CABG)能够有效地消除或缓解冠心病患者心绞痛的症状、改善心肌供血、避免心肌梗死的发生、延长患者寿命、提高患者的生活质量。CABG术即借助自体血管如隐静脉、乳内动脉(IMA)或人工血管等,建立主动脉和冠状动脉之间的血流旁路,使得冠状动脉阻塞远端重新获得血供,达到改善或消除心肌缺血的目的。近年来,随着外科手术条件的改善、手术技术的提高以及麻醉和体外循环(CPB)技术的改进,CABG术的并发症率和死亡率已经控制得很低。近几年,阜外心血管病医院的CABG手术,死亡率仅在1%左右,完全可以和国际上所有的一流的心脏中心媲美。目前,国内许多市级医院均能独立开展CABG手术,部分已接近国际水平。

二、历史回顾

CABG自诞生至今,已有40多年,它经历了许多里程碑式的发展。纵观心肌血运重建手术的历史,它主要经历了两个阶段:间接心肌血运重建和直接血运重建。间接血运重建代表式有Beck术和Vineberg术。前者通过促进心包的炎症粘连,寄希望于炎性侧支向心肌供血;后者通过将IMA埋进心肌内以达到向心肌供血的目的。以上两种方法由于侧支供血相当有限,均告失败。直接血运重建出现在20世纪60年代,最早在1962年,由Sabiston首创了人大隐静脉(GSV)CABG术,不过此成就并非完全归功于他个人,Favalaro、Effler等均作出了巨大的贡献。1959年,F-MasonSones开创了冠状动脉造影(CAG),它的诞生才使得以后的冠脉介入治疗和手术治疗得以精确地开展。1967-1968年,CABG术在美国克利夫兰医院、密尔沃基威斯康星大学和纽约大学这三大心脏中心得到了迅猛发展。当时他们就提出如下理论：冠心病患者的临床症状、相关临床事件与 CAG 所提示的冠脉的狭窄程度密切相关，如果这些病变部位通过旁路手术得到有效治疗，其临床症状和临床事件将会显著减少。实践证明他们的理论是正确的。威斯康星大学的 Johnson 在 1969 年成功报道了他所开展的 301 例 CABG 手术，死亡率为 12%。从此，CABG 开辟了冠心病治疗的新纪元，手术例数呈几何级增长。

IMA 的使用要追溯到 1953 年，前苏联的 Demikov 成功将犬的 IMA 移植到左前降支（LAD），术后两年 IMA 桥仍保持通畅。1964 年，前苏联的 Kolessov 第 1 次成功将 IMA 桥移植到患者的钝缘支；次年，又成功实施了 IMA 和 LAD 的端侧吻合，这位患者活了 17 年。在当时，Kolessov 是全世界唯一系统使用 IMA 的心脏外科医生。1953-1976 年间他共对 132 例患者作了 IMA 和 LAD 的端侧吻合，且大多数是在跳动的心脏上实施的。由于时代的局限，多年来他的工作不为外界所知，直到 1988 年，才由 Olearchyk 很好地总结出来。与此同时，Campeau 研究发现 IMA 桥的通畅率明显高于静脉桥，从此，IMA 引起全球范围的关注。在 1981 年之前，IMA 的使用率不到 15%，而之后，IMA 迅速得到广泛使用，直至今日，所有 CABG 术均常规使用 IMA，部分还包括桡动脉（RA）等其他动脉移植物。应该说，IMA 的使用，是 CABG 术一个质的飞跃。

20 世纪 70 年代后，CPB 技术得到了进一步的发展和完善。有了 CPB 的辅助，CABG 术变得更加从容和安全，因此，CABG 的例数得到迅速增长，大样本 CABG 术的对比研究也得以开展。具有代表意义的研究主要有以下几个：退伍军人管理局的研究、欧洲合作研究和冠状动脉外科研究（CASS）。他们得出的共同结论是：CABG 较药物治疗，能延长患者的生存期、提高生活质量，尤其对于冠脉三支病变的患者，CABG 的优势更加明显。

目前，美国每年 CABG 的手术例数超过 30 万例，CABG 已成为西方发达国家最常见的心脏外科手术。1974 年阜外心血管医院郭加强教授成功实施了第 1 例 CABG 术。应该说 CABG 术在我国开展的还是比较早的，但到 1992 年，全国总手术例数还不到 500 例，1998 年为 1500 例左右，可见发展速度之缓慢，而且各地发展不均衡，CABG 主要在集中在少数医院。可喜的是，近 10 年随着经济的快速发展和国际交流的频繁，CABG 经历了一个前所未有的迅猛发展期。到目前，CABG 在很多医院已成为常规手术，不但手术例数迅猛上升，而且在诊断检查技术、CPB 和心肌保护技术、外科吻合技术以及冠脉微创技术方面均取得了巨大进步。诚然，我国目前冠脉外科的整体水平和世界发达国家的还相差甚远。这需要我们心血管外科同道付出更大的努力,提高医疗技术水平,更好地为患者服务。

三、冠状动脉粥样硬化的病理

(一)冠状动脉粥样硬化的危险因素

动脉粥样硬化的危险因素主要包括:①高脂血症:众所周知,高脂血症是动脉粥样硬化最为重要的危险因素之一。血浆低密度脂蛋白(LDL)、极低密度脂蛋白(VLDL)水平的持续升高与动脉粥样硬化的发病率呈正相关。相反,高密度脂蛋白(HDL)借助胆固醇的逆向转运机制清除动脉壁的胆固醇,后者被转运至肝脏代谢,最终排出体外。此外,HDL有抗氧化作用,防止LDL氧化,并可通过竞争性抑制阻止LDL与内皮细胞的受体结合而减少其摄取,因此,HDL有抗粥样硬化作用。②高血压:据统计,高血压患者较同年龄组,其粥样硬化发生早,病变重。高压的血流对血管壁的剪应力较高,同时,高血压可以造成内皮细胞损害和功能障碍,从而引起脂蛋白渗入内膜、单核细胞趋化、血小板及中膜平滑肌细胞(SMC)迁入内膜等一系列变化,促进粥样硬化的形成。另外,高血压还可以引起脂质和胰岛素代谢的异常。③吸烟:吸烟可使LDL易于氧化,并增高一氧化碳浓度,从而造成血管内皮发生缺氧性损伤。同时,吸烟可以显著增加血小板的聚集功能、升高血液中儿茶酚胺的浓度,降低不饱和脂肪酸及HDL的水平,以上这些均会促使粥样硬化的发生。④糖尿病:高血糖不但会降低HDL的水平,而且还会导致LDL糖基化,升高血液中甘油三酯的水平,高甘油三酯血症可以产生小而紧密的LDL颗粒,这种颗粒极易氧化,经过修饰的LDL可促进单核细胞迁入内膜并转变为泡沫细胞。⑤高胰岛素血症:高胰岛素水平可促进动脉壁SMC增生,且其水平与HDL含量呈负相关。⑥性别:女性血浆HDL水平高于男性,而LDL水平却低于男性。这种差别在女性绝经后即告消失;⑦遗传因素。

(二)冠状动脉粥样硬化发生机制学说

动脉粥样硬化发生机制至今尚未完全明了,主要学说有:

1.脂源性学说 实验证明,给动物喂养富含胆固醇和脂肪的饮食可引起与人类动脉粥样硬化相似的血管病变。高脂血症可引起内皮细胞损伤和灶状脱落,导致血管壁通透性升高,血浆脂蛋白得以进入内膜,引起巨噬细胞的清除反应和血管壁SMC增生,并形成斑块。

2.致突变学说 1973年,EPBenditt和JMBenditt提出该学说,认为动脉粥样硬化斑块内的平滑肌细胞为单克隆性,即由一个突变的SMC产生子代细胞,迁移入内膜,分裂增生而形成斑块,犹如平滑肌瘤一般。引起突变的原因可能是化学致突变物或病毒。

3.损伤应答学说　　1976年,Ross提出该学说,并于1986年加以修改,认为动脉粥样硬化斑块形成至少有两个途径:①各种因素(机械性、低密度脂蛋白、高半胱氨酸、免疫性、毒素等)引起内皮细胞损伤,使之分泌生长因子,并吸引单核细胞黏附于内皮。单核细胞迁入内皮下间隙,摄取脂质,形成脂纹,并释放血小板源性生长因子(PDGF)样生长因子。生长因子刺激中膜SMC增生。②内皮细胞受损,更新增加,并产生生长因子,从而刺激中膜SMC迁入内膜,SMC及受损内皮细胞均可产生PDGF样生长因子,这种相互作用导致纤维斑块形成,并继续发展。损伤应答学说实际上也是一种炎症观点。近年来,炎症学说成为一研究热点。

4.受体缺失学说　　1973年,Brown和Goldstein首次发现人成纤维细胞有LDL受体。血浆LDL与LDL受体结合后,被内吞人细胞,并与溶酶体融合。当LDL受体数目过少,则导致细胞从循环血中清除LDL减少,从而使血浆LDL升高。家族性高胆固醇血症是常染色体显性遗传病,患者由于细胞表面LDL受体功能缺陷而导致血浆LDL水平极度升高。患者多在早年发生冠心病而死亡。

(三)动脉粥样硬化的病理过程

1.脂纹　　脂纹的形成一般多先有高脂血症,高脂血症或其他有害因子可造成内皮细胞损伤,细胞间隙增宽。LDL与内皮细胞的高亲和性受体结合后被摄取,进入内皮下间隙,并被氧自由基氧化修饰,产生氧化LDL(OX-LDL)及氧化Lp(a)[OX-Lp(a)],迁入单核细胞在多种趋化因子的作用下,被激活并分化成巨噬细胞。OX-LDL、OX-Lp(a)可与巨噬细胞表面的清道夫受体结合而被摄取。巨噬细胞摄取越来越多的脂质,并最终形成泡沫细胞。大量的泡沫细胞聚集即形成脂纹。

2.纤维斑块　　伴随大量中膜平滑肌细胞的增生,穿插于巨噬细胞源性的泡沫细胞之间,产生胶原、弹性纤维及蛋白多糖,逐渐演变为纤维斑块。

3.粥样斑块　　在OX-LDL和氧自由基的细胞毒性作用下,斑块内细胞发生损伤及坏死。泡沫细胞胞浆内的脂质被释放出来,其中包括一些溶酶体酶,促进其他细胞崩解坏死。随着这些病理过程的发展,纤维斑块逐渐演变成为粥样斑块。

4.斑块的复合病变　　斑块中的脂质和坏死物质也可以向内膜表明破溃,形成溃疡。溃疡表明可发生出血或血栓形成,引起管腔进一步狭窄。

(四)冠状动脉粥样硬化的病理特征

冠状动脉粥样硬化是全身动脉系统硬化演变的一部分。冠状动脉近侧段之所以好发粥样硬化,是因为它比所有器官和动脉都靠近心室,因而承受的收缩压和撞击力也最大。而且,冠状动脉血管树由于心脏的形状而有多数方向改变,因此亦承受较大的血流剪应力。据病理普查,冠状动脉粥样硬化好发部位依次为:前降支(LAD)、右主干(RM)、左主干(LM)或左回旋支(LCX)、后降支(PDA)。

病变特点:粥样硬化斑块多分布在近侧段,且在分支处较重。早期,斑块分散,呈节段性,随着时间的推移,相邻的斑块可相互融合。在横切面上,斑块多呈新月形,管腔呈不同程度的狭窄。有时可并发血栓,使管腔完全闭塞。狭窄的程度可分四级:1 级:管腔狭窄在 25% 以下;2 级:狭窄在 26%～50%;3 级:狭窄在 51%～75%;4 级:狭窄在 76% 以上。

四、冠状动脉粥样硬化的病理生理

冠状动脉血流的主要生理功能在于其以跨毛细血管的方式交换携带氧和代谢底物至心肌,并带走二氧化碳和代谢产物。心脏的功能是将氧和代谢底物的化学能转化为机械能。正常冠脉血流为 0.7～0.9ml/(g·min),氧的析出率正常情况在 75% 左右,应激时可达 100%。冠脉血流主要发生在舒张期,受区域性微动脉阻力的自身调节。

冠脉血流的病理生理相当复杂。当缺血性心脏病发生后,心肌氧供的减少或应激时需氧量的增加都会产生调节性冠脉的舒张。当冠状动脉近端发生粥样硬化斑块而使横截面积减少 75% 甚至更多时,冠脉血管的阻抗显著增高,随即会影响到心肌的基本灌注量。在这种情况下,冠脉的血流可能能够满足休息时机体的需要,但在应激或运动时,心肌相对缺血即会发生,血流离开心内膜而重新分布。

由于心肌高代谢需求和能量利用与消耗之间的紧密耦联,急性冠脉阻塞即刻降低了心肌工作的性能,阻塞后 10～15 分钟即可发生心内膜下心肌坏死。阻塞后 1 小时内,若缺血心肌得到有效血运重建,则部分心肌细胞功能可以得以恢复;阻塞 4～6 小时之后,心肌将发生不可逆的死亡。

急性心肌梗死(AMI)后,镜下可见心肌小灶坏死,以后累及大片心肌。轻者局限于心内膜下,重者则穿透心室壁全层。一周后可有肉芽长入梗死区并开始修复,5～6 个月后形成瘢痕。瘢痕区失去心室收缩功能,在心室收缩期有反常搏动,即形成室壁瘤。室壁瘤多发生在心尖部 LAD 的供血区,但也可见于心底部或右心室。

急性穿透性梗死可以导致心室穿孔。如穿孔破入心包腔则心脏压塞,多数立即死亡。如穿透心室间隔,则立即造成左心室至右心室的异常分流,出现不同程度的血流动力学障碍。

五、冠状动脉的解剖

(一)正常冠脉的基本解剖

冠状动脉的解剖是冠脉外科的基础,对于外科医生来说,它有至关重要的意义。冠状动脉的命名主要依据美国国家心肺血液研究所冠状动脉外科研究组(CASS)根据冠脉的起源、数目、分支及走行来分类的。冠状动脉的主要分支只有左冠状动脉(LCA)和右冠状动脉(RCA)。

1.LCA 左冠状动脉主干(简称左主干,LM)起源于左后窦,向外侧走行于肺动脉的后部与左心耳的前部之间,长约0.2～2.0cm,一般不超过1cm。LM有两个主要分支,其中走入前室间沟的分支为LAD,向后沿左心房室沟走行的分支称LCX,两者间的分支称为中间支。LAD走行于肺动脉干后方进入前室间隔沟,沿前室间沟下行并绕过心尖2～5cm,在后室间沟与后降支相会。LAD近端埋在心表脂肪之下,而远端2/3均位于心脏表层。少数病例LAD在近端分为并行的两个分支。约2%的人群LAD直接发自主动脉。LAD在肺动脉水平较恒定地发出细小的第1分支,为圆锥支,与右冠状动脉圆锥支形成侧支循环Vieussens环。然后,LAD发出3～6支间隔穿支,穿支可达心内膜下,供应室间隔上2/3。通常第1间隔支较为粗大,在CAG右前斜位其与LAD呈90°,作为辨认LAD的解剖标志。接着,LAD向左心室前壁发出3～5支对角支(Diag),分别称为第一、第二对角支,以此类推。LAD主要供应左心室前壁、前室间隔、心尖和部分右心室前壁的血流。

LCX自左冠状动脉以90°以上的角度发出走行于左房室沟内。LCX发出数条分支向下至心尖部,这些分支供应左心室后壁血运,通常称为钝缘支(OM),一般为2～3支。因LCX埋在房室沟的脂肪中,暴露困难,所以LCX系统的移植血管远端通常吻合在其分支钝缘支上。约45%的窦房结动脉发自LCX。右冠状动脉占优势的患者LCX可能很小。LCX主要供应左心室前壁、侧壁、后壁和左心房的血流。

2.RCA RCA开口于右窦,沿右心房室沟向下走行,随后绕至后室间沟处成为后降支(PDA),向左心室后壁供血。窦房结动脉在半数左右的患者中,起源于RCA。绝大多数情况下,RCA最终分为两支,分别为PDA和左室后支(PL)。PDA的长度和LAD成反比。在右心室流出道发出圆锥支,在右心室下方发出锐缘支。圆锥动脉是LAD发布区域的一个重要的侧支循环来源。在后室间沟处右冠状动脉形成U形弯曲并自该处发出房室结动脉。PDA由右冠状动脉延续而成者称为右优势型冠状动脉分布,由左回旋支延续则称为左优势型。90%人群的冠状动脉分布属右优势型。RCA主要提供右心室、右心房和后室间隔的血供。

(二)冠状动脉的侧支循环

在冠脉发生粥样硬化阻塞时,冠脉侧支循环就会显得非常重要。侧支血管可能是原先存在,也可能是新生长的,在正常血管不能提供足够的血液时,侧支血管可重新发生生长、扩张、膨胀和再通。据报道,侧支循环的直径最大可扩张到原先的20倍。侧支血管分为冠脉间侧支和内侧支,后者又分为二级侧支和三级侧支。二级侧支连接同一冠脉的不同分支,存在于50%~60%的正常人群中;三级侧支连接同一分支的近远端,仅存在于冠脉狭窄的患者中。当LAD病变时,最常见到的侧支为从RCA的锐角边缘支发出的间侧支和从近端发出的内侧支;当RCA病变时,最常见的侧支为LAD的间隔支连接到RCA的PDA支,或LCX发出侧支到RCA远端;当LCX病变时,最常出现的是同支内侧支。显然,侧支循环越丰富,病变远端血流所受影响就越小。

(三)心肌桥

正常冠状动脉主干走行于心外膜表面,当某段血管离开表面而进入心肌时,就形成了部分心肌纤维横跨在此段血管浅层,从而形成了心肌桥。最常发生于LAD中段。CAG时,心肌桥在收缩期受压而舒张期恢复正常。明显受压的比例在1.6%~5%。肌桥下的冠脉很少发生粥样硬化。肌桥在一定程度上干扰了冠脉血流循环,甚至造成心绞痛等症状。

(四)冠状动脉痉挛

冠状动脉痉挛可见于正常的冠脉,但更多见于有粥样硬化的冠脉节段上。CAG时,大多数痉挛是由导管尖端机械性刺激引起。冠脉痉挛对硝酸甘油反应良好,患者一般没有明显临床症状。实际工作中,对于那些怀疑变异性心绞痛、有临床症状、但冠脉大分支无明显狭窄的患者,往往需要在冠造时加做冠脉痉挛诱发试验。最常用的方法是静脉注射麦角新碱,如局部血管出现痉挛并使管腔狭窄超过70%以上,同时出现典型的心绞痛症状和心电图ST段改变,则认为诱发试验阳性。

六、冠状动脉粥样硬化性心脏病

(一)临床表现及分型

按照1979年WHO规定的标准,缺血性心脏病临床表现及分型如下:

1.原发性心脏停搏 指由于心电不稳定所引起的原发性心脏骤停,没有其他诊断的依据可寻。原发性心脏停搏可致猝死。猝死的定义是在发生症状 1 小时内死亡,是冠心病最常见的死亡形式,在美国每年发生猝死者超过 40 万人,其危险性随病变的范围与心室功能受损的程度而不相同,其发生率在 2%～10% 之间。

2.心绞痛 心绞痛往往是心肌缺血最为常见的症状。典型性的心绞痛发作是在心肌氧消耗量因运动、进食或情绪紧张等增加时,出现心前区紧压感和钳夹感,或心前区剧痛,并向左肩及左上肢放射,疼痛时间可持续数分钟至数小时不等,伴出冷汗,在用硝酸甘油等扩冠药物后,症状可得到缓解。当然,15%～20% 的患者心绞痛症状并不典型,它可和多种疾病混淆,其中最常见的是食管炎、脑疝、胆囊炎、滑囊炎、甚至牙病。根据疼痛的性质可分为以下两大类:

(1)劳力性心绞痛:劳力性心绞痛是由运动或其他增加心肌耗氧量的情况所诱发的短暂的胸痛发作,疼痛经休息或舌下含服硝酸甘油后可迅速消失。劳力性心绞痛可分为三个亚型:①初发劳力性心绞痛:劳力性心绞痛病程在 1 个月内;②稳定劳力性心绞痛:劳力性心绞痛病程稳定在 1 个月以上;③恶化劳力性心绞痛:同等程度劳力所诱发的胸痛发作次数、严重程度及持续时间突然加重,病程在 1 个月内。

(2)自发性心绞痛:自发性心绞痛的特点是胸痛发作与心肌需氧量的增加无明显关系。较劳力性心绞痛,自发性心绞痛一般持续时间更长,程度更重,且不易为硝酸甘油缓解。自发性心绞痛可单独发生或与劳力性心绞痛并存。自发性心绞痛疼痛的频率、持续时间及疼痛的程度各异。有时疼痛的时间很长,类似心肌梗死,但心电图和酶谱无特征性改变。当自发性心绞痛患者发作时伴有短暂的 ST 段抬高、T 波高耸等,则称为变异型心绞痛,提示冠脉主干病变或缺血区侧支循环失代偿的发生。

初发劳力性心绞痛、恶化劳力性心绞痛和自发性心绞痛统称为不稳定型心绞痛。不稳定型心绞痛是一个介于典型心绞痛与心肌梗死之间的一种重要的临床综合征。心前区不适不因硝酸甘油而缓解,但却没有心肌坏死的征兆。这种综合征可能是归咎于粥样硬化斑块破裂所带来的血栓造成急性区域性心肌血流的减少。若缺血为一过性,则心肌可以完全恢复;若缺血持续存在,则心肌梗死等难以避免。不稳定性心绞痛是一个内科急症,需紧急住院内科治疗。

3.心肌梗死 心肌梗死是最常见的严重威胁生命的并发症,美国每年有超过100 万名心肌梗死患者。随着医疗技术的进步,特别是溶栓药物的早期应用,心梗的死亡率已逐步下降至 8%～10% 以下。心梗通常是由粥样硬化斑块破裂后形成的急性血栓所引发。随着病情的加重,心脏功能下降,血流动力学严重障碍,临床上表现为心力衰竭。此外可能导致各类严重的心律失常。心梗后心源性休克是最严重的并发症,死亡率超过50%。

(1)急性心肌梗死:急性心肌梗死通常可以通过病史、心电图和血清酶的变化而作出诊断。

病史:典型的临床症状是出现严重而持久的胸痛。少数情况下,症状不典型,疼痛较轻,甚至没有任何症状。

心电图:典型的心电图表现为出现异常、持久的Q波或QS波以及持续1天以上的演进性损伤电流。当出现上述表现时,即可明确诊断。某些情况下,心电图表现为非典型性表现,如静止的损伤电流、T波对称性倒置、单次心电图记录中有一病理性Q波、传导障碍。

血清酶学:典型的血清酶表现为酶浓度的序列变化,或开始升高和随后降低;心脏特异性同工酶升高。非典型性表现为开始时酶浓度升高,但不伴有随后的降低,不能取得酶活力的曲线。

1)肯定的急性心肌梗死:出现典型的心电图改变和(或)典型的酶变化,即可明确诊断,病史可典型或不典型。

2)可能的急性心肌梗死:当序列、不典型的心电图改变持续超过24小时以上,伴有或不伴有酶的不典型改变,则可诊断为可能急性心肌梗死,病史可典型或不典型。

(2)陈旧性心肌梗死:陈旧性心肌梗死常根据典型的心电图改变,没有急性心肌梗死和酶改变而作出的诊断。如果没有遗留心电图改变,可根据早先的典型心电图改变或根据以往典型的血清酶改变而作出诊断。

4.缺血性心脏病中的心力衰竭　缺血性心脏病可因多种原因而发生心力衰竭,它可以是急性心肌梗死或早先心肌梗死的并发症,或由心绞痛发作或心律失常诱发。

5.心律失常　心律失常可以是缺血性心脏病的唯一症状。在这种情况下,只有进行CAG等检查,才能明确诊断。

(二)辅助检查

缺血性心脏病患者在发生心肌梗死之前,体检往往无异常发现。因此,除具有典型症状、体征的患者,冠心病的确诊主要靠实验室检查。各种心电图以及超声心动图(UCG)是最基本的临床检查,而冠状动脉造影(CAG)起着最终确诊的作用。

1.常规心电图　心电图是临床诊断冠心病的一种常用方法,简单、方便、可重复、可连续记录。根据需要可以选择常规静息心电图、运动心电图、动态心电图等不同检查方法。

（1）心肌缺血心电图：

T波的形态：T波的两支对称，波形变窄，顶端或底端变窄。

T波的方向：T波的方向因心肌缺血部位不同而各异。

T波的幅度：心肌缺血时的T波，不论其为直立或者倒置，其振幅通常都是增加的。

（2）心肌损伤的心电图：主要表现为ST段移位及形态改变，分为ST段抬高及压低，心外膜下心肌损伤时，向着心外膜的导联ST段抬高，心内膜下心肌损伤时，向着心外膜的导联ST段压低。

（3）心肌坏死的心电图：主要表现为出现异常Q波，以及它在远隔导联上的镜面相，异常Q波具有以下特性：①出现在正常不反应Qr或QS波的导联上。②Q波的时限大于等于0.04秒。③Q波R波之比≥1/4。

（4）慢性冠状动脉供血不足表现心电图：出现非特异性ST-T改变，表现为ST段延长，交接角变锐，ST段压低及T波倒置，有时还可以见到U波倒置，但并不是慢性冠状动脉供血不足所特有。长期心肌缺血还可以表现为各型传导阻滞。

（5）急性心肌梗死的心电图：急性心肌梗死发生后，心电图变化有其特征性的衍变过程：①缺血型T波改变；②损伤型ST段抬高；③坏死型Q波。以下是急性心梗各期的典型表现：

超急性期：T波高耸、ST段斜形抬高、急性损伤阻滞和心律失常。

急性期：ST段呈凸面向上抬高，多数表现为R-ST单一向上波形，即单一曲线，或形成坏死型Q或QS波形，高耸的T波逐渐下降并倒置，倒置多呈对称性。

亚急性期：相对稳定的Q波，ST段抬高逐渐降至基线，T波逐渐转至双向或倒置。T波逐渐加深再变浅。

慢性期改变：坏死型Q波，ST段回到基线，T波可正常、低平或倒置。

2.运动心电图试验

（1）适应证：①冠心病的辅助诊断；②在冠心患者中筛选高危患者做PTCA或CABG；③心梗患者出院前了解有无残存心肌缺血；④心脏病的内外科治疗疗效评定；⑤评定心脏功能及劳动力；⑥体育疗法运动处方的依据；⑦飞行员体检；⑧运动员体力状态鉴定。

（2）禁忌证：①近期有休息时发作的不稳定心绞痛；②有心肌梗死病史并已经合并室壁瘤形成等并发症者；③心力衰竭者；④严重心律失常、室性心动过速、完全性房室传导阻滞者;⑤中重度心瓣膜病或先天性心脏病者;⑥急性全身疾患严重慢性非心脏病者。

(3)运动平板由于其阳性准确率高达90%,而假阴性率仅为10%,目前,已基本取代其他负荷试验。在运动中或运动后出现以下情况者视为阳性:①运动中出现心绞痛;②缺血性 ST 段下降,其下降>0.10mV,或 ST 段指数异常,即 ST 段下降值(mm)与 ST 段倾斜值(mm/s)之和小于0,这是判定冠状动脉供血不足的重要依据,这种情况下,运动平板的假阳性率<1%;③ST 段抬高,并不常见,但其临床意义比 ST 段下降更重要,它标志着心外膜下心肌也出现了坏死。

3.动态心电图 能够在患者自然生活状态下连续24小时或更长时间记录多导联心电信号,借助于计算机回放分析处理,发现各类心律失常事件、QRS 波形及 ST 段异常改变,并能进行心率变异性、Q-T 间期、起搏器等功能分析。

(1)适应证:①心悸、胸痛、头昏、晕厥等症状性质的判断;②监测心律失常;③心肌缺血的诊断和评价;④心脏病患者预后的评价;⑤选择安装起搏器的适应证,评价起搏器的功能;⑥抗心肌缺血和抗心律失常药物的疗效评价;⑦医学科学研究的应用。

(2)动态心电图表现:①典型的心绞痛:心肌缺血部位的导联 ST 段下降,T 波倒置,症状缓解后,ST-T 立即恢复正常,下降的 ST 段呈水平型、下斜型或低垂型,下降幅度>0.10mV;②变异型心绞痛:可出现损伤型 ST 段抬高,半数以上可出现频发多源性室性期前收缩、房室阻滞、室性心动过速等心律失常,严重者室颤、猝死;③无症状性的心肌缺血,是动态心电图最佳的适应证。

4.超声心动图 主要观察心腔及瓣膜情况,以及评估心功能。对于冠心病常见的并发症如心室壁瘤、室间隔穿孔、缺血性二尖瓣反流等,均可起到确诊的作用。

(1)缺血性心脏病的超声主要表现为:①室壁柔顺性即舒张功能减低,表现为舒张早期室壁的最大运动速率减低;②室壁厚度减低;③室壁收缩期增厚率减低;④室壁运动幅度减低;⑤受累心肌失去正常结构回声特征,呈现凹凸不平的僵硬状态强回声带;⑥心室重构时,后期表现为室壁变薄,心脏形态发生改变、心腔内径变大、容积增加、功能减低。

(2)超声心动图诊断新技术的开展,如三维及四维心动图、经食管超声心电图、负荷超声心电图和组织多普勒成像。

5.冠状动脉造影冠状动脉造影(CAG) 是利用导管对冠状动脉进行的放射影像学检查,迄今为止,仍是评价冠状动脉疾病的最为重要的方法,CAG 与心室造影是决定性的、诊断性的检查,无论对于外科还是内科.均同样重要。CAG 可准确描绘出粥样硬化病变的部位和严重程度,包括侧支循环的代偿情况。心室造影评估心室功能并可计算射血分数(EF)。CAG 中的冠脉直径缩短 50%,相当于横切面缩小 75%,为中度狭窄;直径缩短 75%,即横切面积缩小 90%,为重度狭窄。

(1)适应证:

1)用于诊断、鉴别诊断或判断预后为目的的适应证:①临床上无明显心绞痛症状或心绞痛症状不典型,但心电图运动试验阳性或心肌核素负荷试验提示心肌缺血者;②复苏患者怀疑为冠心病或不明原因反复发作肺水肿者;③高血压、糖尿病、肥厚型心肌病、主动脉瓣病变患者伴有胸痛或缺血性 ST-T 改变,不能排除冠心病者;④典型心绞痛患者需要了解病变程度和判断预后者;⑤急性心肌梗死恢复期出现梗死后心绞痛,或由于反复心肌缺血伴有心功能不全或室性心律失常,需要了解其原因、病变程度或者估计预后者;⑥心肌梗死后虽无心绞痛症状,但心电图或心肌核素发现有心肌缺血证据者;75 岁以上男性或 50 岁以上女性心脏瓣膜疾病需行瓣膜手术,有冠心病高危因素或临床怀疑有冠心病者;⑧先天性心脏病。怀疑合并有冠状动脉畸形者,或先心病需行手术根治而临床有胸痛或心电图缺血表现者。

2)用于指导治疗目的的适应证:①稳定型劳力性心绞痛,对内科治疗效果逐渐不佳或对药物剂量、品种的需求量逐渐增加者;②不稳定型心绞痛,对内科治疗反应不佳或逐渐加重者,可急诊冠状动脉造影,再依据病变特征选择相应治疗,但通常应在症状控制 2 周后进行;③变异型心绞痛或自发性心绞痛,了解冠状动脉粥样硬化与痉挛的关系;④急性心肌梗死发病时间在 6 小时内,拟行 PTCA 或 CABG 术者;⑤急性心肌梗死恢复期出现自发性心绞痛或轻微活动即出现心绞痛者;⑥陈旧性心肌梗死并发室壁瘤,临床有明显的心功能不全,内科治疗效果不佳拟行室壁瘤切除者;⑦PTCA 或 CABG 术后再发心绞痛,拟再次行血运重建治疗者。

3)特殊职业人员健康检查:如飞行员、运动员、警察等特殊工种职业者伴有可疑心电图运动试验阳性,或不典型"心绞痛",而心电图运动试验阴性但需要了解冠状动脉有无病变或指导确定运动强度。

(2)禁忌证:①有出凝血机制障碍或近期(1 个月)内有出血疾病史或严重外伤史;②严重肝、肾疾病或功能衰竭;③全身性感染;④严重充血性心力衰竭或左心功能不全;⑤严重心律失常,药物治疗尚未控制者;⑥电解质紊乱,尤其是低钾未纠正者;⑦碘过敏者。

(3)常用投影体位如。

(4)结果分析:

TIMI:0 级:无灌注;

TIMI:Ⅰ级:部分灌注;

TIMI:Ⅱ级:经 3 个以上的心动周期以后,病变远段血管才完全灌注;

TIMI:Ⅲ级:完全灌注。

(5)冠状动脉造影的局限性:尽管 CAG 是目前最为常用的用来确诊冠心病的手段,但它仍有许多局限性。最突出的局限性是它的结论并不完全可靠。首先,CAG 常常低估了病变的严重程度。因为,所谓狭窄或阻塞的血管是和那些看起来不狭窄的血管相比较而言的,粥样硬化病变是弥漫性的,这一点同样被冠状动脉内超声(IVUS)所证实。其次,CAG 中所示的远端血管往往"过细",不符合冠脉搭桥对移植血管直径的要求。而事实上,狭窄远端的冠脉之所以看起来较小,是因为通过侧支循环进入远端血管的造影剂量不够,或者是因为灌注压太低,冠脉血管没有扩张。在手术实践过程中,超过 95% 的患者,在其狭窄冠脉的远端都可以找出内径大于 1mm 的靶血管,并顺利实施旁路手术。最后,在术中常常发现由 CAG 和心室造影所提示的无运动区域(即瘢痕区)内仍有大量存活心肌组织,部分在血运重建后仍可重新恢复收缩功能。另外,值得注意的是,对再次冠脉搭桥患者行 CAG 时,常常发现初次的桥血管已经闭塞,但术中探查却是通畅的,其原因尚不明了。

6.其他诊断性检查近年来放射学的技术发展较快,如数字减影血管造影(DSA)、UFCT 以及磁共振显影(MRI)等对于冠心病可以进行更为精确的形态学和血流动力学诊断。核医学在冠心病的诊断中也占有重要地位。心肌灌注显像的应用最为广泛,通常用 201Tl(铊)示踪检查心肌血流量,尤其在运动实验中优于心电图的监测。目前用心脏断层显像等最新技术对于冠心病诊断又向前大大推动一步。心脏断层显像(ECT)包括单光子发射计算机断层显像(SPECT)和正电子发射断层显像(PET),后者是用特定的正电子核素与正电子照相机进行断层摄像,它可以研究心肌代谢等心肌变化。

七、治疗

(一)概述

目前可以把冠心病的治疗手段归纳为三类:①药物治疗;②介入治疗;③外科手术,包括传统的 CPB 下 CABG 术和系列微创冠心病外科手术。

如前所述,冠状动脉粥样硬化只是全身动脉硬化的一个局部突出表现。尽管外科手术可以纠正已经存在的心肌缺血,但其根本的病变——冠状动脉粥样硬化却没有丝毫的改变,而且它还在不断地演变发展。所以,内科治疗就显得格外的重要,我们强调的是冠心病的终身治疗。内科治疗最重要的三个措施是戒烟、控制血压、血脂和合理膳食。

药物治疗单纯心绞痛时,首先让患者充分的安静休息,在一般治疗的基础上,同时使用扩张冠脉类药物,主要包括:硝酸酯类、阻滞剂、钙拮抗剂。其他方面的药物包括血小板抑制剂、抗心律失常药物、抗心力衰竭药物以及心肌梗死的溶栓药物等。

介入治疗是 Grumtzig 于 1978 在瑞士首先开展,由于其创伤小、疗效相对确切,很快在全球范围内普及。介入治疗主要包括经皮腔内冠状动脉成形术(PTCA)、血管内支架术、激光血管成形术、斑块旋切术、激光心肌再血管化(LTMR)等。虽然从一开始介入治疗的适应证和禁忌证就在不断的更正之中,但其治疗总例数在近些年一直呈指数性增长,大大超过了外科手术的例数。冠脉成形术通常用于患单支或双支病变的患者。总的说来,适合于作扩张的狭窄病变大约有 90% 可以成功地得到治疗。这里所谓的“成功”是指冠状动脉内径的狭窄程度被降低到了 50% 以下。

冠脉成形术的死亡率和并发症率随病变的不同和介入医生的经验不同而各异,其死亡率接近 1%,心梗的发生率在 3%～4%,只有 1% 的患者需行紧急旁路手术。显然,介入治疗失败后的紧急旁路手术,死亡率与并发症率都会显著增高。另外,冠脉成形术的再狭窄率较高,6～12 个月内有 25%～30% 的患者出现再狭窄而需要住院治疗。

冠脉粥样斑切除包括更新的旋转切除术等,均会在一定程度上损伤到血管部分内膜,受损内膜的中层就暴露在血脂质和生长因子之中,这样就不可避免地会发生瘢痕狭窄甚至闭塞。当然,已经广泛使用的药物涂层支架,还包括新近的关于在粥样斑切除或冠脉成形术后血管壁上种植生长因子和脂质吸收分子阻断因子的资料等,很是令人鼓舞,这可能使远期结果得到改善。

外科治疗这里主要是指通过外科手术使心肌得到再血管化。最早的尝试是将 IMA 远端埋入心肌内,或将冠状动脉梗阻处切开并以补片加宽。而目前通用的方法是在冠状动脉梗阻的远端与体循环之间建立血流旁路。最常用的方法是在升主动脉和冠状动脉梗阻远端用自体 GSV 搭桥,或者用 IMA 远端与冠状动脉梗阻的远端相吻合,使病变冠状动脉供血区的心肌重新获得血运。目前在冠心病的治疗中,外科手术的治疗效果仍然是最为确切的。为了减轻手术创伤,近年来发展了微创 CABG 手术,这在后面的章节将详细介绍。

（二）冠状动脉旁路移植术

1.外科手术适应证　　明确的手术指征主要包括以下五类：①LM狭窄超过50%，目前已普遍认为，超过50%的LM病变，即使毫无临床症状，也需接受手术治疗，部分LM病变需要急诊或亚急诊手术；②心功能已明显受损者；③严重心绞痛，正规内科治疗效果不佳，心绞痛无法控制，冠脉造影证实冠脉存在明显梗阻；④三支病变，伴左心室功能损害；⑤合并室壁瘤、室间隔穿孔、中一重度二尖瓣反流等，需要外科一并处理者。

对于冠脉单支或双支病变，狭窄部位的解剖又合适，则首选冠状动脉成形术，其近期效果良好。

临床症状轻或无症状的病例，CABG的目的不是消除症状，而是视其与非手术治疗相比是否能够更好地延长寿命，提高生存率。一般涉及LM、三支病变则需手术治疗；涉及LAD近端则倾向手术治疗；其他单支或两支血管病变则可以作内科治疗。三支病变且心功能受损者（EF<50%），不管有无症状都应外科手术。心功能的丧失表明侧支循环在缺血区域不能够充分代偿。谨记，症状不能作为手术与否的标准。

对于不稳定型心绞痛的患者，需立即收住入院，不稳定型心绞痛表明某一区域心肌血流严重减少但尚未发生心肌坏死。区域性血流突然降低可能源于粥样硬化斑块破裂后血栓的形成。不稳定型心绞痛的手术时机较为考究。研究表明，急性期不稳定型心绞痛或无Q波心梗患者，CABG死亡率较高。对于此类患者，我们强烈建议充分的内科药物治疗，包括IABP的植入等，待病情稳定后，再行CAG及手术治疗。若保守治疗无效，心绞痛恶化，甚至有心梗迹象，则需紧急手术。急诊手术的围术期死亡率肯定要高于择期手术，但远期疗效较稳定型心绞痛并无统计学差异。

对于急性心肌梗死（AMI），有效的溶栓药物，特别是组织胞浆素原激活剂的应用替代了大部分的急诊搭桥手术。溶栓治疗或即刻的冠脉成形术显然更为合理，而且安全、简单。

CABG的危险因素主要包括：①以心衰为主，心绞痛不明显，冠状动脉为弥漫性多支病变，EF小于30%，心肌细胞广泛坏死。对于EF降低到15%～20%的患者是否能从旁路手术中获益，部分取决于手术后心室功能改善的程度。这也反映了术前EF的降低主要是由不可逆的瘢痕组织还是可逆的缺血心肌所造成。②AMI，或伴有室间隔穿孔，或缺血性二尖瓣反流、室壁瘤等心梗并发症者。③已有心源性休克，虽可在IABP辅助下手术，但风险甚高，需特别慎重。④同时需行瓣膜置换者。⑤严重心律失常、心力衰竭或周围动脉栓塞者。⑥合并其他高危因素，如糖尿病、二次搭桥、肝肾等多脏器功能不全、合并脑血管疾病、高龄等，尽管高龄已不是决定性因素。

2.手术禁忌证　在纽约大学,唯一的心脏方面的手术禁忌证是慢性充血性心衰和肺高压。事实上,再没有其他的禁忌证了。冠脉造影在预测血管太细或病患太重因而不适于作旁路手术,这方面的不可靠性前面已经作过讨论。我们发现对多支病变血管行节段性的再血管化常是可行的,而且是高度有效的。高龄显然不是手术指征。外科医生更多地注重患者的生理学年龄而不是实际年龄,对老年人来说,肌肉的多少是一个有用的判断预后的指标。移植心脏的冠心病是移植术后1年的首位死亡原因。移植心脏的冠心病通常表现为冠脉弥漫性病变,且发展迅速。临床表现通常以心肌梗死、心力衰竭和心源性猝死为主,而不是以心绞痛为主。对于此类冠心病,CABG的效果往往相当差,心脏移植是目前唯一的有效治疗手段。

3.手术前准备　术前对患者心功能、全身状况及冠脉病变情况作一次全面的分析和评估。术前应停用阿司匹林、波立维等抗凝药物1周以上,若为急诊手术,则术前应预先备好血小板和相关凝血因子,防治术后出血和渗血。冠心病患者术前常规服用三联药物:抗血小板制剂、硝酸甘油类药物和β受体阻滞剂。若患者有高血压,则应同时应用钙离子拮抗剂和(或)血管紧张素转化酶(ACE)抑制剂;若合并心功能不全,则需运用洋地黄药物、利尿剂、正性肌力药物,如多巴胺、多巴酚丁胺以及磷酸二酯酶抑制剂等。所有药物均需维持至手术当天。注意解除患者的紧张情绪,术前适当运用镇静药物,积极预防和治疗呼吸道感染。术前必须戒烟,让患者练习深呼吸和咳嗽动作,这有助于预防术后呼吸道并发症。体检重点排查颈动脉杂音,必要时加做颈动脉B超、脑血管造影或MRI等。中度以上颈动脉狭窄需同期或分期行颈动脉内膜剥脱血管成形术。对术中所需的移植血管材料作详细体检,了解双下肢静脉是否充盈良好,有无静脉曲张,必要时检查小隐静脉等。若需取桡动脉,需行Alen试验。

进入手术室后的麻醉处理至关重要,它将直接关系到手术的成败与否。冠心病的麻醉及血流动力学处理原则是维持心肌氧的供需平衡,避免加重心肌缺血,力求保持血压、心率和心律平稳。

非CPB下CABG由于在跳动的心脏上手术,所以麻醉的难度就更大了。外科操作不可避免地要干扰心脏的收缩舒张运动,还要改变心脏的位置。在这样的情况下,血流动力学就更加难以掌控。麻醉医生借助于血管活性药物,需将患者的心率保持在 50 次/min、收缩压保持在 80mmHg 左右。

麻醉诱导后常规地插入 Swan-Ganz 导管,以便精确地监测肺毛细血管楔压和心排血量,有条件可选择性放置经食管心脏超声(TEE)。在转流前重点检测以下内容:血压和脉搏、缺血与心律不齐的 ECG 征象、肺动脉楔压与心排血量。危重患者在必要时可在术前进行 IABP,或者先做好股动脉穿刺,在停 CPB 之前即开始 IABP,并将 IABP 带人监护病房。

4.手术的基本程序　①胸骨正中切口开胸;②离取 IMA 和 GSV;③切开心包,建立 CPB;④在并行循环、全身降温的同时,探查并确定桥远端吻合口的最佳位置;⑤阻断主动脉,顺行或/和逆行灌注,心表面降温(持续温血灌注例外);⑥远端吻合;⑦开放主动脉阻断钳,心脏复跳;⑧升主动脉置侧壁钳,与 GSV 桥作近端吻合;⑨逐步停 CPB,止血,置引流管,必要时采取辅助措施,如心表起搏、IAPB 或左室辅助装置(LVAD)等;⑩关胸。

5.体外循环的建立与心肌保护　正中劈开胸骨,游离一侧或双侧 IMA 予以肝素并测定激活凝血时间(ACT),ACT 合格后方可插管。插管前应进行心外探查以了解升主动脉是否有钙化,并确定插管及钳夹的位置。了解心腔大小、肺动脉压力、心室收缩功能,并确定冠状动脉上的最佳吻合位置。

主动脉插管处先作两个荷包缝线,缝线不能穿透主动脉壁。在荷包线中间,插动脉灌注管,收紧荷包线以固定灌注管。常规检查管道内是否有气泡存在,必要时皮试细空针排气。静脉回流管通常用房腔二极管,将管尖端置于下腔静脉开口处。

灌注方法分为两种:顺行灌注(ACP)和经冠状静脉窦逆行灌注(RCSP),两者可单独或联合运用。每个远端吻合作好后,再灌注冷血停搏液 1～2 分钟,或者每隔 20～30 分钟灌注一次。如果先作远端吻合,冷血停搏液可定期地从已作好吻合的静脉注入。RCSP 的优点在于:①冠脉严重狭窄的心肌保护效果较为确切;②可持续灌注,无需中断手术;③能冲出部分气栓和其他栓子;④无需主动脉穿刺;⑤改善心内膜灌注,减少酸中毒和氧自由基等有害物质的生成;⑥二次搭桥手术更为方便。RCSP 的缺点在于:①易造成冠状静脉窦撕裂伤;②心脏停搏较慢;③ECG 可表现为房室传导阻滞;④压力过高,造成心肌水肿;⑤右心室和室间隔部位灌注欠佳;⑥灌注管较为昂贵。

行 RCSP 时采取上下腔静脉分别插管并予套紧。可选择直视插管或闭式插管。前者在右心房上作一小切口,在直视下插入冠状窦灌注管,气囊充气后用荷包线将其固定;后者在另一手指的引导下盲插成功率也很高。停搏液通常以 100～200ml/min 的速度注入维持冠状窦内压力在 25～40mmHg 之间,压力应低于

40mmHg,以避免心肌水肿的发生。心停搏液总量与顺行灌注时一样为15～20ml/kg。

停跳液通常有两种:晶体停跳液和含血停跳液。冷晶体停跳液的优点在于心肌保护效果确切,操作简单。不足之处在于不能为心肌提供氧和其他丰富营养物质,缺乏酸碱平衡和胶体的缓冲。含血停跳液给心肌带来一个相当有氧的环境,并将无氧酵解降到最低程度。同时,它含有丰富的葡萄糖、乳酸、游离脂肪酸等,给心肌提供代谢底物。血液中胶体缓冲系统有利于酸碱平衡的稳定,而红细胞可改善心肌微循环,减少氧自由基的生成。

在并行循环等待全身降温的过程中,经房间沟切开右肺静脉入口部插入左心房引流管,此管也可置于左心室内引流,在主动脉阻断之前要防止左心腔内吸入空气。升主动脉根部插入正向灌注停跳液的针头,它既可用来注入停跳液又可用作左心腔引流的通道。在阻断主动脉之前,再次查看各冠状动脉分支的走行,并选定吻合的位置。

低温大大降低了心肌的能耗。一般临床上10℃的低温停跳液可使停搏的心脏安全维持30分钟。此法简单、安全、术野干净,是目前的主流方法。但低温同时也降低了细胞膜液态性,抑制酶的功能,使得血红蛋白氧离曲线左移,降低冠脉血管反应能力,增加红细胞的脆性,并带来微血管栓塞从而影响微循环灌注等。因此,又出现了温血停跳液。温血停跳液可以避免上述的不足。当然,温血停跳也存在一些缺点,比如造成术野出血,易导致高血钾,另外,常温下炎性介质活性增高,术后神经系统并发症比例较高。介于上述理论,部分单位采取常规顺灌和逆灌联合运用,即温血诱导,冷维持,温复苏(温—冷—温)的方法,效果较为可靠。

6.桥材料的制备

(1)GSV 的制备:术前要了解患者过去有无下肢手术史、外伤史、下肢溃疡、下肢静脉曲张或皮肤病。GSV 常用的制备方法包括:全开放的沿静脉走行全程切口、分段切口和小切口内镜辅助下离取。没有病变的 GSV 方可取下作为搭桥的材料,多数医生选择自小腿逐步向近心端游离,但也可自大腿根部开始向足侧延伸切口。通常是作一条皮肤长切口,但为了减轻手术后下肢的不适,也可作分段皮肤切口,分离相邻切口之间的皮下组织并形成隧道,最终取出 GSV。我们南京市心血管病医院在国内较早开展了内镜辅助下制备 GSV 技术,结果显示微创组能明显减少术后下肢切口的一系列并发症,与文献报告相似。而且微创组缩短了住院时间,利于患者术后早期康复。女性、肥胖和糖尿病等是影响手术后伤口愈合的主要危险因素,而冠心病患者常常合并有糖尿病,这类患者伤口愈合能力差。近年 Alexander 等的研究显示,与常规方法相比,微创制备的 GSV 内皮细胞功能没有受到明显损伤,仍保留了良好的完整性。我们体会到,关键在于操作者的熟练程度,应尽量在轻柔条件下完成,避免粗暴动作,技术关键是无创技术或称为 Nqtouch 技术。最大限度地避免损伤静脉血管内膜以保证有良好的远期效果。另一方面,由于一次性操作器械费用昂贵,限制了临床普及。

静脉游离后应以含罂粟碱溶液的纱布覆盖,在结扎切断侧支时避免张力过高。静脉取下后自远端加压注入含肝素及罂粟碱平衡液或血液使之扩张,但注入的压力不可过大,以免静脉内膜撕裂损伤。如果对 GSV 不满意,可以使用小隐静脉。可适当旋转下肢在屈膝位时采取静脉。另外,由助手将足部抬高以暴露小隐静脉,也是一种简单的办法。

(2)IMA 的制备:因 IMA 自身具有独特的解剖和生理的特点,早已成为 CABG 的首选血管材料。IMA 作为搭桥材料可以保持很高的远期通畅率。对于 LAD 尤为方便。而且也可用于右冠状动脉或中间支,只是操作较费事。在选用 IMA 之前应注意锁骨下动脉是否有病变。

正中劈开胸骨后将一侧胸骨缘用 Favaloro 拉钩牵开,可以看到距胸骨缘 1.5~2.0cm 并与之并行的 IMA,推开胸膜,在 IMA 两侧用电刀作两条平行切线切开胸内筋膜。电刀头可用作剥离子,在肋间处剥离时,应注意有一些穿通分支,在近端以钛夹止血,切断后将出血的远端电凝止血。IMA 近端游离至起始部,远端游离至第 5 肋骨附着处。IMA 连同周围的筋膜与结缔组织一并游离成为一个索条。

在游离 IMA 蒂时,注意减少电灼的损伤。这可造成胸骨的血运显著减少。在对老年患者或糖尿病患者使用双侧 IMA 时这点特别重要,以免造成胸骨血运的显著减少。Parish 等 1992 年报告乳内血管蒂越宽,胸骨的血供遭破坏越多。如果乳内血管蒂取得非常窄即骨骼化时,胸骨的血运减少最少。IMA 游离好以后四周喷洒罂粟碱溶液以防痉挛。待心包切开,建立 CPB 后,开始作冠状动脉吻合时,切断 IMA 远端,也可自断端向动脉内注入 1:20 罂粟碱 3~4ml 使之充分扩张,然后按常规作 IMα-冠状动脉的端侧吻合。在把 IMA 移植于 LAD 时,再次检查自喷血流是否充足。确认血流是充足的这点很重要。因为把一条血流不足的 IMA 移植到 LAD,会带来灾难性的后果。IMA 血流的不足可能来自手术损伤或锁骨下动脉狭窄。如血流不足,应果断弃用,并采用静脉来做旁路移植。

桥血管的通畅率决定着患者的远期生存率及生活质量。IMA 桥 10 年通畅率为 90%~96%,GSV 桥则为 50%。因此,许多医生尝试采用双侧 IMA 进行完全的心肌血运重建,并取得了良好的效果。文献报道,无论是糖尿病组或无糖尿病组,采用双侧 IMA 旁路移植组的长期良好存活均优于采用单支 IMA 旁路移植组;无论在左心室功能轻度损害组还是在左心室功能重度损害组,采用双侧 IMA 旁路移植组的长期良好存活均优于采用单支 IMA 旁路移植组。采用双侧 IMA 的年轻患者可避免再次手术和 PTCA。高危患者积极使用 IMA 能改善预后,减少死亡,获得良好的生存,同时避免了接受再次手术和 PTCA 的可能性和危险性。一些报道认为,双侧 IMA 的取材后胸骨血运减少,会增加术后胸骨骨髓炎的发生率(3.7%～6.9%),尤其是糖尿病患者。我们认为胸骨血运减少并不一定会增加感染的发生率,关键在于手术中对于胸骨和伤口的保护及术后对血糖的控制。

　　为了真正发挥乳内动脉桥长期通畅率高的自身优势,在外科操作上就要确保动脉血管取材的成功率。用不接触乳内动脉血管的采集乳内动脉的方法,避免采集过程中对乳内动脉内膜干扰。临床上一般较少使用游离的 IMA,目前尚未证实游离的 IMA 较传统的带蒂血管有显著优势。

　　(3)桡动脉(RA)的制备:1971 年,Carpentier 首先使用了 RA 行 CABG 术。4 年后,他报道了 30 例用 RA 行 CABG 的手术情况,其结果是 RA 桥因痉挛有 30% 发生早期闭塞。这一结论同样被其他学者所证实。因而,RA 没有得到广泛使用。直到 1989 年,在偶然的机会下发现了超过十几年的 RA 桥仍然保持通畅,这就再一次地激起了人们对 RA 的兴趣。RA 有着足够的长度及取材方便的优点,随着 RA 离取技术的逐步完善以及相关抗痉挛药物的使用,RA 现已成为仅次于 IMA 的常用动脉血管材料。

　　患者取仰卧位,上肢外展,切口从肘关节下 2cm 至腕关节上 2cm,沿肱桡肌缘与 RA 搏动处做一弧形切口。前臂的 RA 被肱桡肌覆盖,注意保护前臂外侧皮神经。采用不接触技术,低能电刀分离出桡动、静脉及其分支并予夹闭切断。同时喷洒罂粟碱盐水(1mg/ml)。术后静脉用地尔硫草可有效预防 RA 痉挛的发生。

　　(4)胃网膜右动脉(RGEA)的制备:RGEA 尤其适用于右冠状动脉与回旋支搭桥。通常将正中切口沿腹白线向下端延长 3～5cm,若为胸骨下端小切口,则以剑突为中点,上下各切 4～5cm。胃内先放好胃肠减压管。大网膜前作切口向下牵拉,在胃大弯中部找到 RGEA,分别结扎 RGEA 的前后分支,将 RGEA 自远端向近端游离。在其腹侧及背侧做标识线以防在游离切断后发生扭曲。RGEA 远端在胰十二指肠动脉上方切断,切勿损伤后者血管。将血管蒂从十二指肠前方或胃后方,肝左叶前方,经膈肌切口引入心包腔,再次根据搭桥部位调整 RGEA 的长度方向、走行,在确认无扭曲后,即可开始吻合,其法与 IMA 搭桥相同。RGEA 非常易于发生挛缩,所以常需在管腔内注入罂粟碱以对抗在游离和牵拉时的痉挛。另外,缝合过大的膈肌切口时，应将血管蒂固定在膈肌上，膈肌的切口缝合应以血管桥血流通畅良好、周围不留空隙为宜。膈肌缝合过紧会影响桥的血流，过松可能造成膈疝。RGEA 不宜在胃的中部走行，以免胃扩张时影响血流。

离取 RGEA 的并发症主要为出血，其他少见并发症还包括胃穿孔、胰腺炎、膈疝等。文献报道，RGEA 冠脉搭桥的围术期死亡率为 0.4%～3.9%，与 IMA 等相似。加拿大的 Pym 从 1984 年起便有计划地使用 RGEA。1993 年，Suma 总结了 5年共 200 例的 RGEA 冠脉搭桥经验体会，报告指出 RGEA 桥术后几个月内的通畅率在 95%，2 年的通畅率仍接近 95%。Mills 报道 RGEA 搭桥，术后心绞痛复发率为 6.6%，Grand-jean 报道术后心肌梗死率为 3.3%。这些资料清楚地表明了RGEA 良好的早期耐用性和通畅率，但其长期结果有待进一步随访。

7.吻合技术

(1)冠状动脉远端吻合技术：远端吻合的技术必须十分精细，它将直接影响到吻合口远期的通畅率。常规借助于 4 倍的双目放大镜。这种放大镜是由纽约大学Spence 在 1971 年发明出来并很快为全世界采用。

冠脉分支的显露 LAD 及 Diag 均位于左心室前侧面，最易显露，心脏停搏萎陷后，在左心耳处塞入冰盐水纱布垫将心脏抬起，并略向右转，即可有良好的显露。RCA 及 PDA 也较易显露，通过心膈面垫以湿纱布垫，心尖保持向左，这样可使右冠远端及其分支近端得到良好暴露。术者预先用 2-0 的无创伤线在右室锐缘支远侧绕过右冠主干作一牵引线，再在右室前面与膈面交界中部作另一缝线，分别向两侧头端牵引，RCA 远端即可得到良好显露。LCX 各分支如钝缘支、左室支的显露最为困难，尤其当左心室发生扩大肥厚时。RCX 分支的显露方法因每个外科医生的习惯不同而有如下方法：①将心包右缘牵引线放松，甚至打升右侧胸膜腔使心脏向右下垂；②将手术床稍向右摇，使患者稍向右侧身 15°；③将心尖拉向右侧；④心包在斜窦处用牵引线提起使心脏抬至较浅部位；⑤用线网或条带将心尖牵拉并固定在右前方，或者用助手的手指固定左心室面，将冠状动脉支固定在手指之间，并作吻合术。

吻合部位的选定最好在并行循环情况下，选择好远端吻合的部位。因为：①可避免将静脉误当动脉切开；②便于准确估计血管桥的长度；③减少 CPB 的时间；④当冠脉寻找困难时，可经远端分支逆行找到主干。

序贯吻合在多数情况下，各冠状动脉支单独与"桥"行端-侧吻合，但在一些特殊情况下，也可用一条"桥"同时与两个以上的冠状动脉支作吻合，即称之为序贯桥或蛇形桥。优点是需要的血管桥吻合口少，手术时间短，操作简单。因为 GSV 的口径都比冠脉主干粗,所以无血流量不足之虞,且其通畅率与分别行多个吻合者相似。蛇形桥的最终端亦为端侧吻合而其他吻合口均为侧一侧吻合。蛇形桥上的两个吻合口之间不宜过近,最好相距2.0m左右,以免桥体扭曲。常用的序贯吻合方式有从LAD到Diag、OM,或从RCA的左室后支到PDA。序贯吻合多采用菱形吻合,另外,近侧吻合口必须比远侧者小,否则将产生窃血现象。

吻合技巧这是吻合最关键的一步,因冠脉口径较小,对术者吻合技术要求较高。一般使用7-0Prolene线,偶有因血管过细使用8-0Prolene线。吻合口应争取一次准确完成。如果在心脏复跳后发现吻合口漏血或扭曲而临时采取补救措施,吻合口的通畅率很可能受到影响。通常先做远端吻合,后做近端吻合。找到靶血管后,切开动脉表层的心外膜,务必在血管的正前方而不是侧壁上作切口,切口一般长3~5mm,IMA的吻合切口应小一些,不可切伤动脉后壁,否则吻合后局部会形成血肿从而影响吻合口的通畅。避免过多的游离动脉外组织,必要时用1.5~2mm大小的探条测试远端的通畅情况。再次检查血管桥体是否有漏血或局部病变。GSV吻合端应避开GSV瓣,静脉前端剪成30°~45°的斜口,必要时纵向稍作切开扩大开口。目前多采用连续缝合法。冠状动脉切口的远端比作时针的6点,近端为12点,GSV端的前端比作6点,而后缘中点比作12点。如为端一侧吻合则将两个6点与两个12点相互对准。缝线自2点处开始逆时针方向缝合,缝针穿过GSV壁时自外向里进针,在穿过动脉壁时自里向外出针。每个针距0.5~1.0mm。针距应均匀,血管切口边缘缝针不宜过多,每针缝后应将线拉紧,在显露困难处可缝3~4针往返后拉紧。如缝线不紧、不匀,在吻合后会局部出血。在连续缝合时如能带上部分心外膜,则有利于防止漏血。缝合线绕回到吻合口的"2点"处与线尾打结。此时先放松缝线,经GSV桥的另一端注入含血停跳液,使之从吻合口溢出然后将线拉紧并打结,这样可以确定吻合口是否严密不漏血,同时也可防止冠状动脉气栓。吻合口完成后可继续经新搭好的静脉桥注入停跳液150~200ml。吻合口争取一次吻合成功,尽量不要盲目补针。必要时宁肯拆去重新吻合。

(2)冠状动脉近端吻合:远端吻合后可复温,开放升主动脉,多数心脏自动复跳,少数需要除颤。根据近端吻合数,预先设计好吻合口的位置。排除升主动脉钙化等情况后,上侧壁钳,否则,最好在主动脉阻断下完成全部近端吻合后再开放主动脉。去除外膜并用11号尖刀作-3~4mm的开口,再用4~4.8mm的打孔器开孔。如同时做主动脉瓣手术,则吻合口应与主动脉切口彼此分开。量好静脉长度,必要时可请麻醉师膨肺并使心腔充盈,充分估计桥的长度,近端角度修剪合适,用哈巴狗钳阻断静脉桥,以防回血影响术野。一般选用5-0或6-0的Prolene线连续缝合。先将静脉近端悬起，在吻合了 4～5 针后，再将静脉缝线提紧继续缝合。完成后，减流量，排气后打结。

近端吻合的顺序一般为先做 LCX 系统，再做 LAD 系统，最后为 RCA 系统。升主动脉上的吻合口由近到远依次为 RCA、LAD 和 LCX 桥，这样可防止桥血管交叉受压。反复检查桥血管，确认充盈搏动良好。常规用 7-0 的 Prolene 缝针穿刺血管桥，彻底排气。关胸前留置引流管时，不缝闭心包，避免胸骨挤压血管桥。

8.术中特殊情况处理

(1)远端吻合口回血过多：吻合口的回血会影响手术野，造成吻合困难。处理的关键在于充分的左、右心引流。右心引流不佳，右心房不能排空，则血液经冠状静脉窦进入冠状动脉远端，并自吻合口溢出；左心引流不佳，则升主动脉根部积血必将自吻合口近端流出。阻断循环期间，要保持 CVP 在 $0～2cmH_2O$，左心房或左心室置引流管。还可考虑借助升主动脉根部的停跳液灌注管向反方向吸引。目前，我中心常规使用冠脉内分流栓，配合细吹雾管的使用，有效保证了术野的清洁。

(2)血管桥长短不合适：血管桥过短会增加吻合口的张力；过长、扭曲则会影响桥血流量。当桥血管偏长时，可调整桥的行径；偏短时，可将主肺动脉和右心房加以折叠，缩短桥的行径，还可将其近端吻合在另一静脉桥上；扭曲时，如果不超过 180°，可以用几个间断缝线，将静脉固定在心外膜上，一般可消除扭曲所致的狭窄，否则应果断重新吻合。

(3)心包粘连：既往心脏手术、心包炎史或作过局部放射治疗，均会造成心包粘连。一般情况下可将心包壁层游离，如粘连较紧可在 CPB 并行期间心表无张力情况下锐性剥离，整个心尖部必须全部充分游离，吻合口主要选在较大的动脉支上。

(4)升主动脉钙化：在 CABG 术后中风的各种危险因素中，升主动脉钙化是最主要的危险因素。对这类患者如果进行升主动脉插管、阻断或主动脉侧壁钳夹都极有可能导致手术后卒中，OPCAB 完全避免了主动脉插管和阻断操作，可以降低中风发生率。但常规 OPCAB 仍需要在主动脉侧壁钳下完成主动脉的近端吻合，同样可能因主动脉内硬化斑块脱落导致手术后卒中。为了避免使用主动脉侧壁钳，需要对手术进行改进。

主动脉近端吻合，应尽量避开主动脉钙化部位，在相对柔软处切开吻合。若钙化局限，则偶可考虑行升主动脉壁部分切除补片成形术，再将 GSV 吻合于补片上。当主动脉上可选做吻合部位有限时，可将 1～2 个静脉桥与主动脉相当柔软区吻合，其余静脉桥与之行端侧 Y 或 H 形吻合。另一种方法即以 IMA 作为唯一的 inflow，将其余的静脉桥桥吻合到 IMA 上，当然双侧 IMA 的使用完全是可以的。还可以考虑将静脉桥吻合到无名动脉或锁骨下动脉。

早年的主动脉近端吻合装置因各种弊端已经退出市场,近年 Enclose 和 Heartstring 近端吻合装置可允许外科医生在不阻断升主动脉的情况下,行升主动脉的近端吻合。

总之,术中我们应仔细探查升主动脉,必要时借助 TEE、主动脉直接超声检查,及早发现主动脉是否有明显病变,以决定是否要调整手术方式。如其存在明显硬化病变,则倾向采用 OPCAB 术,结合主动脉 No-touch 技术或主动脉近端吻合装置,可有效避免术后中枢神经系统并发症的发生。

(三)乳内动脉冠状动脉旁路移植术

1.概述   20 世纪 70 年代,GSV 冠脉搭桥早已得到广泛应用,与此同时,IMA 搭桥由于其操作复杂困难,始终未能成为常规手段。但静脉桥较低的长期通畅率迫使人们寻找更好的旁路材料。因 IMA 自身具有独特的解剖和生理特点,它显示了良好的远期通畅率,其 10 年的通畅率在 90%,而静脉桥只有 25%~50%。这样情况就发生了戏剧性的改变,桥材料再一次地从静脉转为动脉。仅到 1983 年,IMA 搭桥就已成为了常规标准手术。研究还证实了更为复杂的 IMA 移植方式,包括双侧 IMA 的使用、序贯 IMA 和游离 IMA 的运用,它们的早期通畅率均在 95% 以上。尤其对于二次手术、GSV 条件不好、冠脉过细或女性患者,使用包括 IMA 在内的动脉移植血管,可以明显提高通畅率和总的临床成功率。升主动脉有严重钙化的患者或患 I 型夹层动脉瘤的合并有冠心病的患者,静脉移植血管的近端吻合常常是不可能的,使用 IMA 可以使问题迎刃而解。最后,患川畸病并需行 CABG 术的儿童,首选 IMA,甚至 IMA 桥可随患儿的长大而成比例的增大。

2.适应证和禁忌证   左乳内动脉(LIMA)主要使用于 LAD、Diag、LCX 系统,可单独使用或与右乳内动脉(RIMA)联合使用。RIMA 主要用于 RCA、LAD 和 LCX 系统。IMA 禁忌证主要包括 IMA 起始部狭窄、锁骨下动脉狭窄、IMA 本身存在病变、主动脉弓降部动脉瘤以及胸部有外伤手术史造成 IMA 损伤者。

术中发现血流量不足的 IMA 时,需要谨慎处理。因为使用了流量不够的 IMA,旁路一支重要的严重受损的冠脉可能引起围术期心肌梗死和循环衰竭。最好的处理办法是再次停跳,在靶血管远端再架一条静脉桥。IMA 桥血流量不足的原因较多,主要包括动脉痉挛、手术损伤动脉内膜或使内膜发生夹层、动脉起源异常或本身存在粥样硬化、锁骨下动脉狭窄,甚至是 IABP 气囊堵住锁骨下动脉开口。所以,IMA 的操作一定要轻柔。对于锁骨下动脉发生病变,则多数情况下仍可使用游离的 IMA。由上可见,常规的流量检查应该是 IMA 手术不可缺少的重要组成部分。

3.解剖 IMA又称胸廓内动脉(ITA),起源于锁骨下动脉第一段的凹侧缘,沿斜角肌内侧缘向内下走行,在锁骨的后方,胸膜顶的前方进入胸腔,在锁骨下静脉后方向前内走行,并沿胸骨外缘1~1.5cm处垂直下行,直至第6肋以下,由较厚的肌肉覆盖,最终分为肌膈动脉和腹壁上动脉两支。心包膈动脉是IMA的第一个分支,IMA在每个肋间上下缘均发出穿支并与肋间动脉分支形成动脉环。每个分支均需离断,以防止窃血的发生。

4.乳内动脉的游离方法 抬高手术台,在Favaloro牵开器的辅助下,IMA通常可得到较好的显露。用低能的电凝从下向上分离直到胸顶,避免对胸壁和肋间神经做过多的烧灼,以免术后持续胸壁和感觉异常的发生。所有分支都应切断以防止竞争性血流,尤其是异常粗大的第1肋分支,暴露困难的分支可以用钛夹钳夹。分离时,注意对膈神经和喉返神经的保护。血管离断后,用无损伤哈巴狗钳钳夹,用0.2%~0.3%罂粟碱溶液喷洒避免痉挛。

心肺转流全身降温开始后,确定冠状动脉的远端吻合口,切除胸腺脂肪垫组织,并剪去部分心包边缘,让IMA在肺的内侧临近膈神经的侧方走行直至靶血管。目的在于缩短IMA的行走距离,防止因肺膨胀对LMA桥的牵张,并减少在再次手术时损伤IMA的机会。有些作者喜欢用罂粟碱溶液来扩张IMA以达到改善早期流量的目的,但应避免用金属扩张器以免造成内膜损伤。要是计划作游离的IMA搭桥,则在切断血管蒂之前也应在原位测定其血流量。

5.手术方法 吻合总体同静脉桥的远端吻合。测量好长度后,纵行剪开IMA约3~5cm,呈喇叭状。再在冠状动脉上作一个3~5mm长的切口,缝合采用7-0或8-0的聚丙烯线。进针的原则是IMA从外向内,冠脉从内向外。第1针可从IMA开始,从内向外进出针并用带橡胶套的蚊式钳固定,再用另1根针缝合。分别从起点的两侧,从足跟向足尖连续均匀缝合,一般共8~12针,收紧缝线后排气打结。IMA蒂用剩余的滑线固定于心表面。通常IMA是最后移植的,松开IMA上的钳子,在血液流入冠状动脉时排气打结。心肌会很快变暖,呈粉红色,并在30秒内开始收缩。如果这些现象不出现,就应考虑是否有吻合的错误或其他的问题,必要的重新作吻合。

序贯式IMA移植最常做在Diag-LAD上,但也可以考虑作在LCX或RCA系统。作序贯移植时,需要IMA的直径较大,流量超过100ml/min。吻合时,应先做近侧的侧侧吻合,再做远侧的端侧吻合。两吻合口的距离一定要在心脏充盈下准确测量。距离过短会产生张力,增加吻合口破裂出血的风险;过长则会扭曲打折,影响血流。由于 LAD 的重要性,一般不做序贯吻合。在小切口手术或某些情况下,也有采用 T 或 Y 形吻合。比如当 RIMA 直径偏细或升主动脉钙化时,可将其吻合于原位的 LIMA,根据两者的夹角,就形成了所谓的 T 或 Y 形吻合。

(四)急诊冠状动脉旁路移植术

1.一般患者的急诊 CABG

(1)概述:择期 CABG 治疗冠心病心肌缺血效果十分满意。该手术近几年在我国不断得到推广,已渐渐成为综合性医院的常规手术,择期 CABG 的手术死亡率已降到 3% 以下。而急诊 CABG 因有其特殊性,这类患者轻则心绞痛用药物难以控制,重则伴心源性休克,使急诊 CABG 成为抢救性手术,手术死亡率明显增高。随着急诊 PTCA 指征的扩大以及溶栓治疗的广泛开展,急诊 CABG 的比例有所下降。冠状动脉供血不足引起的心肌损伤可分为三种:梗死心肌、冬眠心肌和顿抑心肌。梗死心肌即已经死亡的、不可逆的心肌,而冬眠和顿抑心肌在缺血得到及时纠正后,均可以得到部分或者全部恢复。因此,术前对存活心肌的评估对急诊手术的手术效果有着相当重要的意义。

(2)手术指征:

1)不稳定型心绞痛:多支冠状动脉病变伴药物难以控制的不稳定心绞痛,常提示冠状动脉病变斑块不稳定,极易在短时间内发生心肌梗死。

2)非 Q 波心梗:常伴不稳定心绞痛,手术指征同不稳定型心绞痛。

3)左主干病变伴心绞痛:即使心绞痛药物控制满意,因左主干病变使左室大片心肌处于危险状态,一旦发生急性闭塞,患者常猝死或大面积心梗伴心源性休克,死亡率极高。对这类患者应急诊或亚急诊 CABG。

4)急性 Q 波心梗:这类患者病情多危重,部分患者伴心源性休克,多首选内科治疗,包括急诊 PTCA;如考虑急诊手术,应争取在胸痛发作 4～6 小时内重建心肌血液供应。

5)急性心梗的机械并发症:急性心梗伴急性乳头肌功能不全引起严重二尖瓣关闭不全、室间隔穿孔和左室破裂是急诊 CABG 的绝对指征,只有通过手术才能挽救生命。

6)心梗后心绞痛:常提示梗死区域或非梗死区域仍存在缺血心肌,为防止再次发生心肌梗死,结合冠状动脉造影,可考虑急诊 CABG。

7)溶栓或 PICA 失败并发急性冠状动脉闭塞或冠状动脉穿孔。

8)心脏外伤伴重要冠状动脉断裂,需要急诊搭桥。

急诊 CABG 的禁忌证与择期手术相似,最主要的是远侧冠状动脉细小,并呈弥漫性病变,Run-off 太差,无法搭桥;另外,部分严重的充血性心力衰竭也是手术禁忌。

(3)手术方法:

1)术前准备:急诊 CABG 由于其突然性和紧迫性,往往需要医疗单位的各个部门通力合作。多数患者血流动力学欠平稳,或心绞痛症状持续且严重,对于此类患者,应毫不犹豫尽早置入主动脉内球囊反搏(IABP)。IABP 通过增加心肌的前向血流,增加冠脉的灌注,减轻心脏的负担,最终达到稳定血流动力学、改善症状,为手术赢得时机。急诊 CABG 对麻醉的要求较高,通常会选用快速诱导麻醉,我们南京市心血管病医院在进入手术室后常规放置 TEE,以便了解心脏功能和排除心肌梗死相关并发症。

2)麻醉:急诊 CABG 对麻醉的要求更高,通常选用快速诱导麻醉,同时要求手术组人员作好处理各种应急情况包括室颤和心搏骤停的准备,如果有条件最好放置食管超声探头,以更准确地随时了解心肌功能及各瓣膜的功能状态,指导临床治疗和抢救。麻醉的总体原则是:①快速麻醉,降低心肌前后负荷,减慢心率,减少心肌耗氧。②改善缺氧,维持适当或稍高的氧分压。③借助药物,比如包括静脉应用硝酸甘油、β 受体阻滞剂等,积极处理心肌缺血。尽管在麻醉诱导期间,可短暂地增加患者的应急性.一旦麻醉后,反而可以降低心肌耗氧,增加心肌供氧。急诊 CABG 患者不应因麻醉风险而推迟手术。术后也不必过分强调快通道(fasttrack),良好的机械通气不但可提供足够的氧供,而且可以减少患者自身呼吸做功。

3)手术方法:急诊 CABG 在手术操作上与择期手术基本相似,绝大多数心外科医生采用常规中低温或常温体外循环(CPB),阻断升主动脉,经主动脉根部或经冠状静脉窦灌注 4℃晶体心脏停跳液或常规含血心肌停跳液,在静止无血的心肌上完成 CABG。术中应对有 50% 的以上狭窄且大于 Imm 直径的冠状动脉都进行搭桥,尽可能达到完全性再血管化,提高术后远期效果。Akins 等少数心外科医生仍采用 CPB 下低温诱导室颤的方法进行急诊 CABG,避免阻断升主动脉,也取得了良好效果。由于 IMA 桥的远期通畅率明显优于 GSV 桥,因此,急诊 CABG 时,如果患者血流动力学稳定,仍可考虑用 IMA。但如果患者血液动力并不稳定,甚至患者已发生心源性休克时,应快速开胸,紧急建立 CPB,减轻心肌负荷,也可以在并行循环下取乳内动脉,或只采用自体大隐静脉搭桥,更节省时间。亦有报告人造材料(PTFE 人造血管)用于已有心源性休克患者急诊 CABG。

近几年,随着微创外科的发展,非 CPB 心脏不停跳冠状动脉搭桥(OPCAB)的临床应用得到了不断推广。最近，Varghese 和 Hirose 等先后报告了 OPCAB 用于急诊冠状动脉搭桥，部分患者是在 IABP 辅助下进行急诊手术。但如果患者血流动力学不稳定，特别是在合并心源性休克的患者，仍应建议在 CPB 下 CABG。

4）心肌保护：尽快建立 CPB，是减少缺血心肌能量消耗的最佳方法，术中要求维持较高的灌注压力。如果只采用自体 GSV 搭桥，则首先对主要病变的冠状动脉（通常是 LAD）搭桥，随即经 GSV 桥灌注心脏停跳液，使该区域心肌得到良好的保护。最好在主动脉阻断下完成所有主动脉上的近端吻合，并彻底排气，这样在主动脉开放后，整个心肌就可以立即恢复再灌注。术中注意左室减压，研究表明，通过左心减压，降低室壁张力，减少心肌耗氧，可使心肌能量代谢降低 60%，通过心肌停跳液使心脏舒张期停跳，又可使心肌能量消耗减少 30%，而全身及局部降温只影响最后 10% 的基本能量需要。这也是近十多年来心外科发展的重要依据。溶栓或 PTCA 失败后急性冠脉闭塞，如果留有多孔冠状动脉灌注导管，则应一直保留到准备主动脉阻断时再拔除，主动脉阻断前应插好主动脉根部顺灌管或冠状静脉窦逆行灌注管，这样在主动脉阻断后可立即快速给予心脏停跳液，诱导心肌停跳。对完全闭塞的冠状动脉供应的心肌区域，经冠状静脉窦逆行灌注心肌停跳液可以提供更好的心肌保护效果。

5）合并疾病的处理：同时存在心梗机械并发症包括急性乳头肌功能不全引起明显二尖瓣关闭不全、心室室壁瘤形成、室间隔穿孔等需在急诊 CABG 时同期处理。特别要指出的是如果患者有室壁瘤形成，因瘤内常常有附壁血栓，在主动脉阻断前应尽量避免搬动心脏，防止血栓脱落形成脑中风或其他脏器栓塞。

6）主动脉内球囊反搏：IABP 通过增加心肌的前向血流，增加冠脉的灌注，减轻心脏的负担，最终达到稳定血流动力学、改善症状、赢得手术时机。如患者术前已使用 IABP，在主动脉阻断后可暂时停用，等到主动脉开放心脏复跳后即可恢复使用；如术前未使用 IABP 而患者又脱离 CPB 有困难，则可在术中插入 IABP。术后 IABP 多需维持 24～48 小时，在维持期间，早年常规使用肝素维持抗凝，近年来，我们常规使用低分子右旋糖酐（10ml11/h）维持，未发现血栓等并发症，简便实用，无需定时监测 ACT，值得推荐。IABP 导管在降主动脉内应一直保持工作，停用时间一般不能超过 15 分钟，否则可能形成血栓，产生严重后果。急诊 CABG 患者，术后多数需血管活性药物支持，在撤离 IABP 时，应首先将血管活性药物减量，如血流动力学稳定，且无明显心肌缺血征象，则可拔除 IABP。当然如果 IABP 期间出现明显同侧下肢急性缺血，则不得不拔除 IABP，股动脉穿刺部位需压迫 20～30 分钟，并加压包扎。此后的 6 小时内应每小时检查一次穿刺部位，以防有大出血。

7)术后出血的处理:术后出血是急诊CABG常见并发症之一。各种血液制品的应用导致细胞素释放,以及CPB本身引起血栓素A2释放均可促使肺动脉高压产生,在有右室缺血时,造成的危害更大。在溶栓治疗失败的患者,手术医生应详细了解溶栓药物的药代动力学,常规准备新鲜全血、冻冰血浆、血小板等,术中应用6-氨基己酸及抑肽酶,可以减少术后出血。如果关胸时术野渗血十分严重,应及时进行凝血方面的全面检查和评价,必要时考虑延迟关胸。术后因出血二次开胸的原则与择期手术相似。急诊CABG特别是在术前溶栓治疗的患者,因出血需二次开胸的比例明显升高,所以术后要密切观察引流量。

2.不稳定型心绞痛和非Q波心梗患者急诊CABG　不稳定型心绞痛和非Q波心肌梗死患者发生难治性心绞痛、心肌梗死和心源性死亡的危险较大。Marmur等观察到需住院治疗的不稳定性心绞痛患者早期死亡率3%～5%,6%～14%的患者短期内发生急性心梗;出院后第1年死亡率7%～9%,11%～14%发生心梗,再入院率明显增加。非Q波心梗在心电图上无Q波,仅有CK-MB轻度升高,通常只影响少量心肌,仅有轻度甚至无室壁运动障碍。与不稳定型心绞痛患者相似,这类患者的潜在危险也较大。Gibson的分析资料显示,虽然非Q波心梗患者在院死亡率(9%)低于Q波心梗(17%),但远期死亡率(28.5%)明显高于Q波心梗(21%);在院再次心梗率(11%)、出院后再次心梗率(18%)和在院期间发生伴心电图明显异常变化的梗死后心绞痛比例(38%)均明显高于Q波心梗患者。前壁非Q波心梗发生晚期死亡或再梗死的危险比其他部位的非Q波心梗高出4倍。

美国VeteransAffairs Cooperative研究结果显示严重静息心绞痛伴心电图ST-T变化者,如存在3支血管病变或左室功能异常,CABG的效果明显优于内科药物治疗,术后心绞痛得到明显缓解、运动耐量增加、服用抗心绞痛药物减少、因心脏原因的再入院率明显下降。因此对药物控制不满意的不稳定心绞痛、不稳定心绞痛伴3支血管病变或左室功能损害者应考虑急诊或亚急诊CABG;另外对左主干病变或运动试验提示有高危心肌缺血的患者,即使心绞痛用药物治疗得到控制,仍应考虑尽快CABG。虽然至今还没有非Q波心梗药物和CABG治疗的随机对照研究,因为非Q波心梗与不稳定型心绞痛自然病程相同,手术指征亦与不稳定型心绞痛相似。

由于PTCA发展的时间尚短,还未见有对不稳型心绞痛或非Q波心梗进行PTCA与CABG的随机对比研究。患者的临床特征可以帮助选择治疗方案。①PTCA失效引起急性心肌缺血无疑是急诊CABG指征;②明显股动脉、髂动脉病变或冠状动脉病变在解剖上不适合PTCA者应选择CABG;③冠状动脉病变形态不适合 PTCA 者如慢性完全闭塞、血管扭曲、分叉病变及严重钙化病变等应选择 CABG；④同时伴有需手术治疗的心脏瓣膜病者应首选 CABG；⑤对左主干或 3 支血管病变伴左室功能损害者，由于 PTCA 远期效果差，而且常难以达到完全性再血管化，也应选择尽早甚至急症 CABG。

另一方面，下列患者应首先考虑 PTCA：①冠状动脉病变解剖上适合 PTCA，包括单支和部分双支血管病变；②对以前已接受 CABG 患者，由于再次 CABG 风险大，难以达到完全性再血管化，如药物治疗效果不满意，而且病变解剖上适合，应首选 PTCA；③严重左室功能损害(EF<25%)者，外科手术风险加大，可以作为 PTCA 的相对指征；④其他外科手术相对禁忌证者，包括预计寿命不足 3 年、全身情况差不能接受手术者、及有新近(4～6 周内)脑卒中者，亦是 PTCA 适应证。

对不稳定型心绞痛或非 Q 波心梗后适合 CABG 的患者，具体手术时机尚有不同看法。Curtis 等分析了 993 例该类患者，急诊手术(24 小时内)死亡率高达 7%～22%；而 Applebaum 和 Gardner 等则认为急诊手术并不明显增加手术风险。目前多数学者认为如果药物治疗心绞痛控制不满意，很可能短期内发生心梗者应考虑急诊手术；如果病情能相对稳定，可以考虑亚急诊甚至择期手术。另外如果患者有近期明显胃肠道出血、新近脑卒中、急性肾衰、急性全身感染等存在时，手术应延期进行。

术前应尽可能改善心肌缺血，包括静脉应用肝素、硝酸甘油、β 受体阻滞剂等。长期服用 β 受体阻滞剂的患者，术前不应停用，否则可加重心肌缺血甚至导致心肌梗死，并增加术后房颤发生率；如持续心肌缺血药物控制不满意，应及早置入 IABP，如果血流动力学不稳定，应放置 Swan-Ganz 导管进行血流动力学监测，指导临床用药。

对不稳定型心绞痛及非 Q 波心梗患者急诊 CABG，手术并发症稍高于择期手术，文献报告的主要并发症有低心排综合征(5%～20%)、围术期心梗(2%～11%)等，手术死亡率 4%～6%，稍高于择期 CABG。急诊手术的危险因素与择期手术相似，包括高龄、左室功能损害、左主干病变、再次 CABG 等。远期效果较满意，术后 5 年生存率可达 92%，明显高于内科药物治疗组。

3.急性 Q 波心梗急诊 CABG　我国每年有大量的冠心病患者因急性 Q 波心梗而死亡。在美国每年大约有 25 万～30 万人在心梗(MI)后 1 小时内死亡。因此一旦发生心梗，快速将患者运送到医院以及在急诊室及时诊断和治疗是提高抢救成功率的重要前提。在过去的几十年中，随着各种药物、冠状动脉介入治疗和 CABG 技术的不断发展，MI 的死亡率有所下降，尽管如此，急性 Q 波心梗的各种并发症如心源性休克、室间隔穿孔或左室游离壁破裂、急性二尖瓣反流及恶性心律失常等仍是医务人员面临的挑战。心梗后尽快恢复心肌血液供应是提高患者生存率的重要手段。

急性 Q 波心梗后早期药物治疗的主要目的是减少心肌耗氧、尽量维持循环稳定、保护缺血心肌，避免发生更多的不可逆损害，防止梗死面积进一步扩大。梗死面积受多种因素影响，包括缺血时间、冠状动脉病变的解剖分布和狭窄程度以及侧支循环建立的情况。在有长期慢性冠状动脉狭窄性病变者，侧支循环可以相当丰富，当冠状动脉完全闭塞发生后，该区域心肌可通过良好的侧支循环得到供血，有助于限制梗死面积。然而在低血压、严重心律失常或左室扩张末期压超过组织毛细血管压时，则侧支循环血流量明显减少。因此在急性心梗后早期维持血压及防治心律失常至关重要。心梗后除常规药物进行扩冠、镇痛、镇静和维持良好动脉血氧合（有时需机械通气）以外，一旦明确诊断，早期溶栓治疗有时可收到良好的效果。因为研究发现急性心梗解剖上常常是在冠状动脉病斑块变得不稳定基础上继发血栓形成导致冠状动脉闭塞，溶栓治疗可使梗死相关的冠状动脉再通率达 50％～85％，其中 60％ 可能恢复正常血流，缺点是出血并发症相对增多。在有条件的医院，急诊 PTCA 及 STENT 也是治疗部分急性心梗患者的有效方法。由于冠脉介入的发展，使得急性 Q 波心梗患者急诊 CABG 的比例有所下降。原则上急性 Q 波心梗患者首先考虑内科治疗，必要时置入 IABP，稳定血流动力学，帮助度过危险期。只有当经以上处理患者仍有持续胸痛、左主干病变、休克难以纠正或并发机械并发症，才考虑急诊手术；另外溶栓或 PTCA 失败并发急性闭塞等并发症亦应考虑急诊手术。

Tennant 等观察到心肌缺血一分钟即可使心肌纤维丧失短缩功能，但这种损伤是可逆性的，即使缺血长达 20 分钟，恢复再灌注后，仍不至于出现心肌细胞组织学和超微结构上的坏死现象。Jennings 等研究显示，心肌缺血 40 分钟恢复再灌注，可使 60％～70％ 的原缺血区域心肌功能得到保存，并逐渐恢复，而缺血长达 3 小时则该比例下降到只有 10％。实验研究发现结扎冠状动脉引起心肌缺血，只要不超过 3 小时，恢复再灌注后仍能使梗死范围缩小，但是如果持续缺血 5 小时或更长，恢复再灌注后，不但不能减轻反而加重心肌损害，具体的机制包括梗死区出血、再灌注损伤和再灌注心律失常等。因此目前多数学者认为，急性心梗患者如果考虑急诊 CABG，为了减少心肌坏死和损害，应争取在胸痛发作 4～6 小时内达到再血管化；但如果患者合并心源性休克，则手术指征应适当放宽。20 世纪 80 年代，不少文献报告了急性心梗急诊 CABG 的结果，死亡率已降到 5％ 左右。但仔细分析发现这些报告均为非随机研究,缺乏对照,死亡率得以下降的主要原因可能是只选择低危患者行急诊 CABG,而忽略了那些高危患者。

急性心梗患者由于仍存在冠状动脉供血不足,大约 60% 的患者会发生心梗后心绞痛。心梗后心绞痛可以分为两种类型:第一类为梗死区缺血引起心绞痛;第二类为远离梗死区缺血引起心绞痛。由于第二类患者常存在冠状动脉多支病变,发生心脏事件的危险性更大,1 个月内死亡率可高达 72%,而第一类患者只有 33%,所以对第二类患者,有时即使心梗发病已超过 6 小时,仍可尽考虑急诊 CABG 行心肌再血管化。我们曾遇 1 例 46 岁男性患者急性前壁心梗 3 天转入我院导管室,人院时合并心源性发作,并有持续胸痛,药物难以缓解。急诊冠脉造影示左,左主干次全闭塞(99%),前降支完全闭塞(100%),尽管大量正性肌力药物及 IABP 辅助,仍无法纠正休克和缓解胸痛,外科会诊后急送手术室,在运送途中和麻醉时患者反复发生室颤、心搏骤停,经复苏后恢复心跳,快速开胸在 CPB 下采用自体大隐静脉搭桥术,患者顺利脱离 CPB,术后继续 IABP 支持 18 小时,血流动力学平稳,顺利康复,已恢复工作 3 年多。因此临床上对具体患者需具体分析,全面评价,选择最佳的治疗方案,获得最佳效果。

急性心梗急诊 CABG 危险因素包括:手术紧急程度、需心肺复苏、心源性休克、左室功能不全、女性、左主干病变、IABP 使用肾功能不全、以前心梗次数、高龄、高血压、再次手术等,对左室功能良好的年轻、男性左主干病变者急诊 CABG 效果十分满意。在 20 世纪 70～80 年代,急性心梗急诊 CABG 死亡率高达 20%～40%,主要原因为再灌注损伤导致心肌出血性坏死;近几年,随着心肌保护技术改进和人们对缺血再灌注损害的认识不断提高,死亡率已降至 5%～10%。我国关于急性 Q 波心梗急诊 CABG 的报告较少,但毫无疑问,急诊 CABG 的并发症包括围术期心梗、低心排综合征、出血等明显高于择期 CABG。

4.溶栓治疗或 PTCA 失败后急诊 CABG 近 10 年,溶栓和冠脉介入在治疗急性心肌缺血和心肌梗死领域取得了巨大的进步。自 1978 年 AndreasGruntzig 首次报告 PTCA 以来,这一技术在全球得到迅速推广。PTCA 失败引起急性心肌缺血需要通过急诊手术抢救,其发生率大约 4%～7%,近些年随着冠脉内支架的出现,发生率得到进一步降低。最早开展 PTCA 时,是在适合 CABG 的患者中选择,如果成功,则可免去 CABG 手术。由于该技术需要一个学习过程,需急诊 CABG 的患者比例较高,随着冠脉介入医生经验的积累,PTCA 后需急诊 CABG 的患者越来越少。但等到这些心脏内科或介入科医生积累了一定的经验后,开始对那些不适合 PTCA 的患者也强行进行扩张,结果反而导致急性心肌缺血等 PTCA 并发症的发生率再次增高,又会出现需急诊 CABG 的患者再次增多现象。PTCA 失败后急诊 CABG 的指征主要取决于患者临床状况和症状,有时 PTCA 导致冠状动脉急性闭塞,如果有足够的侧支循环供应闭塞远侧心肌,防止了急性心肌缺血或心肌梗死,则并不一定需急诊 CABG。

PTCA 失败后急诊 CABG 的指征有:持续缺血性胸痛、持续心电图缺血性改变、低血压甚至心源性休克、心搏骤停或反复发作严重室性心律失常,以及冠状动脉穿孔引起心脏压塞、PTCA 导致断裂残余部分仍留在冠状动脉等。CABG 手术禁忌证与择期手术基本相似,包括严重多器官系统疾病、严重出血倾向无法全身肝素化和 CPB、严重活动性感染和冠状动脉远侧太细且有弥漫性病变无法搭桥者,另外,如果患者已经有长时间心脏病变心脏停跳,全身组织灌注不良,经抢救仍无自主心跳恢复而且瞳孔已明显散大者,基本上不再考虑急诊手术。PTCA 后需急诊 CABG 比例的高低并不能直接反映冠脉介入医生进行 PTCA 治疗的水平,更主要取决于他们对急诊 CABG 手术指征的掌握,或他们是否愿意将患者送去接受急诊 CABG。尽管有些心脏外科医生主张急诊 CABG 治疗急性心梗,但多数医学中心将在导管室溶栓治疗作为首选方法。目前在我国只有少数医院能在急性 MI 患者发病 6 小时内完成从患者入院、心导管检查到急诊 CABG 等一系列工作,而在此时间窗内溶栓治疗是完全可以进行的。

溶栓治疗后,有两种情况需要心外科医生参与治疗。第一是溶栓治疗失效,未能开通闭塞冠状动脉,常常要求对这些急性心梗者行急诊 CABG,但对心梗急性期患者,除非能在 4～6 小时内进行血运重建术,否则一般不考虑急诊手术;第二是溶栓治疗恢复部分冠状动脉血流,但由于冠状动脉残余病变,导致患者出现心肌缺血复发,病变冠状动脉供应的心肌仍处于危险和缺血状态,此时常需要心外科急诊CABG。急性心梗在成功溶栓治疗后,有时无法确定究竟有多少心肌得到保存,即仍处于可逆性缺血尚未发生坏死心肌的数量,此时需综合分析多种因素。如有下列情况则倾向于 CABG,包括:①恢复再灌注后患者症状很快改善;②心电图变化得到改善;③心肌酶仅轻至中度升高;④检查扫描显示梗死范围存在明显缺血区;⑤左室造影或心血池扫描提示心梗后的室壁运动异常很快恢复。溶栓治疗后CABG 的时机并非绝对,如患者胸痛复发,药物治疗甚至植入 IABP 还无法缓解,则毫无疑问需急诊 CABG;反之,如果患者症状能得到控制.或冠状动脉病变的解剖特征提示需 CABG 手术治疗,但患者症状轻或无症状,则可根据患者的条件,狭窄性病变的严重程度,处于危险状态心肌的范围及原来梗死面积的大小,决定具体手术时间,可以从溶栓后即刻到几周。

5.急性心梗心源性休克 急性心梗使左室40%以上的心肌失去收缩功能即可引起心源性休克,临床上,如果急性心梗患者出现收缩压低于80mmHg、周围血管收缩伴四肢湿冷、神志变化、尿量小于20ml/h,并排除了低血容量因素即可诊断为心源性休克。其血流动力学表现为心排指数(CI)低于$1.8L/(min \cdot m^2)$、每搏量(SV)低于$20ml/m^2$、平均肺毛细血管压大于18mmHg、心动过速、外周血管阻力大于$2400dyn/m^2$。

心源性休克是急性心梗在院死亡最常见的原因,尽管各种新的治疗方法不断出现,其死亡率仍高达80%。临床上大约2.4%～15%的急性心梗患者发生心源性休克,Goldberg等流行病学研究显示,自70年代中期以来,急性心梗发生心源性休克的比例持续稳定在7.5%左右,重要原因之一是现代的急救系统得到了不断提高,不少患者已在基层或社区得到急救治疗,并及时送达医院,而以前这些患者中有相当部分未来得及送达医院即已死亡;同期也观察到冠心病的院外死亡率在下降。成功抢救心梗合并心源性休克患者的关键是及早处理,包括药物、再血管化和心脏机械辅助治疗等。尸检及临床研究均显示合并心源性休克的急性心梗患者常常存在冠状动脉三支血管病变,而梗死的范围是决定预后最主要的因素,此时临床治疗主要的目的是限制梗死灶,防止梗死范围进一步扩大。

多巴胺及多巴酚丁胺是最常用的正性肌力药物。多巴胺$5～8\mu g/(kg \cdot min)$刺激β-肾上腺素能受体,剂量再加大则α-肾上腺素能受体激活,在大于$10\mu g/(kg \cdot min)$剂量时,左室充盈压增加,反而增加心肌氧耗。多巴酚丁胺影响β-肾上腺素能受体,在增强心肌收缩力的同时,降低心脏后负荷。有时应用血管紧张素维持足够的灌注压,但同时也使心脏后负荷增加,反而增加心肌耗氧量,加重心肌缺血,甚至促使梗死范围扩大,应慎用。另外有报告应用β受体阻滞剂可以降低心梗死亡率,可能主要是因为β受体阻滞剂降低心率、减少心肌氧耗、减少心律失常等。但在合并低血压或心动过缓时,则禁用。药物治疗仍不能稳定血流动力学时,应及早置入IABP,有助于提高抢救成功率。

我院目前的常规处理是:合并心源性休克的急性心梗患者直接入导管室,各种药物治疗的同时行冠状动脉造影,并置入IABP。如果经过PTCA能将犯罪(culprit)血管开通,患者血流动力学得以稳定,则不急于急诊CABG;如果血流动力学仍不稳定,冠状动脉造影显示冠脉狭窄性病变需要搭桥,病变远侧冠状动脉条件良好适合搭桥,且左室造影或急诊超声心动图包括TEE显示左室功能仍有部分保存(EF>30%～35%),则直接从导管室送手术室,行急诊CABG。由于这类患者病情凶险,从患者发病到人心导管室大约需1～3小时,这样部分患者才有可能在短时间内完成再血管化手术。在决定急诊手术时,还需考虑患者年龄,全身各脏器功能等。从血流动力学角度来看,如肺动脉压低于 60/30mmHg,心排量>3~3.5L/min,则急诊 CABG 生存的希望极大。如患者左室功能极差,EF<25%~30%,血流动力学又不稳定,单纯急诊 CABG 仍难以提高生存率。在有条件的单位需考虑植入心室辅助装置,特别是在混合静脉血氧饱和度(SVO2)低于 50%时,应用心室辅助装置的指征更加强烈,期待心脏功能慢慢恢复。如 1~2 周后心肌功能仍无恢复迹象,则需考虑是否适合接受心脏移植。我院心导管室及心脏手术室 24 小时开放,以便随时挽救这类急诊患者。近几年通过急诊 CABG 治疗了 6 例伴心源性休克的急性心梗患者,占我院同期 CABC 的 1.5%,心梗发作到手术间隔时间为 3.5 小时~3 天,其中 1 例二次开胸止血,均顺利康复,效果十分满意。对合并心源性休克的急性心梗患者急诊 CABG 的适应证应适当放宽。尽管急诊 CABG 可提高生存率,但术后并发症明显增加,Guyton 报告并发症发生率高达 47%,明显高于不伴心源性休克患者的急诊 CABG(13%)。

对临床上已长时间心搏骤停经复苏抢救心跳无恢复迹象者,在决定是否急诊手术时应更加保守,否则既无法提高生存率,又浪费大量的医疗资源。同样这类急诊手术风险大,术前应取得患者及家属的理解。

(五)再次冠状动脉旁路移植术

1.概述 CABG 是外科治疗冠心病最有效的方法之一,手术方法已经成形,手术疗效也早已得到确认。但 CABG 术不是根治性手术,随着时间的推移,冠脉本身会发生病变产生狭窄,移植血管同样也会发生病变产生狭窄,并最终导致患者再次出现心肌缺血症状,一些患者的缺血症状可以经过非手术治疗而得到改善,而另一些患者需要接受再次冠状动脉旁路移植术(ReCABG)。

国外,特别是欧洲和北美地区 ReCABG 开展较多,并且有关于 3、4 次 CABG 的报道。美国胸外科医师学会的资料显示,1980 年,ReCABG 占整个 CABG 的 1.9%;而到了 1990 年,已经上升到 7.0%。按照 Cos-grove 等的统计显示,CABG 术后 10 年需要再次手术的比率是 10%左右。相比较之下,国内 ReCABG 开展不多。

2.大隐静脉桥自然病程 近 20 多年,不少学者对 CABG 术后 GSV"桥"病变的过程进行研究,其中较有代表性的有 MHI 研究,CASS 研究和加拿大 NDMC 研究。

在 MHI 研究中,对 70 年代的数百例 CABG 患者进行了长达 10~12 年的随访。包括定期冠状动脉造影复查,结果显示 GSV 桥术后 1 个月和 1 年的累计通畅率分别为 87%和 79%。这些患者中已排除了那些已经死亡、拒绝造影、桥闭塞和再手术的患者,在 82 例随访 10 年以上的患者中,1 个月和 1 年通畅率为 96% 和 90%,此结果可能高于实际通畅率,因为只有至少 1 根 GSV 桥通畅的患者才进入下一次的造影随访,FitzGibbon 等研究了 1388 例用 GSV 行 CABG 的患者,分别在术后早期、1 年、5 年和 15 年对 5065、3993、1978 和 353 条 GSV 桥进行造影随访,显示早期通畅率为 88%,术后 1 年、5 年和 15 年通畅率分别为 81%、75% 和 50%。

3.大隐静脉桥病变的发生机制　在 CABG 术后的不同时段,GSV"桥"病变的机制不同。早期以血栓形成为主,继后可发生内膜增厚和纤维化,晚期 GSV 病变则主要以粥样硬化为主要表现。

(1)血栓形成:是术后早期(1 个月内)GSV"桥"闭塞的主要原因。许多局部因素如 GSV 取材方法、桥血管扭曲、受压、夹层形成、GSV 与自体冠状动脉管径明显不配、吻合口狭窄引起"桥"血管内流量明显减少等,均可促进早期 GSV 桥内血栓形成。桥血管内皮细胞损伤后,内皮下层及中层与血液直接接触,在该处血小板被激活,对附壁血栓的形成和发展起着重要作用,并可最终导致桥血管闭塞。血小板血栓形成以冠状动脉吻合口缝线处最为明显,黏附血小板除了释放可以影响血管壁细胞分裂的物质外,还释放血栓素 A2,二磷腺苷(ADP)和其他活性物质,导致其他血小板激活并积聚在损伤部位附近。这一过程中,凝血通道被激活,并产生凝血酶,进一步促进血小板聚集,催化纤维蛋白聚合,稳定血管壁上形成的血小板血栓。另一方面,血管壁及内皮细胞损伤又引起内皮细胞合成和分泌抗血栓物质的作用减弱,使前列腺素和内皮依赖性舒张因子(EDRF)的活力下降。除此以外,静脉血管,特别是在承受动脉压力以后,其本身就比动脉更易形成腔内血栓,静脉释放一氧化氮(NO)少是其主要原因之一。研究表明,GSV 释放的 NO 远远低于 IMA 释放量,因此 IMA 更能抑制血小板在血管壁上聚积,血小板介导的 ADP 释放还可引起 IMA 释放 NO,而 GSV 则无此功能,这也是 IMA 很少出现早期血栓的原因之一。

(2)内膜增生和纤维化:可引起内膜增厚,管腔直径变小。内膜增生表现为内膜中出现大量的成纤维细胞,周围有基质及少量胶质纤维;而纤维化则几乎全为无细胞的结缔组织和大量的胶原纤维,CABG1 个月后 GSV 内膜增生成为主要特征,这一现象几乎发生在所有的桥血管,并呈弥漫性和均一性倾向。到术后 1 年,"桥"的管腔内径平均减少约 30%。静脉损伤后内皮裸露成为刺激内膜增生的重要原因。Soyo-mbo 等研究发现,内皮可以直接影响血管平滑肌细胞的增生反应,并提出这种调节是通过各种细胞因子的浓度差而实现的,这些细胞因子包括抑制平滑肌细胞增生的 EDRF、NO 和前列环素,以及促进增生反应的血小板依赖生长因子和成纤维细胞生长因子。内皮损伤导致调节因子的失衡,失去正常的抑制细胞增生作用。

NO 对调节血管细胞增生也起着重要作用,实验研究发现,NO 可以抑制鼠血管平滑肌细胞的分裂和增生,球囊损伤引起的新生内膜形成也可以被 NO 的前体 L-精氨酸抑制,Davies 也发现在颈静脉移植模型中,L-精氨酸可以使新生内膜减少 47%。Fukuo 等的研究结果显示在诱导 NO 合成的同时,反而引起成纤维细胞生长因子与促内膜增生因子的释放,加重内膜增生,这一机制可能在血管损伤修复中包括 CABG 术中 GSV 动脉化的修复中有重要意义。

(3)"桥"血管粥样硬化:CABG 术并不能减缓或阻止血管硬化的进程。术后"桥"血管同样可以发生粥样硬化,CABG 术后 1 年组织学上即可见 GSV"桥"血管硬化的表现。静脉桥中远期的粥样硬化(术后一年以后),在组织学上与自体冠状动脉硬化病变相似,但一个重要区别是:静脉"桥"硬化病变处的纤维帽不典型,只是一薄层内皮,更易导致血栓形成,栓塞远端血管。Kalan 等对 53 例 CABG 术后死亡患者"桥"血管病变进行研究,发现 39 例(74%)静脉桥管壁上存在脂质,其中 15 例只有细胞内脂质即泡沫细胞,其余 24 例既有泡沫细胞又有细胞外脂质。39 例患者的 123 条 GSV"桥"中,69 条(56%)有泡沫细胞,36 条同时有细胞外脂质。随着 CABG 术后时间延长,脂质数量不断增加,泡沫细胞位于靠近内弹力纤维的表层,通常不引起明显管腔狭窄,而细胞外脂质多沉着在斑块的更靠近管腔部位。借一纤维组织层与管腔分隔,常引起明显管腔狭窄。在形态学上,静脉桥粥样硬化多为弥漫性病变,向心性发展,纤维帽更薄更脆,使细胞成分和脂质碎片暴露于血流,危险更大。斑块内炎性细胞浸润更多,使之更易破裂,在二次 CABG 或 PTCA 等操作时,硬化斑块碎片脱落及栓塞的可能性更大。CABG 术后 1 年内,从组织学上,GSV 桥几乎均无真正的血管粥样硬化,术后 1～3 年,大约 10% 的静脉桥显示有粥样硬化迹象,到术后 6～7 年,大约有 65%～70% 的 GSV 桥均有明显粥样硬化病变,这也是术后远期桥血管闭塞的主要原因。

4.影响大隐静脉"桥"通畅率的因素

(1)影响 CABG 术后早期"桥"通畅率的因素:主要有内皮损伤、GSV 桥内血流量太低,手术操作技术不当,围术期和术后缺乏抗血小板药物治疗等。

(2)影响远期通畅率的因素:近几十年的研究发现,CABG 术后 GSV 桥通畅率与患者血脂水平有明显相关性,术后强烈降脂治疗,尽量保持血浆低密度脂蛋白胆固醇<100mg,不仅可减慢 GSV 桥发生粥样硬化的进程,而且明显提高桥的远期

通畅率,因此 CABG 术后降脂治疗已成为影响桥远期通畅率的重要因素。如前所述,静脉桥粥样硬化病变的斑块内会有大量脂质,纤维帽薄而脆,斑块易破裂形成血栓常引起远期桥闭塞。另外,抽烟和糖尿病作为冠心病的危险因素,常与高脂血症并存,成为促进和加重"桥"病变的因素,影响远期通畅率(表 6-1)。

表 6-1 影响 CABG 术后 GSV 桥通畅率的因素

	早期通畅率	晚期通畅率
主要因素	1.内皮损伤	1.血脂水平太多
	2.桥血流量太低	2.斑块破裂和远期血栓
	3.技术因素	3.缺乏足够降脂治疗
	4.缺乏抗血小板治疗	
次要因素	1.回旋支或右冠状动脉搭桥	1.抽烟
	2.未进行序贯搭桥	2.糖尿病

5.手术指征   近年来,随着内科介入技术的不断发展,ReCABG 的手术适应证有了相应的变化。大致原则为尽可能先行 PTCA,特别是早中期的再狭窄,而晚期狭窄则倾向手术治疗。但也要根据具体临床表现和桥血管病变的程度、冠脉自身情况以及患者全身状况而定。手术适应证可概括为:①再次发作的严重心绞痛经内科保守治疗无效,CAG 提示不适合介入治疗。②再次发作的心绞痛症状严重且距离初次 CABG 时间在 5 年年上,无论 CAG 显示是否有 PTCA 指征。③未行旁路移植的血管因自然进程发生病变狭窄引起再次心绞痛的发作,但 CAG 显示无内科介入治疗的指征。④血管桥病变弥散或多支血管发生病变(包括移植血管在内),但至少有 1 支经 CAG 显示狭窄≥70%,远端的心肌尚存活。⑤心绞痛症状严重,至 LAD 的 IMA 或 GSV 桥狭窄≥50%。⑥左心室功能严重受损,但是射血分数(EF)>0.20,无同时存在其他的危险因素,远端血管条件好。当患者合并肾功能不全和(或)慢性阻塞性肺气肿、中枢神经系统病变、升主动脉严重钙化,优先考虑非 CPB 下的 ReCABG。不过,二次手术粘连严重,非体外循环下的手术操作较为困难,术者需要有一定的 CABG 经验,否则,建议还是在 CPB 下完成较为稳妥。

6.手术要点   ReCABG 时,开胸和分离粘连引起的并发症明显增加。术前胸片(侧位片)评估胸骨到右室的间隙,必要时胸部 CT 检查,明确胸骨后间隙及其与心脏大血管的结构关系,防止二次开胸引起心脏损伤及大出血等并发症。在二次手术时,应常规消毒双侧腹股沟,作好股动、静脉插管的准备。分离心脏粘连时可以从膈面开始,在这里容易找到相应层次,再向右房、主动脉、右室方向分离,以锐性分离为主,一旦发生大出血,应手指压迫,迅速设法建立体外循环。对于常规方法难以控制的大出血,可考虑在深低温停循环下处理。

ReCABG手术的基本原则及步骤与首次手术相似,更加强调动脉化和完全性再血管化。最重要的区别是:ReCABG时心脏的血液供应来自多方面,包括冠状动脉、通畅的IMA桥,通畅的和有病变的GSV桥,这使得术中心肌保护的方法更加复杂。经升主动脉根部顺行灌注心脏停搏液对通畅IMA所供应的心脏区域无法提供保护作用;心脏停搏液经病变的GSV桥灌注时,有可能引起硬化斑块或碎片脱落,栓塞远侧冠状动脉。经冠状静脉窦逆行灌注心脏停跳液,这样可以减少甚至避免顺行灌注,从而减少静脉"桥"病变斑块栓塞远侧冠状动脉的可能性。在20世纪90年代,Lytle报告了1663例二次搭桥患者,由于应用了经冠状静脉窦逆行灌注心脏保护技术,因远期静脉"桥"病变行再次搭桥手术的死亡率仅4%,到LAD的静脉"桥"病变再手术死亡率3.6%,多支静脉"桥"病变者再手术死亡率有增高趋势,但与总死亡率(3.7%)无统计学差异。在再次搭桥手术时,有些患者部分静脉桥有病变或闭塞,而仍有部分静脉桥通畅或造影显示正常,对这些通畅的静脉桥在二次手术时是否处理是临床医生面临的实际问题。目前多数学者认为这主要取决于两次手术间隔时间,如果术后5年内再手术,通畅的静脉桥仍应保留;如果5年以后再手术,则所有的静脉桥(病变的或通畅的)都应重新搭桥。因为静脉桥硬化病变的特点,5年以后只要有1支静脉桥发生病变,则其他的静脉桥会很快受累,这些静脉桥如果不处理,可在短时间内又发生病变,再手术时"桥"病变斑块栓塞远侧冠状动脉的机会增加。对搭桥材料来源有限的患者,置换那些仍通畅的静脉桥时还需考虑患者年龄、今后再次搭桥的可能性等多种因素。在术中可以先经主动脉顺灌心脏停搏液,然后切断原有的静脉桥,结合冠状静脉窦逆行灌注心脏停搏液,在新的静脉桥与冠状动脉吻合完成后,即可经新的静脉桥灌注心脏停搏液,达到良好的心肌保护。

左侧IMA通常被搭桥到LAD,在二次手术时通畅的左侧IMα-LAD是又一重要问题。经冠状静脉窦逆行灌注心脏停搏液有着巨大的优越性,可以使该左侧IMA供应区域的心脏得到保护;术中尽量分离暴露出IMA,并用血管夹暂时阻断。随着手术经验的积累,二次手术时损伤IMA桥的机会越来越少,在有经验的医院,发生率只有3.5%,如第1次手术时采用了原位右侧IMA经心脏前方搭桥到左侧冠状动脉,则再次正中开胸时损伤的机会较大。此时应具体患者具体分析,必要时可考虑左侧开胸,并联合正中切口,亦有报告先右侧小切口开胸,特通畅的右IMA

从胸骨后游离出来,再经正中切口开胸,以及深低温停循环的方法,目的是避免损伤 IMA 桥。

再次搭桥时常常缺乏足够的旁路材料。目前再次 CABG 时主张采用多条动脉类旁路材料,这不仅是因为患者缺乏自体大隐静脉(第一次搭桥时用完),而且避免使用静脉桥可以避免静脉桥再狭窄,因为从近、中期效果来看,动脉桥发生粥样硬化病变机会明显少于静脉桥,有望提高远期通畅率;缺点是动脉材料的口径都比静脉桥细,操作费时,而且技术要求更高。IMA 是目前公认最理想的旁路材料,对考虑需再次搭桥患者术前应常规双侧 IMA 造影,确认其通畅且无粥样硬化病变,如再次搭桥时左侧 IMA 可供使用,则常规搭桥到 LAD。使用原位右侧 IMA 搭桥在二次手术时可能较困难,因为胸内筋膜等瘢痕组织使得分离足够长度的右侧 IMA 十分困难。因此常将其作为 FreeIMA 桥,近端可以吻合到升主动脉或吻合到左侧 IMA。二次手术时用 IMA 作为旁路材料使手术难度加大,但对比分析发现,应用 IMA 不但未增加手术死亡率,反而降低死亡率,再手术时,IMA 桥用得越多,在院死亡率越低。在一项非随机研究中,Logistic 回归分析提示采用 IMA 桥是影响手术死亡率的重要因素。有学者通过大量病例分析,发现双侧 IMA 作为旁路材料会增加胸部切口并发症,糖尿病者更为明显;然而 Lytle 等新近观察到,如第 1 次手术用了一根 IMA,通常是左侧 IMA,在再次 CABG 时用另一根 IMA(多为右侧 IMA),即使对糖尿病患者,切口并发症也无明显增加。

桡动脉是目前常用的又一动脉类旁路材料,现为仅次于 IMA 的旁路材料。桡动脉有足够的长度、足够的口径(与冠状动脉相似)、较少发生血管硬化,可以吻合到心脏的任何一支冠状动脉。术后 3～5 年的随访结果已显示通畅率可达到 85%～95%,明显优于 GSV 桥,但其来源有限。其他常用的动脉类旁路材料还有胃网膜右动脉(RGEA),腹壁下动脉(IEA)等。RGEA 的优点是不需近端吻合,通常搭桥到右冠状动脉系统,偶尔搭桥到回旋支,术后 2～5 年通畅率令人鼓舞。但 RGEA 较易痉挛,且需同时开腹取材。IEA 位于腹直肌后方,只能用作游离材料(freegraft),需要近端吻合。另外再次手术时 GSV 或小隐静脉也用作旁路材料。二次手术前评估旁路材料,对制定手术方案是不可缺少的部分,最好能用 Doppler 对下肢静脉行走进行标记,常规 IMA 造影。术者做到心中有数,避免术中才发现无足够的旁路材料可供使用。二次手术时,升主动脉常常瘢痕增厚,部分患者升主动脉可能明显钙化,给近端吻合带来困难。这时可以将游离的动脉或静脉"桥"近端吻合到新的或原来通畅的静脉桥近端。也可将近端吻合到通畅的 IMA 上。

二次手术时,冠状动脉以外的血管特别是主动脉发生粥样硬化或钙化更为多见,有时升主动脉弥漫性病变,使升主动脉插管困难,增加斑块脱落形成脑中风、心梗或其他脏器栓塞机会。术前经胸超声检查、术中经食管超声以及经主动脉壁直接超声检查可有助于诊断升主动脉钙化病变,从而避免严重并发症的发生。处理病变的主动脉比诊断更为困难。术中在主动脉一次阻断下完成所有近端吻合,避免使用侧壁钳;采用主动脉腔内球囊阻断管可减少并发症;对严重病变者可以考虑主动脉内膜剥脱甚至升主动脉置换;必要时采用深低温停循环技术,在停循环期内,经上腔静脉逆行灌注脑保护,减少脑部并发症。升主动脉上插管有困难时,除了考虑股动脉插管灌注外,还可采用锁骨上动脉或腋动脉插管,方法是用一 8mm人造血管与锁骨上动脉或腋动脉端侧吻合,将动脉插管插在人造血管内,这样可以提供顺行灌注,操作并不太复杂,在升主动脉和股动脉都不适合插管时,可以选择此方法。

近几年,非体外循环心脏不停跳冠状动脉搭桥(OPCAB)得到了良好的临床应用,几个大组的病例报告显示了良好的早、中期效果,虽然 10 年以上的远期效果仍有待时间来证实,但对二次手术,特别是一些高危患者、升主动脉明显粥样硬化或钙化、周围血管病变不适合或不能进行体外循环或因全身其他脏器功能不全难以耐受体外循环的患者,OPCAB 是良好的选择。

二次搭桥由于手术难度加大,加上近几年冠脉介入治疗技术的不断发展,手术适应证有了相应变化。Lytle 研究指出,早期静脉"桥"病变(5 年内)处理方法取决于患者心绞痛症状轻重,如果症状不重,则主要考虑内科药物治疗,因为再次CABG 与药物治疗的效果相似(2 年生存率 97％ VS93％,4 年生存率 94％VS90％)。早期"桥"病变还可考虑介入治疗,对这类病变行 PTCA 后再狭窄发生率要小于对术后远期"桥"病变 PTCA。术后远期"桥"病变,如果患者心绞痛症状明显,则再次 CABG 术后生存率明显优于内科治疗;如果"桥"病变局限、左室功能良好、到 LAD 的 IMA 或 GSV"桥"通畅,即使患者症状较重仍可考虑 PTCA 治疗。如果到 LAD 的 GSV"桥"发生 50％以上的狭窄,则再次 CABG 的优越性更加明显,术后 2 年和 4 年生存率(84％,74％)均明显高于内科治疗组(76％,53％)。GSV"桥"发生病变时,如果到 LAD 的 IMA 桥仍通畅良好,并能保证左室前壁大片心肌的血液供应,则再次 CABG 提高远期生存率的效果有所减弱。但在症状重、冠脉造影上看仍有大片心肌处于缺血危险的患者仍需考虑再次 CABG,左室功能减退者内科治疗效果差,考虑二次 CABG 时指征应适当放宽。

(六)冠状动脉内膜剥脱术

1.概述　随着冠状动脉介入技术的发展和指征的不断放宽,转到外科接受心脏搭桥手术的患者,尤其是合并糖尿病的患者,弥漫性冠状动脉病变的比例越来越高。常规的手术无法实现有效的血运重建,20世纪90年代出现的激光心肌打孔技术,由于其远期通畅率不高,也未能推广。所以,只有通过冠状动脉内膜剥脱(CE)才能在弥漫性病变的冠状动脉上搭桥。1957年,Bailey首先报道了CE的成功经验。冠状动脉内膜剥脱后的CABG与常规的CABG相比,手术难度大,围术期并发症发生率和死亡率高。大部分术者主张行CE时需慎重决定,行CE的冠脉内径要大于1.5mm,否则剥脱的意义不大。由于右冠状动脉分支少的解剖特点,决定了CE更适合在右冠上操作。

2.手术方法　手术的关键是要将病变的内膜完整剥离。切开冠状动脉后,首先找到合适的层面,进一步扩大冠状动脉的切口,通常先剥离近端的内膜,再剥离远侧的冠状动脉内膜。在剥离内膜时用力要适当,防止内膜断裂而导致不完全剥离,特别是在远侧冠状动脉,将严重影响搭桥后的远侧血流。在右冠状动脉,通常在后三叉处将后降支和左室后支的冠状动脉内膜完整剥出,在LAD,要同时将冠状动脉室间隔分支的内膜一起完整剥出。满意的内膜剥脱应该呈现由粗到细的完整内膜,并包括该段冠状动脉分支的内膜,CE后远侧有良好回血常是内膜满意剥脱的标志。内膜剥脱后要彻底清除冠状动脉内的小内膜碎片,防止围术期心肌梗死。近年来,南京市心血管病医院开展了非体外心脏跳动下冠脉内膜剥脱后搭桥近百例,术后近中期随访结果满意。

3.术后处理　冠脉内膜剥脱后搭桥较常规CABG无很大区别。只是围术期心梗率较高,需要格外加以注意。CE后抗凝目前尚未形成统一方案。我中心采用阿司匹林每日100mg(手术后8小时内首剂量),长期服用;氯吡格雷每日75mg,口服1个月以上。

4.术后疗效　文献报道,冠脉内膜剥脱后搭桥围术期死亡率在2%～10%,围术期心梗率在3%～15%,均高于常规搭桥术。但也有很多学者报道此手术并未显著增加死亡率及并发症率,而且CE后的静脉桥还显示了较为满意的远期通畅率。静脉闭式CE的1年、5年和10年的通畅率分别为73%、62%和51%,LAD开放式CE的1年和5年通畅率分别为89.2%和72.6%。因CE后吻合口大且薄,许多术者习惯用GSV桥。但由于IMA的高通畅率,我们更倾向于运用IMA桥,尤其是当其移植到LAD时。

(七)术后处理及常见并发症的防治

1.处理的基本原则

(1)循环稳定的维持:循环维持的基本目标是心脏指数高于$2L/(min \cdot m^2)$时

收缩压在 100～120mmHg。术中常规放置 Swan-Ganz 导管,以便监测肺动脉压、肺毛细血管压、肺血管阻力、心排量和混合静脉血氧饱和度等指标。高血压与周围血管阻力升高时可选用静脉硝普钠,常规使用静脉硝酸甘油以防治冠状动脉痉挛,地尔硫䓬也可有效防治冠状动脉痉挛、高血压及心动过速的发生。有时也需用一些小剂量、半衰期短的 β 受体阻滞剂。左房压通常维持在 8～12mmHg 之间。当血压过低时,首先考虑是否存在容量不足,若容量和周围血管阻力均正常,要考虑低心排血量综合征的发生。一般首选增强心缩力药物,通常使用多巴酚丁胺[5～15μg/(kg·min)]或氨力农[5～10μg/(kg·min)],肾上腺素作为二线药物来应用。药物难以控制的低心排需尽早植入 IABP,我们一贯强调 IABP 的使用宁早勿晚。目前,随着外科技术和心肌保护技术的日臻完善,术后心排血量已较少发生。手术后大量出血亦较为少见,一般手术后 24 小时内失血约为 300～750ml。失血用无菌技术收集起来予以回输。在使用手术中血细胞回收技术和手术后出血的回输后,不少患者已不需外源性输血了。

(2)呼吸的管理:呼吸功能不全在术后较为常见,呼吸衰竭是术后重要的死亡原因之一。由于搭桥患者术前常合并肺部基础疾病,且多为高龄,部分还合并肥胖症、糖尿病等。所以术后应特别注意加强对呼吸功能的检测与支持,加强呼吸道的管理。患者自手术室返回重症监护病房后,常规摄床边胸片,排除肺部异常情况,如肺不张、胸腔积液或积气,观察气管插管的位置、Swan-Ganz 的位置以及胸管的位置是否合适。等到循环稳定、肌力和自主呼吸恢复、潮气量满意。血气分析正常即可考虑拔除气管插管。近年来,随着手术相关技术的不断完善和围术期管理水平的提高,绝大多数患者可以在术后几个小时内脱离呼吸机,即"快通道"技术。早期拔管大大降低了患者肺部的并发症。

(3)心律失常的防治:CABG 术后心律失常的发生率较高,这主要与心肌缺血、缺血再灌注损伤、电解质内环境紊乱尤其是低血钾酸中毒等有关。因此,术后及时对血气和电解质进行监测并及时纠正。房性心律失常很常见,常用加速起搏来治疗。心房颤动时可能需静脉用地高辛或 β 肾上腺素受体阻滞剂以控制心率或用电转律加以治疗。对一时性心跳过缓者也可能需用 24～48 小时的临时电起搏。室性心律失常较少发生,但后果严重,静脉利多卡因常有较好的效果,另外,患者床边常规备有除颤仪。

2.常见并发症的防治

(1)低心排血量综合征:低心排血量综合征(LCOS)定义为:机体容量、阻力都正常或作了较大代偿的情况下,心脏泵血功能仍不能满足机体循环和组织灌注,心排指数(CI)<2.0L/(min·m²)。术前左心功能不全、术中心肌保护不满意,特别是 CABG 未能达到充分再血管化的目的以及术后心肌梗死均可引起或加重低心排血量综合征。在排除了容量和电解质等因素后,首先考虑使用正性药物增强心肌力量,用硝酸甘油或硝普钠降低后负荷并充分镇静,同时予人工辅助呼吸防止缺氧。如明确由于 CABG 技术不当、吻合口不畅通应考虑立即重作吻合。药物治疗无效时,应尽早使用 IABP,如血压仍不能有效维持则应考虑使用心室辅助装置(VAD)。

IABP 的应用:IABP 近年来应用甚广,目前主要适用于:①高危复杂病例包括心脏移植的术前预防使用。②术中脱机困难。③术后 LCOS 者。对于冠心病患者,术前的适应证主要有:①严重冠状动脉狭窄,如 LAD 狭窄>90%、右冠状动脉闭塞合并 LAD、LCX 狭窄 90%~100%或 LAD 和 LCX100%闭塞并右冠状动脉95%狭窄等。②左心室功能严重受损(LVEF<30%)或出现急性左心衰竭。③药物难以控制的心绞痛。④CAG 时出现明显的血流动力学不稳定。⑤新近发生的AMI(术前 4 周内)和不稳定型心绞痛需血管重建者。当术后出现以下情况即可考虑使用 IABP:①CI<2.0L/(min·m²)。②平均动脉压<50mmHg,在使用大剂量升压药仍无明显上升趋势。③左心房压>20mmHg、CVP>15cmH₂O。④尿量<0.5ml/(kg·h)。⑤全身情况差,末梢循环差。

如果等到术中、术后病情危重到一定程度再置入 IABP,则手术并发症率和死亡率将会明显升高。因此,多数学者主张对危重患者围术期积极应用 IABP 辅助。麻醉诱导以后可经股动脉穿刺留置 1 条引导金属丝,以便在术终立即插入主动脉球囊反搏导管;如果停 CPB 后出现左心房压升高超过 25mmHg,主动脉压下降,心率减慢,则延长 CPB 并行时间。若仍不见效,应尽早开始 IABP,主动脉内反搏调试完毕,正常运转,血流动力学有所改善后逐步撤除心肺机,成人用 20~30ml 的气囊开始按心跳 1∶1 反搏,血压平稳可试改为 2∶1 反搏。IABP 的主要并发症是肢体缺血,发生率约 6.4%。在反搏期间继续肝素抗凝并注意插管侧的下肢血运。IABP 通常使用 2~3 天,超过 1 周应特别警惕各类并发症的发生。同时根据患者情况选择大小合适的气囊导管,熟练掌握插管技术,密切监测肢体循环状态,培养训练有素的护理人员,合理缩短 IABP 辅助时间等,均可有效减少并发症的发生。

对于左心室收缩功能严重低下或冠状动脉弥漫性病变的患者,CABG 若不能充分改善心肌供血,单用 IABP 辅助也难以奏效,这时就要考虑使用左心辅助装置(LVAD)。目前 LVAD 主要用于心脏术后严重低心排、心源性休克和心脏移植的过渡。

（2）围术期心肌梗死：围术期发生严重心肌梗死及梗死后并发症者现已少见。它的诊断主要依靠患者的临床症状、血清肌钙蛋白、CPK、CK-MB 的检测，ECG 变化如出现病理性 Q 波以及 UCG 新发现的节段性室壁运动异常等等。治疗原则主要包括：保持血流动力学平稳、防治电解质紊乱和保持内环境稳态、积极药物改善心肌缺氧、抗心律失常以及相关并发症的治疗。

（3）心律失常：

1）房颤和房扑：心房颤动是 CABG 术后最常见的心律失常。美国胸外科学会（STS）报道其发生率在 20％～30％。同期行瓣膜手术则更高。一般为阵发性，少数不能自行终止而呈持续发作。房颤对术后血流动力学有一定的影响，尤其对心功能不佳的、有中风高危因素的患者更为不利。目前证实，房颤主要和外科创伤、交感兴奋、心肌缺血、缺血再灌注损伤以及电解质紊乱有关。β 受体阻滞剂对房颤有较好的预防作用，静脉胺碘酮和毛花苷 C 房颤的控制较为有效。由于电解质紊乱、缺氧所致的心律失常应从消除产生原因着手。

2）室性心律失常：一般不多见，术后 1～3 天内多见。其发生诱因大致同房性心律失常，但部分心肌梗死和室壁瘤的存在会造成顽固的室性心动过速，甚至室颤。纠正电解质后，首选 IA 类药物如利多卡因静脉注射，胺碘酮亦有效且较为安全。必要时电除颤和安装自动除颤起搏器。

（4）出血、心脏压塞：术后出血现已不常见，发生率一般小于 1％。不过对于 IMA 搭桥的病例，胸骨后创面的渗血往往较多，需谨慎。部分二次开胸止血时发现静脉桥小分支存在活动性出血，其主要原因在于制备 GSV 时，这些小分支并无出血，随着术后压力的升高，再次出血。所以，在离取 GSV 时，每一个结扎均需做到确切、牢固，但结扎的力量又不宜过大以防切割。关胸前，还需反复检查桥血管和其各个吻合口。另外，主动脉壁薄弱、缝线切割、肝素中和不够或反跳、停用抗凝药物时间过短以及凝血机制紊乱等，均可造成术后出血。如输入血小板、新鲜血浆和凝血因子，追加鱼精蛋白后，仍不能控制，则应积极再次开胸探查止血。若引流量突然减少，同时患者出现低心排血量征象，应高度怀疑心包压塞的可能。床边 UCG 可明确诊断，一旦确诊，同样需要急诊剖胸探查。

（5）肺部并发症：CABG 患者多为年老肥胖行动不便的患者。术前加强肺部基础疾病的治疗，绝对戒烟，锻炼咳嗽动作等。术后长期卧床容易出现此类并发症，因此，术后特别强调早期拔除气管插管、早期下床活动。同时加强呼吸道管理，适当预防抗感染。

（6）脑卒中：脑卒中的危险因素主要包括：升主动脉硬化、房颤、近期心梗和左室室壁瘤附壁血栓的形成、合并脑部基础病变、颈动脉狭窄以及使用 CPB 等等。治疗主要包括：①降低脑部氧耗，头部降温；②防治脑水肿，使用甘露醇、激素、利尿剂和白蛋白；③神经细胞营养剂；④镇静；⑤抗感染；⑥防治长期卧床相关并发症如褥疮、深静脉血栓等。

(7)胸骨感染和纵隔炎：胸骨感染现已少见，不到 1%；纵隔炎据美国胸外科学会(STS)统计，发生率仍在 2.5%，因其死亡率相当高，应引起足够的重视。两者均多见于高龄骨质疏松、糖尿病、双侧 IMA 离断者以及合并 COPD、肾功能不全的患者。我们强调尽可能少使用电凝和骨蜡，合理使用抗生素和局部抗生素冲洗。在游离 IMA 时，尽量多保留动脉蒂组织，把对胸骨血流的破坏减到最小。对于糖尿病患者，尽量避免使用双侧 IMA。有文献报道，超声刀的使用可有效减少胸骨血运的丧失。一旦发生纵隔炎，应尽早建立通畅引流和尽早清创。

(8)其他：高血压、糖尿病、肾功能不全等应及时防治，给予相应的药物治疗。

(八)微创冠脉外科

众所周知，PTCA 因其创伤小、患者痛苦轻而日益普及，对常规 CABG 术提出了严峻的挑战。而患者永远是选择创伤更小、过程更简单、并发症更少、住院时间更短和医疗费用更低的治疗手段。以上两点是促成 20 世纪 90 年代微创外科迅猛发展的始动力。

非体外循环(CPB)下冠状动脉旁路移植术(OPCAB)为这一时期微创冠脉外科的主要代表。事实上，早期由于 CPB 尚未问世，CABG 就是在跳动的心脏上开展起来的。1962 年 Sabiston 首先在心脏跳动下完成了升主动脉—右冠状动脉搭桥，1964 年，Debakey，Kolessov 分别用静脉和 IMA 作左 LAD 的搭桥。随着 CPB 的出现和相关技术的不断完善，外科医生们开始在"静止"的心脏上从容地手术。后来，CPB 所带来的一系列病理生理的紊乱，包括全身炎症反应和和缺血再灌注损伤等不足又逐步被人们发现，外科医生们再一次努力尝试脱离 CPB 在"跳动"的心脏上手术。而另一方面，缩小手术切口当然是最为直接的微创概念的体现，因此又出现了小切口系列的手术。而医疗设备的技术进步使小术野的精细手术操作成为可能，其中包括胸腔镜及其配套器械的出现和改进、微创术野暴露器械的应用和更新、各种心导管生产工艺的进步等等。

目前临床上应用较多的微创伤 CABG 术的类型有：①正中切口非体外循环下的冠状动脉搭桥术(OPCAB)。②小切口冠状动脉搭桥术(MIDCABG)。③胸腔镜辅助下的冠状动脉搭桥。④闭式体外循环下的冠状动脉搭桥术(PACAB)。⑤冠状动脉旁路移植术的快通道麻醉(FT)。

1.正中切口非体外循环下的冠状动脉搭桥术(OPCAB)

(1)概述:有关 OPCAB 的手术指征尚有部分争议,其适应证的选择在很大程度上取决于外科医生的习惯和经验。在南美洲如巴西、阿根廷的许多心脏中心仍然坚持 OPCAB,这其中以 Benetti 和 Buffolo 为代表。文献报道采用 OPCAB 术式占总的 CABG 的比例在 15%～90%。

(2)手术指征:到目前为止,OPCAB 已适用于 3 支血管病变的所有靶血管,尤其适用于高龄、心功能低下、肝肾功能不全、升主动脉钙化、有出血倾向以及中风史者。只要冠脉各分支暴露满意,且吻合质量与停跳下手术无异,并能达到完全再血管化,则凡是适合 CCABG 者均可在非体外下完成。我们体会到,开展 OPCAB 有一个明显的学习曲线,开始的 30～50 例手术难度最大,特别是靶血管暴露不佳者,所以许多外科医生不愿意忍受"艰难"的学习过程,所以就不难理解在美国为什么 OPCAB 只占 20%～30%,而这 20%～30% 又只集中由 5%～10% 的外科医生完成。手术相对禁忌证包括:①心肌内血管;②弥漫性冠脉病变需要行内膜剥脱;③巨大左室,估计术中不能耐受搬动者;④术前考虑可能需要开心操作者,如室壁瘤切除、二尖瓣置换等。

(3)手术方法:全麻,常温,常规气管插管,患者经正中切口劈开胸骨,使用小剂量肝素(1mg/kg),维持 ACT 在 250～300 秒之间。通过控制麻醉深度或借助药物如 β 阻滞剂等,调整心率在 60 次/分左右。根据需要作多根心包牵引线,将心脏翻起,分别显露 LAD、LCX 及右冠状动脉,同时使用特殊的胸骨牵开器和冠脉固定器,将预作吻合的冠状动脉局部固定,降低跳动幅度,再将冠状动脉切开,为了创造一个无血吻合口视野有几种方法可供选择:①向冠状血管腔内送入哑铃状空心血管分流器。②将预作吻合的冠状动脉近远端用 5-0 Prolene 线缝合,暂时阻断。③使用 CO_2 吹气雾管,并用特制吸引器及时吸走血液和冲洗液。用常规吻合方法作旁路远端与冠状动脉切口的吻合,远端吻合口完成后,再在升主动脉上侧壁钳夹并打孔,作旁路的近端吻合。或先行 IMα-LAD,以增加心脏对牵引和压迫的耐受力。但一旦发生不可逆转的 ST-T 上抬、顽固性室性心律失常、严重传导阻滞等伴血压下降应及时改为 CPB 辅助下搭桥,中转率为 11.2%～29.6%。因在正中切口下建立 CPB 简单快速,因此并不影响术后疗效。

(4)手术结果:据目前的研究显示,OPCAB 可取得与常规 CABG 同样的疗效,部分报道还得出 OP-CAB 可以降低肝肾功能不全、中风等并发症,还可以减少出血、输血,缩短呼吸机支持时间,降低费用等结论,而且对于合并有 CPB 危险因素的患者,OPCAB 确实可以降低手术死亡率和并发症发生率。1991 年阿根廷的

Bene 等报道了 1978-1990 年间完成的 700 例 OPCAB，平均搭桥数为 2.2 根，26％的患者具有 CPB 并发症的高危因素，其手术死亡率 1％，并发症发生率 4％，7 年生存率 90％。巴西的 Ruffolo 在 1996 年报道完成 OPCAB1761 例（其中 53 例经侧小切口进行），手术死亡率为 2.3％，并发症的发生率明显低于该中心的常规 CABG 病例，而且由于节省了 CPB 的管道、人工肺等，手术费用大大降低。

文献报道，术中血管造影、Doppler 血流仪等均显示了 OPCAB 并不降低吻合口的质量，术后 CAG 的随访也显示了吻合口较高的通畅率，一般其早期的通畅率为 94.5％～100％。OPCAB 可以完全避免 CPB 引起的全身炎症反应综合征（SIRS）和心肌的缺血再灌注损伤。Roach 等的大组对比研究显示，OPCAB 手术后中枢神经系统严重并发症的发生率低于 CCABG。尽管 OPCAB 避免了术中主动脉插管以及阻断两个最主要的导致术后脑部并发症的因素，但主动脉侧壁钳操作，仍可能引起血管壁粥样硬化斑块的脱落。近年来应用双侧 IMA 作为心脏冠状动脉供血来源可以完全避免在主动脉上的操作。各种主动脉近端吻合装置的应用，也可避免侧壁钳的使用。OPCAB 能否减少术后房颤发生，各家报告不一致。我们的对比研究显示 OPCAB 手术后房颤的发生率与 CCABG 组差异不明显，与 Yavuz 的研究相似。提示 CPB 不是手术后房颤的唯一危险因素。文献资料显示，与 CCABG 比较，OPCAB 可以减少术后呼吸系统并发症、减少术后肾功能不全的发生和血制品的用量。需要指出的是 OPCAB 的临床效果与手术者的经验密切相关，作为外科医生，应该在保证医疗质量的前提下开展 OPCAB，如手术中血流动力学不平稳，须及时转成 CCABG。

不过，OPCAB 较常规 CABG 所具有的优点如低并发症、少住院时间及低费用等尚待大组的随机双盲对比临床研究证实。

2.小切口冠状动脉搭桥术（MIDCAB）

（1）概述：20 世纪 80 年代以来冠心病领域，冠状动脉介入技术（PCI）因其显著的微创特点，飞速发展，心外科医生面临着巨大的挑战，意识到必须通过改进技术才能达到既减少创伤，又能保持 CABG 的优势，MIDCAB 在此背景下应运而生。Benetti 为 MIDCAB 的推广做出了开创性的贡献，早年主要用于心脏左前降支的单支病变，后扩展为各种小切口。

（2）手术指征：经典的 MIDCAB 主要应用于 LAD 单支病变或合并右冠状动脉、中间支或边缘支的两支病变，而侧开胸或胸骨下段切口 MIDCAB 可应用于搭桥的靶血管包括右冠状动脉的后降支、后侧支、回旋支的钝缘支在内的 3 支病变的患者。左心扩大伴 LVEF 降低者更适合行 MIDCAB。

但对于冠状动脉靶血管内径<1.5mm、弥漫性病变、靶血管走行于心肌内难以分离者，或存在左锁骨下动脉狭窄闭塞、肥胖、心脏左旋者均不利于 MIDCAB 的完成。

虽然各种小切口冠状动脉旁路移植术有一定的优势，但临床上转到心脏外科接受搭桥手术的患者中绝大部分为冠状动脉多支病变，从微创的角度来看，OPCAB 可以用于几乎所有的单纯 CABG 患者，只是在患者因各种原因不能行胸骨正中切口时，才考虑各种小切口手术，必要时结合 PCI 的 Hybrid 术，达到完全性心肌血运重建。

（3）手术方法：根据切口的需要患者选平卧或侧卧位 30°，全麻，常温，建议双腔气管插管，单侧通气。同时给肝素（1mg/kg），维持 ACT 在 300～400 秒。再切开心包，直视下切开冠状动脉，用 7-0Prolene 线作 IMA 的远端与冠状动脉吻合。吻合时同 OPCAB，需借助特殊的固定器、冠脉内分流栓、CO_2 气雾管等以保证手术野的清洁。

常用的手术入路有以下几种：

1）经前胸壁小切口：切口分为左前外和右前外，切口通常为 6～10cm。切口路径通常根据靶血管部位选择左前外 3～5 肋，第 4 肋最常用；右前外侧 3、4 肋间。早期由于暴露不好，游离操作比较困难，近年胸腔镜辅助下可以保证游离足够长度。左前外侧切口一般用于 LIMA-LAD，右前外侧切口用于 RIMα-RCA 的吻合。由于 LIMA-LAD 的远期通畅率明显优于任何支架治疗，因此 90 年代，MIDCAB 曾一度广泛应用，但不用腔镜辅助的 MIDCAB，由于手术中取 IMA 时肋间肌的过度撕裂，手术后部分患者伤口疼痛可达 6 个月之久，明显影响生存质量，加上目前被推荐到外科的单支病变的病变越来越少。

2）胸骨旁小切口：沿胸骨旁切除或切断第 3、第 4 和第 5 肋骨，很容易游离，IMA 或 RCA 就在切口下方，直视下吻合。缺点是部分瘦弱患者术后可能出现胸骨旁的矛盾运动。

3）剑突下小切口：主要用于行 LIMA-LAD 的搭桥和部分胃网膜右动脉搭桥到右冠 PDA。

4）左后外侧小切口：一般在左后第 4 肋间，主要应用于中间支和钝缘支病变需行 CABG 的患者，特别是对于二次搭桥的患者，后外侧小切口可以避免损伤原有通畅的 LIMA-LAD 的旁路血管。桥的近端常常吻合到胸降主动脉上。

5）胸骨下段小切口：主要应用前降支和对角支搭桥，也可应用于三支病变的患者，与胸骨正中切口相似的 OPCAB。一般从胸骨角下 3cm 至剑突，长约 9～

12cm,横断左端还是右端胸骨取决于手术的需要,横断左端便于 LIMA 游离和 LAD 的吻合,横断右端便于 RCA、PDA 的吻合,尤其是便于升主动脉根部的暴露。

(4)手术结果:MIDCAB 创伤小、患者恢复快,大大节约了医疗成本,而且远期通畅率优于 PTCA。Holubkov 统计 STS 数据库 1996-1997 年 35 个中心完成的 508 例 MIDCAB,平均外科手术时间 135 分钟,血管吻合时间 14 分钟,死亡率 0.6%。Calafiore 等也报道 460 例 MICAB 术后早期死亡率为 1.1%,远期死亡率为 1.4%,434 例术后冠脉造影 417 例(96%)通畅,术后 29 个月存活率 97.1%,无事件存活率 89.4%,而最近 190 例术后通畅率达 98.9%。可见,MIDCAB 的近期结果还是令人满意的。

(5)Hybrid 技术:因为术野暴露有限,所以其适应证也受到很大的限制,大多数 MIDCAB 只用于 LAD 或 RCA 病变,近年有不少报道将 MIDCAB 结合 PTCA 的使用(Hybrid 技术),即 PTCA＋MIDCAB 术,这种合并技术的应用可弥补 MID-CAB 搭桥范围有限和 PTCA 远期通畅率不高的各自不足,以达到治疗多支血管病变的目的。两者的先后顺序,有多种选择。对 LM 病变或左 LAD＋LCX 病变,可先行 MIDCAB,为以后的 PTCA 保驾;而先行 PTCA,可先试探治疗,失败或出现并发症,可经 MIDCAB 矫正。MIDCAB 术中同时行 PTCA 则有更大的优点,两者相辅相成。Hybrid 技术尤其适用于二次手术比例高的年轻患者、高龄患者或者是全身情况差无法耐受 CPB 的患者。

3.胸腔镜辅助下的冠状动脉搭桥术　胸腔镜辅助下游离 IMA 的优点在于:①手术野清楚,可以更好地观察 IMA 的结构及全程;②可以保证取 IMA 的长度,满足手术的需要;③避免肋间肌的撕裂,不需为获取足够长度的 IMA 而剪断肋骨;④手术切口较常规 MIDCAB 更短。胸腔镜辅助下的 CABG 术的适应证类似于 MIDCAB。需要强调的是手术的不利因素,包括靶动脉内径偏细(小于 1.5cm)、弥漫性病变且钙化,肌桥;锁骨下动脉狭窄或闭塞甚至解剖变异等。禁忌证主要为各种原因导致的广泛胸膜腔致密粘连以及严重肺功能不全不能耐受单侧肺通气者。

(1)手术方法:患者侧 30°角卧位,双腔气管插管,单侧肺通气,在左前外第 4 肋间作长约 6cm 的切口,置入胸腔镜,再分别在腋中线第 3 和第 5 肋间打两个洞以作操作孔,放入特制的电烙、镊子等操作器械。在体外电视监测下游离 IMA,然后经左前外的小切口直视下完成血管吻合(同 MIDCAB)。在胸腔镜下再次探查 IMA 床有无出血等,并在第 5 肋间放置胸腔引流管。

(2)手术结果:在胸腔镜的帮助下,游离 IMA 更为方便,而且创伤小,止血彻底,其结果应类似于 MIDCAB。Benetti 的一项多中心的 44 例患者的临床结果证

实了该技术的可行性和良好效果,Antona 等报道 41 例 video-assistedCABG,术后
1 个月冠脉造影示通畅率为 95.2%。由于创伤小,患者在术毕即可拔除气管插管,
部分患者甚至可自行走出手术室,大大减少了住院时间和节省医疗费用。

(3)展望:目前为止,胸腔镜的临床应用还只限于游离 IMA 和离取 GSV。但
胸腔镜作为微创 CABG 的一项基本技术与闭式 CPB 技术、机械手来治疗多支病变
患者已成为一个新的探索趋势。

4.机器人辅助下冠状动脉旁路移植术

(1)概述:在胸腔镜辅助下的冠状动脉旁路移植中,内镜作用主要是协助完成
IMA 的离取,但是 IMA 离取后的修剪以及吻合多在直视下手工完成的。胸腔镜
在 CABG 运用的进一步发展是将 IMA 的离取、修剪以及与冠状动脉的吻合等操
作完全在内镜下完成,即完全内镜下的 CABG(TE-CAB),人工智能的开发以及机
器人的出现使得完全在内镜下通过计算机遥控机器人手臂操作成为可能,机器人
辅助下冠状动脉旁路移植术(RACAB)应运而生。

(2)临床应用:目前市场上的机器人辅助系统主要有达芬奇系统和宙斯系统,
他们的基本机构相似,由四个部分组成:①远离手术现场的外科医师操作平台;②
连接到内镜的三维视野监视器;③计算机控制中心,也就是指挥中枢,发送指令到
机器人;④我们的"主角"机器人,严格意义上不是机器人,而是能灵活操作的机械
手。RACAB 由 VACAB 发展而来,其手术适应证与后者类似,主要是 LAD 或
RCA 单支病变的患者。对于多支病变的患者,往往需要取双侧 IMA,这时必须在
胸骨旁做一个 6~8cm 的辅助切口才能完成操作,似乎失去了"小切口"的微创的
意义,所以就手术技术而言更多的属于单支病变的范畴。RACAB 的手术禁忌证
和 VACAB 相似。RACAB 的发展在开始时主要为机械臂辅助下取 IMA,以 LAD
病变为例,主要的操作过程为:在左前锁骨中线作一 1cm 左右的小口,用于放置胸
腔镜,另外选患者的左腋中线第 4 和第 6 肋间再做两个 1cm 左右的小切口,分别放
置电刀和机械臂的夹持镊。LIMA 离取后,在第 4 肋间做一长约 5cm 的小切口,在
不停跳下完成 CABG。

RACAB 进一步发展成完全内镜和机器人辅助下闭式体外循环下 CABG,即
在 Port-Access 闭式循环下行股动静脉插管,建立 CPB,常规机械手臂辅助下取
IMA,然后机械手臂行血管吻合。此方法也主要适用于单支病变,只需在胸壁相应
的肋间打 3 个 1cm 左右的小口,用于放置机械手和内镜头,从切口角度来看为真正
意义上的微创,但仍然存在需要 CPB 这个重要的微创影响因素。随着 OPCAB 的
不断发展,出现了可以插入式的心脏局部固定器,使得完全内镜机器人辅助下不停

跳 CABG 成为可能,达到了真正意义上的微创 CABG,国际上已经有相关的报告,从微创角度来看,应该是发展的方向。Subramanian 等最近报告了 30 例 Port-Access 术结合小切口或内镜和机器人技术进行心脏搭桥临床经验,早期效果满意。

(3)存在的问题:RACAB 是高科技智能化引入外科的典范,其带来的对皮肤表观的绝对微创是任何种类的 CABG 所望尘莫及的,同时机械臂手吻合的通畅率超过了一般的手工吻合。RACAB 目前存在的问题主要是:①机器人系统十分昂贵,本身也十分庞大和笨重,而且每一次手术所需要的一次性消耗品也价格非凡。②单支血管平均吻合时间偏长。③由于缺乏触觉反馈,吻合口线结的松紧比较难把握,目前已经研制出带触觉的操纵手柄。④目前冠状动脉多支搭桥的推广还有相当大的难度。关于血管吻合,目前开发的冠状动脉的血管吻合器有望解决这个难题。虽然机器人辅助下冠状动脉旁路移植术有较多优势,但由于以上原因,短期内可能难以得到推广和普及。

5.闭式体外循环下的冠状动脉搭桥术(PACAB)

(1)概述:闭式 CPB 技术又称血管内体外循环 endoCPB 技术、pod-access 技术,它是通过一套导管系统完成 CPB 的建立,并实现升主动脉阻断、灌注心脏停跳液以及心内引流。只需根据手术的需要在胸壁作一小切口来完成心脏停搏下的开心或不开心直视手术。美国斯坦福大学的 Peters 在 PACAB 方面做出了大量的开创性的工作。1998 年,Galloway 等报道了首例 PACAB。

(2)手术指征:PACAB 的手术适应证类似于 CCABG,但是严重的主动脉瓣病变、主动脉瘤、严重的主动脉以及外围血管粥样硬化、术中食管超声置管困难以及心包粘连等患者视为手术禁忌,另外小体重的患者运用 Port-Access 术要慎重。由于它能弥补 OPCAB 的不足,心脏可静止,可用于任何靶血管病变及合并心内病变如瓣膜病变,因此被认为具有广阔的发展前景。

(3)手术方法:平卧位,在股动、静脉切开或经皮穿刺置入动脉灌注管和静脉引流管。将静脉引流管送入右房中部,Y 形动脉引流管顶端带一气囊导管,在透视下或食管超声的监测下将气囊准确固定在升主动脉充气,从而阻断升主动脉。另外,经颈内静脉置入两管:一为带气囊的导管,可经冠状静脉窦作逆行灌注;二为肺动脉测压管兼心内吸引管。这样,上述各种微创手术即可在停跳的心脏上操作。

(4)手术结果:据国际闭式循环登记处的数据显示,与常规的 CABG 相比,PACAB 可缩短住院日、减少输血和感染率,但再次开胸止血的比例较高。另外,PACAB 的耗材较为昂贵,手术耗时,最主要的是它并没能够避免 CPB 的使用。

（5）存在的问题：如上所述，PACAB 尽管避免了正中开胸，但延长手术时间，增加开胸止血的风险，而且住院费用高于常规 CABG。早期的 PACAB 的应用还有并发主动脉夹层的报道，近年主动脉灌注插管的方法已进行了改进，已不再有此并发症发生的报道。近年，将 Port-Access 技术和机器人技术相结合，越来越多地运用于包括多支血管病变甚至瓣膜手术中。

6.冠状动脉旁路移植术的快通道麻醉（FT）　快通道麻醉技术，即麻醉微创化，以进一步缩短患者住 ICU 的时间。心脏麻醉快通道技术是利用改进的麻醉技术，选择合适的麻醉方法和麻醉用药，来达到术后早期（术后 1～6 小时）拔除气管插管的目的，缩短在 ICU 的时间和平均住院日，降低医疗费用。心脏快通道麻醉技术广泛应用于包括体外和非体外循环在内的各种冠状动脉旁路移植手术。硬膜外麻醉辅助全麻的 CABG，为 CABG 麻醉快通道最常见的一种。Straka 等观察单纯在全麻没有硬膜外辅助麻醉 OPCAB 患者，采用超短效全麻药雷米芬太尼麻醉，术后尽管在手术室拔管，但是仍有围术期心梗和短暂心肌缺血发作的并发症，21% 的患者术后发生房颤。Djaian 等报告采用全麻合并硬膜外麻醉，术后不仅拔管早，而且循环稳定，无心肺并发症。胸段硬膜外麻醉结合全麻降低了机体对外科手术刺激引起的应激反应，减少了术后室上性心律失常的发生率。

近年来除了发展迅速的"快通道麻醉技术"本身，还出现了不用传统的气管插管和全身麻醉，而仅用区域阻滞进行冠状动脉旁路移植。Karagoz 等在 2000 年首次报道了患者可在硬膜外、清醒的状态下完成 CABG 术，此项革新立即受到广泛关注。目前，这种高位胸段硬膜外麻醉主要用于 OPCAB 和各类 MID-CAB，部分用于 CCABG。其目的在于进一步减少术中的应激反应如气管插管与拔管，另外，术中患者清醒并保持自主通气，完全避免了因机械通气和全身麻醉对心肺循环系统的损伤，体现了微创的概念。硬膜外麻醉下 CABG 尚处在起步阶段，术中有转为全麻的可能。但也有学者持反对意见，他们认为现在的气管插管全麻技术已十分安全，结合快通道技术，完全可以取得满意效果，没有必要去冒险，因为单纯硬膜外麻醉下 CABG 一旦紧急转成气管插管全麻，反而增加手术风险。当然，最终的结论有待于大组的随机对照研究。

7.其他微创 CABG 术式和展望　MIDCAB 结合激光心肌血运重建术（TMLR）的基本原理是利用激光的瞬时汽化作用，在左心室壁缺血区域打出多个与心腔相通的孔道，以便心腔内的氧合血注入心肌内，并通过心肌大量的窦状间隙、激光诱发生成新的细小血管及冠脉交通网营养该区域的心肌。

除此之外，一些新的设备和技术不断被应用，如声控调节胸腔镜系统、新一代的牵开器、固定器等等能更好为术者暴露术野,新的小血管吻合器,如激光微小血管吻合器可提高吻合质量,并使全闭式手术成为可能。

　　总而言之,微创伤 CABG 术尽管术式繁多,但传统体外循环心脏停搏下进行心脏冠状动脉搭桥仍是最基本的方法,在开展各种微创心脏搭桥时,首先应熟练掌握这一基本方法。在此基础上再逐步开展各种微创搭桥。手术者需要根据自己的经验,合理选择手术适应证。要避免片面追求所谓的微创,而影响手术的近期和远期效果。因为最终目的都是为了在不影响近远期疗效的前提下,减小创伤、缩短住院时间、降低医疗费用,从目前的临床资料分析,微创冠脉搭桥术的早期结果还是令人满意的,但其远期疗效仍有待进一步观察。

第七章　先天性心血管疾病

先天性心血管疾病是由于胎儿的心脏在母体内发育有缺陷或部分发育停顿所造成的畸形。病儿出生后可发现心血管病变,其中一些先天性畸形其血流动力学障碍通过自我调节和代偿可自然存活至成年。

第一节　房间隔缺损

【概述】

房间隔缺损(ASD)是成人最常见的一种先天性心脏病,女性多于男性,男女之比为1∶2,且有家族遗传倾向。房间隔缺损一般分为原发孔缺损和继发孔缺损。前者实际上属于部分心内膜垫缺损,常同时合并二尖瓣和三尖瓣发育不良。后者为单纯房间隔缺损(包括卵圆窝型、卵圆窝上型、卵圆窝后下型以及单心房),临床更为多见,占75%。由于左心房压力高于右心房,使血液由左向右分流,肺循环血流量(Qp)超过体循环血流量(Qs)。一般以Qp/Qs值分房间隔缺损的大小,Qp/Qs<2∶1者称之为小房间隔缺损,而Qp/Qs≥2∶1者为大房间隔缺损。

【临床表现】

1.呼吸困难　单纯房间隔缺损在儿童期大多无症状,随着年龄增长症状逐渐明显,活动性呼吸困难为主要临床表现。

2.心悸、胸闷　多为室上性心律失常所致,特别是房扑、房颤,可使呼吸困难等症状明显加重。

3.右心衰竭症状　由右心室慢性容量负荷过重所致,可出现腹胀、胃胀痛、腹泻、少尿、水肿等。

4.Eisenmenger综合征　晚期因重度肺动脉高压出现右向左分流而有青紫,发生率约为15%。

【诊断要点】

1.有上述临床症状。

2.肺动脉瓣区第二心音亢进并呈固定性分裂,并可闻及 2～3 级收缩期喷射性杂音。

3.心电图显示右心前区导联 QRS 波呈 rSr′或 rSR′或 R 波伴 T 波倒置,电轴右偏,有时可有 P-R 延长。

4.X 线检查可见右心房、右心室增大,肺动脉段突出及肺血管影增加。

5.超声心动图可见肺动脉增宽、右心房及右心室增大,剑突下心脏四腔图可显示房间隔缺损的部位及大小。彩色多普勒可显示分流方向,并可测定左右心室排血量,从而计算出 Qp/Qs 值。

6.右心导管检查可排除其他合并畸形,同时可测定肺血管阻力。

【治疗方案及原则】

1.*介入治疗*　目前,约 80%的继发孔型房间隔缺损可行经导管房间隔缺损封闭术。经导管房间隔缺损封闭术适应证为:①房间隔缺损最大伸展直径<30mm;②缺损上下房间隔边缘不少于 4mm;③房间隔的整体直径应大于拟使用的补片直径;④外科修补术后残留缺损。经导管房间隔缺损封闭术的禁忌证为:①已有右向左分流者;②多发性房间隔缺损;③合并其他有介入禁忌的先天性心血管畸形。

2.*外科治疗*　对所有单纯房间隔缺损已引起血流动力学改变,即已有肺血增多征象、房室增大及心电图表现者可行外科手术治疗。患者年龄太大已有严重肺动脉高压者手术治疗应慎重。

第二节　室间隔缺损

【概述】

室间隔缺损(VSD)在左、右心室之间存在一直接开口。根据国内统计,在成人先天性心血管疾病中,该病仅次于房间隔缺损占第二位。室间隔缺损解剖上可分为 4 型:Ⅰ型为嵴上型,缺损在肺动脉瓣下,常合并主动脉关闭不全,约占 5%;Ⅱ型为嵴下型或膜部缺损,最为常见,约占 80%;Ⅲ为房室通道型;Ⅳ型为肌型缺损。根据血流动力学变化的影响程度,症状轻重,临床分为大、中、小型室间隔缺损。小型室间隔缺损:在收缩期左右心室之间存在明显压力阶差,左向右分流量不大,Qp/Qs<1.5,右心室及肺动脉压力正常,缺损面积一般<0.5cm^2/m^2(BSA)。中型室间隔缺损:左、右心室之间分流量较大,Qp/Qs 为 1.5～2.0,但右心室收缩期压力

仍低于左心室,缺损面积一般为 $0.5 \sim 1cm^2/m^2$(BSA)。大型室间隔缺损:左、右心室之间收缩期已不存在压力差,左向右分流量大,Qp/Qs>2.0。常合并继发性肺血管阻塞性病变。

【临床表现】

临床表现一般与缺损大小及分流量多少有关。

1.缺损小、分流量少者,通常无明显症状。

2.缺损大伴分流量大者可有发育障碍、劳力性呼吸困难、心悸、乏力、咳嗽等,患者容易患呼吸道感染。

3.严重者可发生心力衰竭。

4.显著肺动脉高压发生双向分流或右向左分流者,可呈现青紫。

【诊断要点】

1.有或无上述临床症状。

2.胸骨左缘第三、四肋间有响亮粗糙的收缩期杂音。

3.成人小室间隔缺损心电图可正常或在 V_1 导联出现 rSr 图形;中等室间隔缺损可有左、右心室肥厚的表现;大室间隔缺损常以右心室肥厚图形为主。

4.超声心动图可以确定诊断,同时可以测定缺损大小及部位,判断心室肥厚及心腔大小。运用多普勒技术还可测算跨隔及跨(肺动脉)瓣压差,推算 Qp/Qs 值。

5.导管介入检查可排除多孔缺损或合并其他先天畸形。

【治疗方案及原则】

1.内科治疗　主要应用强心、利尿和抗生素等药物控制心衰、防止感染或纠正贫血等。

2.介入治疗　目前的研究结果表明,经导管室间隔缺损闭合术治疗室间隔缺损与外科手术治疗结果相似。经导管室间隔缺损闭合术适应证为:①肌部或部分膜部 VSD;②缺损口直径<10mm;③缺损口中点距主动脉瓣的距离大于缺损直径2 倍以上。禁忌证:①相对禁忌证为不符合上述条件的单纯 VSD;②绝对禁忌证为已有右向左分流。

3.外科治疗　成人小室间隔缺损 Qp/Qs<1.3 者一般不需要手术,但应随访观察;中度室间隔缺损 Qp/Qs 为 1.5~2 者应考虑手术,此类患者在成人中少见;介于以上两者之间 Qp/Qs 为 1.3~1.5 者仍应考虑手术治疗。大室间隔缺损伴明显肺动脉压增高,肺血管阻力>7Wood 单位者不宜手术。

第三节 动脉导管未闭

动脉导管未闭(PDA)是最常见的先天性心脏病之一。动脉导管是胎儿时期肺动脉与主动脉之间的生理性血流通道,位于降主动脉起始端与左肺动脉根部之间。胎儿期肺毛细血管未开放,血液从上、下腔静脉流入右心房后,主要来自下腔静脉的血液经过卵圆孔至左心房,再通过二尖瓣孔注入左心室,然后至升主动脉;而上腔静脉血液主要经过三尖瓣孔至右心室,注入肺动脉,再由动脉导管流入降主动脉,这是胎儿正常的生理循环。出生后,随着婴儿啼哭而肺部膨胀,开始呼吸运动;同时,肺毛细血管扩张,肺循环阻力下降,肺动脉压力迅速降低。待肺动脉压力与主动脉压力平衡时,主动脉血液就不再经过动脉导管而直接注入肺脏。这时,动脉导管逐渐自行闭合。Taussing 认为出生后 24 个月不闭合之动脉导管称之为 PDA。

【简史】

Galen 首次对 PDA 的存在进行了描述;Havey 则阐述了 PDA 在胎儿循环的生理意义;1888 年 Munro 首次在婴儿尸体上显示了 PDA 分离和结扎的可行性;1900 年 Gibson 描述了对 PDA 具有诊断意义的连续性杂音;然而直到 1937 年 JhonStrieder 才在波士顿试图为一细菌性心内膜炎的患者行 PDA 外科治疗,患者于术后第四天死于胃扩张及胃内容物的吸入。

1938 年 8 月 26 日 RobertE.Gross 在波士顿儿童医院成功为一名 7 岁女童行 PDA 结扎,极大地推动了心脏外科的发展。之后,其又开展了 PDA 切断缝合术。1940 年 Touroff 和 Vesell 首次成功治疗了感染性 PDA,后来他们又报道了感染性 PDA 的成功切断缝合术。PDA 不仅启动了先天性心脏病的外科治疗,而且也启动了先天性心脏病的介入治疗。1971 年 Portsmann 等报道 PDA 的导管堵闭术。1977 年 Rashkind 和 Cuaso 首次成功导管堵闭新生儿及婴儿的 PDA。

在我国,1944 年吴英恺首次开展 PDA 结扎术获得成功;1984 年钱晋卿开展了 PDA 的堵闭治疗。

【形态学和病理生理】

1.正常导管闭合的形态学 产后动脉导管闭合分两个阶段。足月产婴儿,第一阶段闭合在 10~15 小时完成,由导管壁中层平滑肌收缩使导管缩短、管壁进一步增厚所致。内膜垫的膨胀参与了此功能性关闭,是由纵形平滑肌细胞突入管腔并付于血管内膜及内膜下弹力层之间所致。第二阶段在出生后 2~3 周完成,由内膜纤维的弥漫性增生所致,有时与血管中层坏死有关,坏死出血进入管壁内,也可能由内膜撕裂产生一局限性管壁分离所致;管腔内可能有小的血栓。这些变化导致了导管的永久闭合并形成纤维性动脉韧带。动脉导管的闭合往往始于肺动脉端,而主动脉端仍开放,形成动脉导管壶腹部。

在心血管系统正常者,约88%的动脉导管在8周内闭合。超过此时间称其为延迟闭合;当闭合过程最终失败者,则称其为PDA。导管闭合由如下几种介质介导:血管活性物质(缓激肽、内源性儿茶酚胺等)、PH变化(主要为氧张力)和前列腺素(PGE1、PGE2和前列腺环素PG12)。前列腺素和氧张力作用相背,PO升高导管收缩,前列腺素使之扩张,在妊娠不同节段两者作用不同,成熟胎儿对PO相对敏感,而未成熟胎儿则对PGE1相对敏感。这些因素的复杂作用是导致未成熟胎儿导管延迟闭合的更常见原因,尤其合并呼吸窘迫综合征者。

位置和缺如:

在伴有其他心脏畸形者,导管可以是单侧、双侧或完全缺如(罕见)。伴有肺动脉狭窄的法洛四联症患者中,35%导管缺如,而在伴有肺动脉闭锁的法洛四联症患者,40%导管缺如;但在肺动脉闭锁而室间隔完整及伴有其他复杂先天畸形者,导管缺如分别为4%和15%。

2.解剖

(1)单纯PDA:绝大多数PDA位于降主动脉起始左锁骨下动脉根部对侧壁和肺总动脉分叉左肺动脉根部之间,少数右位主动脉弓患者,导管可位于无名动脉根部对侧壁主动脉和右肺动脉之间,导管的大小和形态各不相同,直径多为0.5~1.0cm,个别可达2~3cm,长0.7~1.0cm。按其形态可分为漏斗型、管型、窗型。根据我们连续100例PDA堵闭资料将其分为管型78例、漏斗型5例、乳头型14例和窗型3例:管型最多见,两端等粗;漏斗型为主动脉端开口大,肺动脉端小,呈漏斗状;乳头型为我们近年来新发现的一种PDA病理类型,似侧位青春期女性发育乳房外观,PDA主动脉端呈乳腺样扩大,而肺动脉端之开口呈乳头样缩小,明确此型的意义在于PDA介入治疗时堵闭位置的确定和塞子大小的选择。

(2)合并畸形的PDA:当合并心脏其他畸形时,导管与主动脉弓的连接方向随胎儿血流方式的变化而变化。在正常发育心脏,大约55%的心室输出经导管入降主动脉,导管与主动脉近端以锐角相连(<40°),远端以钝角相连(110°~160°,平均134°)。肺动脉闭锁时,肺循环依赖导管,在子宫内主动脉内血流经导管进入肺动脉;之后导管变成了主动脉远端的分支,与主动脉近端以钝角相连,远端以锐角相连。如非如此,肺动脉闭锁可能形成于怀孕晚期。在主动脉闭锁和狭窄患者,导管

与主动脉远端相连的角度近似正常,而在 PDA 短、粗的患者相连角度变钝,可能是由于经导管的血流同时进入升、降主动脉的结果。

3.组织学 PDA 的组织学与导管延迟闭合不同,与之相邻的主动脉也不同。PDA 有相对增厚的内膜,有自血管中层分离而未碎裂的弹力层,另外有明显的波状未碎裂的内膜下弹力层,以及中层含有复杂的螺旋状肌肉组织及各种黏液样物质。其中层含有一层明显不定量弹性物质。

4.动脉导管瘤

(1)动脉导管瘤:罕见,分两类:一类为婴儿型导管瘤,在出生时或生后短时间内形成;另一类在儿童或成人期形成。

第一种类型多在尸解时发现。瘤体累及整个动脉导管,肺动脉端狭窄闭锁,而主动脉端常处于开放状态,其内常有血栓形成,偶有感染和栓塞。导管壁的真性夹层分离罕见。出生时常伴有呼吸困难史。其可在后前位 X 线片上显示各种大小的瘤样阴影,突出纵隔接近主动脉结。婴儿型动脉导管瘤几乎总是在几周或几月自行退缩,可能是完全血栓栓塞和组织化的结果,但瘤体进行性扩大或发生喉返神经压迫致声音嘶哑是外科探查和手术切除的指征。若生后 6～18 小时在 X 线片上发现导管的梭形扩张,而在 21～48 小时消失,此种情况称之为导管膨出。

第二种类型在儿童或成人发生,但罕见,认为与婴儿型无关。导管两端可同时开放,但肺动脉端通常已闭合。瘤体破裂可致死亡。

(2)病理生理:由于主动脉内高压血流的冲击,动脉导管内膜及肺动脉内膜易受损伤,发生细菌性心内膜炎或呈动脉瘤样扩张;成年人,尤其 30 岁以上患者,未闭导管的管壁往往有不同程度粥样变,个别甚至出现钙化斑块,给手术治疗增加了困难。

胎儿期间 PDA 是正常生理所必需的,但出生后(一般 2～3 周)导管应自动关闭,如生后持续开放就会产生一系列病理生理变化。由于主动脉的压力无论是收缩压或舒张压 120/60mmHg 都比肺动脉压 22/8mmHg 高,血流的方向总是从主动脉流向肺动脉,称之为左向右的分流。分流量的多少,与动脉导管口径的粗细和两侧动脉压力之间的阶差有密切关系。导管口径越粗、压力阶差越大,分流量就越大;反之,则分流量也越小。PDA 患者的肺动脉除接受由右心室来的血液外,还接纳一部分由主动脉经动脉导管来的血液,使肺循环血容量增加,回到左心房和左心室的血液量也相应增加,左心室负荷加重,致使左心室肥大。由于长期肺动脉压力升高和血流冲击,肺小动脉管壁增厚,管腔变狭,形成肺动脉高压,继之引起右心室肥大。少数婴儿出生后可保留胎儿时期肺内动脉管径小、管壁厚的特点,此时肺动脉高压症在婴儿期即出现。当肺动脉的压力随病程的发展不断增高,接近或超过主动脉压力时,即可产生双向或右向左分流,成为 Esenmenger 综合征。

【临床表现和诊断标准】

1.临床表现

(1)一般症状:临床症状的轻重与导管粗细有关。大多数的病例导管较细,症状很轻或无症状,在健康检查时方被发现。重症病例常有呼吸急促、心悸,幼年期易有呼吸道感染,甚至早年即发生心力衰竭,体循环血量减少则引起发育迟缓。临床多无发绀,但若合并肺动脉高压,发生右向左分流时,即出现发绀。开始常见活动后下半身发绀(差异性发绀),严重者左上肢也可发生发绀,偶因扩张的肺动脉压迫喉返神经而引起声音嘶哑。

(2)心脏检查:可分典型体征和不典型体征两类。典型体征是在胸骨左缘第 2 肋间能闻及响亮的连续性杂音,收缩期增强,在杂音最响处可扪及收缩期或收缩、舒张两期性的震颤。这是本病的特征。从心音图上可见,杂音的特点是在肺动脉瓣区第 1 心音之后,有收缩期递增形杂音,与第 2 心音相连,有时掩盖第 2 心音,再继之以舒张期递减形杂音。杂音向外侧、颈部和背部肩胛间区传导。若分流量超过肺循环量 50% 以上,则往往在心尖区闻及低频舒张中期杂音,此系自肺循环回流至左心房的血量增加,引起相对性二尖瓣狭窄所致。心脏大小依导管的粗细和病程长短而定,有时心脏扩大使左胸前隆起,心尖搏动强烈弥散。若未闭的动脉导管伴有肺动脉高压时,患儿发育营养往往极差,呼吸急促,反复发生呼吸道感染,晚期可出现差异性发绀。

末梢血管征:脉压增高为本病临床诊断重要依据之一。收缩压多正常,而舒张压很低,因而脉压增大。导管直径越大,自主动脉分流入肺循环的血量越多,舒张压越低。当脉压很大时,可见毛细血管搏动、水冲脉及枪击音等。

(3)X 线检查:导管直径较小者,心脏大小形态可正常。最常发现的是心脏轻度扩大,以左心室增大为主。左房有时也可增大,肺动脉段膨隆,致使心脏左缘第 2 弓增大。分流量大的病例肺门阴影扩大,透视下可见搏动(肺门舞蹈征),肺野充血。升主动脉及主动脉弓影增宽而显著,搏动明显增强,导管区的主动脉有时呈漏斗状突起。若伴有肺动脉高压,则右心室也增大,肺门处近端血管阴影增宽显著,肺野远端血管狭窄细小,显示肺动脉压增高。

(4)心电图检查:在左向右分流量少的患者,心电图基本无变化。分流量较大的有左心室肥大、电轴左偏。若心电图呈双心室肥大或右心室肥大,说明肺动脉压力已有较明显增高。

（5）超声心动图检查：左侧心房和心室有不同程度的增大。二维超声心动图可以直接探查到未闭合的动脉导管，常选用胸骨旁肺动脉长轴观或胸骨上主动脉长轴观。脉冲多普勒在动脉导管开口处也可探测到典型的收缩期与舒张期连续性湍流频谱，叠加彩色多普勒可见红色流柱来自降主动脉，通过未闭导管沿肺动脉外侧壁流动；在重度肺动脉高压，当肺动脉压超过主动脉时，可见蓝色流柱自肺动脉经未闭导管进入降主动脉。

（6）心导管检查：一般病例不一定都要作心导管检查。如果临床杂音不典型，或疑为合并其他畸形时，应作右心导管检查。心导管检查可进一步明确分流的部位，是否有肺动脉高压以及估计动脉导管的粗细。若肺动脉血液含氧量较右心室高 0.5％容积以上，表示肺动脉水平由左向右分流。合并肺动脉高压的患儿，肺动脉压力等于或超过主动脉压力时，可产生自肺动脉到主动脉的反向分流，使动脉血氧饱和度下降。近 75％的病例，可将导管经过动脉导管插入降主动脉，小儿较成人插入的机会多，而 99％的病例可将导管从降主动脉经动脉导管插入肺动脉。右心导管和逆行性升主动脉造影检查，不仅能明确体征不典型 PDA 的诊断，还可明确 PDA 的病理类型和大小，并对不同部位左向右分流的疾病，如主-肺动脉间隔缺损、主动脉窦瘤破裂、室间隔缺损合并主动脉瓣关闭不全、房间隔缺损伴肺动脉高压和冠状动脉瘘等，都可作出鉴别诊断。

1）婴儿期 PDA：虽然有些 PDA 患儿于出生后数周即出现典型连续性杂音，但一般在婴儿期，由于主、肺动脉之间压差较小，杂音往往不典型，只有收缩期杂音，且部位亦可偏低，因而与室间隔缺损不易鉴别。X 线检查，多表现为心脏增大，肺动脉段膨隆和主动脉搏动增强。心电图显示左心室肥大或两心室肥大。患婴易反复发生呼吸道感染，甚至发生严重充血性心力衰竭。如出现以上情况，应积极控制心力衰竭，必要时经检查确定诊断后，及时予以手术治疗。术后症状迅速消失，效果较好。

2）早产儿 PDA：发生率高达 10％～15％，常有典型连续性杂音，大多于 12 周内自行闭合。分流量较大时，可致心脏扩大、特发性呼吸困难、肺水肿及心力衰竭。除内科积极抗心力衰竭治疗外，可试用吲哚美辛促进动脉导管闭合。如效果不佳，亦应予以手术治疗。

2.诊断　根据典型杂音、X 线、心电图和超声心动图改变，可以比较容易作出诊断。但仍需与引起心脏连续性杂音的疾病相鉴别。

3.鉴别诊断

（1）主-肺动脉隔缺损：其临床症状、体征及各种 X 线所见均与 PDA 极为相似，仅杂音位置偏低，X线显示主动脉弓不增宽。右心导管检查时，导管常进入升主动脉。而 PDA 导管易进入降主动脉（表 7-3-1）。升主动脉造影能确切地证实有缺损存在。

（2）心室间隔缺损合并主动脉瓣关闭不全（表 7-3-2）。

表 7-3-1　PDA 与主-肺动脉间隔缺损的鉴别诊断

	PDA	主-肺动脉间隔缺损
发生率	多见	罕见
心脏杂音	位置较高（L$_2$），双期连续性	位置较低（L$_{3\sim4}$），收缩期多见
发绀	差异性	全身性
右心导管	导管经肺动脉易进入降主动脉	导管经肺动脉易进入升主动脉
升主动脉造影	肺动脉与降主动脉同时显影	肺动脉与升主动脉同时显影

表 7-3-2　PDA 与室间隔缺损合并主动脉瓣关闭不全的鉴别诊断

	PDA	室间隔缺损合并主动脉瓣关闭不全
心脏杂音	L$_2$ 连续性、机器样，向锁骨下方传导	L$_{3\sim4}$ 不连续，哈气样，向心尖传导
心音图	菱形收缩期杂音	递减形舒张期杂音
右心导管	肺动脉水平分流	心室水平分流
升主动脉造影	肺动脉与降主动脉同时显影	造影剂由升主动脉反流至左室，右室同时显影

（3）静脉杂音：常见于小儿，为连续性，但有舒张期加强，在右锁骨上窝及锁骨下最响，也可两侧均听到。当采取仰卧位或压迫颈静脉时，颈部杂音可消失或减弱为其特点。

（4）先天性主动脉窦瘤破裂：向右心室破裂时可产生一连续性杂音，须与 PDA 鉴别。前者杂音的位置较低，在胸骨左缘第 3、4 肋间，常伴有突发性心力衰竭（表 7-3-3）。

（5）冠状动脉瘘（表 7-3-4）。

根据文献报告，大约有 4%PDA 合并有房间隔缺损、室间隔缺损、主动脉窦瘤破裂和主动脉两瓣畸形等疾病，诊断时需予以注意。

表 7-3-3　PDA 与主动脉窦瘤破裂的鉴别诊断

	PDA	主动脉窦瘤破裂
病史	无突发胸痛史、病程进展缓和不易致心衰	突发性胸痛、病程进展迅速易致心衰
心脏杂音	位置较高(L_2),收缩期递增	位置较低($L_{3\sim4}$),舒张期递增
超声心动图	降主动脉与肺动脉分叉之间见异常通道	高度扩张的主动脉窦,并突入某心腔
升主动脉造影	肺动脉与降主动脉同时显影	升主动脉与窦瘤破入之心腔同时显影

表 7-3-4　PDA 与冠状动脉瘘的鉴别要点

	PDA	冠状动脉瘘
心脏杂音	位置较高(L_2),收缩晚期最响,向锁骨上窝传导	位置较低(L_4),且表浅,心前区连续性杂音
X 线胸片	主动脉结呈漏斗征	主动脉结正常或缩小
超声检查	降主动脉与肺动脉分叉处之间有异常通道	可见异常扩大的冠状静脉窦
右心导管	分流水平在肺动脉	分流水平在心腔或大血管
升主动脉造影	肺动脉与降主动脉同时显影	扩张的冠状动脉及瘘入相应的心腔或大血管同时显影

【自然病史】

1.单纯 PDA 在足月产婴儿的发生率为 1/2000,占所有先天性心脏病的 5%～10%。女婴是男婴的两倍。PDA 可以发生在同胞胎中,提示其发生有遗传倾向。母亲怀孕前 3 个月患风疹为常见原因,并且与多发性外周肺血管动脉狭窄和肾动脉狭窄有关。由于 PDA 外科治疗和确定 PDA 诊断方法的早期应用,使 PDA 的自然病史已不能完整记录。

2.死亡:婴儿期未经治疗的 PDA 患者死亡率高。估计单纯 PDA 第 1 年的死亡率为 30%,生后前几个月死亡的危险最大。而婴儿期后未经治疗的 PDA 患者的年死亡率快速下降至 0.5%。30 岁时达 1%,40 岁时达 1.8%,随后几十年可达 4%。因此在 45 岁时大约 42% 的 PDA 患者已死亡。多数老年患者死亡与长期容量超负荷致顽固性左心衰竭有关。

【治疗】

1938 年,Gross 等采用结扎法治疗 PDA 获得成功,从此推动了先天性心脏病的外科治疗。经过近半个世纪的临床实践,对于 PDA 的病理解剖、病理生理和病程发展以及治疗方法等,都取得了丰富经验,收到了良好效果。

为了提高疗效,对患者选择、年龄和治疗方法等,应予全面考虑。目前治疗方法有非手术疗法和手术疗法两种。

1.非手术疗法　有药物法和介入堵闭法。

(1)药物法:早产儿 PDA 特别是妊娠不足 30 周者,动脉导管关闭延迟,出生后如有气急、心力衰竭可先给予辅助呼吸、控制液量(每天摄入量为 100～120ml/kg)和利尿药物(呋塞米 1mg/kg,静脉注入)治疗,以改善心肌功能;并试行吲哚美辛治疗,以促使动脉导管闭塞。吲哚美辛属于非甾体类抗炎药,抑制环氧合酶,阻止各类前列腺素的合成和抵消扩张动脉导管的作用。

吲哚美辛的疗程,一般给药 1～3 次。首次剂量为 0.2mg/kg,无效者,可隔 24 小时,给予第 2 次、第 3 次剂量,分别为 0.1mg/kg。出生第 3～8 天的早产儿 PDA 应加大剂量,第 2 次、第 3 次分别给予 0.2mg/kg。出生后超过 8 天的早产儿 PDA,第 3 次用量为 0.25mg/kg。通常情况下,一个疗程足以关闭动脉导管。出生后 3 天内的早产儿 PDA 用吲哚美辛治疗,效果最佳。如失败,应行急症手术,以抢救患婴。

(2)介入堵闭法:1967 年,Porstmann 首先用导管法堵闭 PDA 获得成功。以后在日本和中国同道们的共同努力下改进和提高了该技术,其操作方法是经皮股动脉、股静脉穿刺插管,分别用长 300cm 单股 0.014in(英寸)弹性超细不锈钢丝,在 J 形导管引导下,经降主动脉通过 PDA 送入肺动脉主干。圈套导管由股静脉经右心室到达肺动脉,套住由 J 形导管内送出的细导丝,分别从股静、动脉推出圈套导管和 J 形导管,建立股动脉-PDα-股静脉钢丝轨迹。选用特制泡沫塑料(Ivalon)塞子,固定于中央置有的金属小支架套管上,按动脉导管造影形态大小放大 80%～100%,剪修成葫芦形或哑铃形。然后,用 16～24F 扩张器扩大股动脉穿刺口,插入外套管,将塞子穿入细钢丝,用一硬质顶棒将塞子从外套管沿细钢丝顶入降主动脉,再插入导管,继续将塞子沿细钢丝推送入,并填塞 PDA。塞子一旦嵌入,心杂音即消失。最后,拔出细钢丝,在股动脉穿刺处加压止血。我们在 134 例 PDA 患者应用此技术,其中 130 例 1 次堵闭成功,3 例二次堵闭成功,1 例塞子脱落改手术治疗。平均 5 天出院,随访 2～12 年,3 例于术后 35～40 天塞子脱落至肺动脉,手术取出,同时行 PDA 缝闭术。

1979 年,Rashikind 应用双伞形塞子通过股静脉堵闭婴幼儿的 PDA 获得成功。因该技术应用不锈钢丝做成伞架,外裹以 Ivalon 薄膜,能通过 8F 的血管鞘,尤其适用于婴幼儿,甚至有人报道堵闭 3.5kg 新生儿的 PDA,现已在欧美国家广泛开展,但该技术仅适用于 PDA 内径小于 7mm 者,PDA 不能太长;且有 3% 塞子脱落至肺动脉或主动脉;术后经彩色超声随访,两年内 10%~20% 有残余分流;该器械昂贵,不适宜在发展中国家广泛开展。近年来有应用 Sideris 盘状纽扣样或应用 SpiralCoil 装置堵闭 PDA 的报道,尽管术后残余分流低于 Rashikind 方法,但仍高达 14%,或仅适用于内径较小的 PDA。

我们 1995 年发明了自制带阀门血管内支架 PDA 堵闭装置(获国家专利),其操作为采用 200cm 长,0.034in 不锈钢丝,经由股动脉穿刺,由 J 形导管通过 PDA 把导丝送入左或右肺动脉远端,退出 J 形导管,建立股动脉-PDA-肺动脉导丝半轨迹。也可经股静脉-肺动脉-PDA-降主动脉导丝轨迹。根据 PDA 内径选择血管鞘,多为 7~14F,平均 10F。同时选择不同型号的带阀门内支架 PDA 堵闭装置,包括球囊扩张导管及球囊中部套有带 Ivalon 阀门的管形网状支架。当带支架球囊到达 PDA 管腔中部时,用造影剂扩张球囊,使支架两端充分展开呈哑铃状,牢固地支撑在 PDA 的主、肺动脉端,抽尽球囊内造影剂,拔除球囊及导引钢丝,支架内的 Ivalon 起到阻止血流的作用。该装置按支架扩张的最大直径分成以下几种型号:4mm 以下、4~8mm、9~12mm、12mm 以上。

Porstmann 法 PDA 堵闭成功率达 90%~99%,除少见的塞子脱落外,术后很少有残余分流,但由于该技术通过压缩的 Ivalon 塞子通过股动脉逆行置入 PDA,故对病例选择较为严格,一般适用于 6 岁以上、PDA 内径在 6.5mm 以下的儿童,对成人也仅适用于内径小于 8mm 的病例。由于该器械价格便宜,治疗 PDA 效果良好,故在中国、日本仍继续开展。

Rashikind 等方法使用范围窄,残余分流发生率较高,而且器械价格昂贵,故在国内尚不能广泛开展。

自制带阀门血管内支架 PDA 堵闭装置的特点是:①操作简便,不必建立股动、静脉钢丝轨迹,可以从股动脉逆行或从股静脉送入带阀门血管内支架治疗 PDA。②支架扩张后呈哑铃状,能牢固固定在 PDA 内,支架内泡沫样网状结构易使血小板、纤维素及凝血物质滞留,形成血栓,且网状样结构有利于血管新生内皮细胞的形成、生长、覆盖。动物实验证实,8~12mm 内径的 PDA 堵闭术后 1 个月以上,主、肺动脉端已被新生内皮覆盖,达到永久闭合的目的,可使用于堵闭 10~12mm

内径的巨大 PDA 患者。至今临床应用已 20 例,随访 4～36 个月,均达到完全闭合的目的。③该堵闭装置治疗内径 8mm 的 PDA,只需通过 9F 血管鞘,而 Porstmann 方法治疗内径 8mm 的 PDA 需用 24F 血管鞘,故该装置对血管损伤小,可适用于 3 岁以上的 PDA 患者。

堵闭法的共有并发症为塞子脱落、股动脉出血和血栓形成等。

介入治疗法治疗 PDA 的诞生和不断发展,操作方法的不断简化和完善,目前大有成为 PDA 首选治疗方式的趋势。此法无胸部手术切口瘢痕,仅在腹股沟见一穿刺点,大大减轻了手术创伤;而且 PDA 的介入堵闭法较其他手术方法安全,尤其是对手术后有残余分流(再通)的 PDA 治疗,更为安全有效。

2.手术疗法

(1)手术适应证:凡是非手术疗法无效,病程发展迅速,易于肺部感染或心力衰竭者,选用手术关闭 PDA。多数学者认为,手术的适当年龄为 5～12 岁,但争取在 30 岁以前能完成手术。这是因为年龄过大,动脉导管硬脆,甚至钙化,并发细菌性心内膜炎、肺动脉压力过高和严重心力衰竭等并发症的机会多,手术危险性大,死亡率高,疗效差。对发生细菌性心内膜炎的患者,要先采用抗生素治疗,控制 2～3 个月后,才能做手术。对少数患者药物治疗不能控制感染,特别是有赘生物脱落,反复发生动脉栓塞,或有假性动脉瘤形成时,应及时手术治疗。对有严重肺动脉高压或心力衰竭者,都需给予内科积极治疗,待病情好转后,再施行手术。

(2)手术禁忌证

1)合并严重肺动脉高压,形成右向左分流为主,已发生艾森门格综合征,临床上出现差异性发绀的患者。

2)复杂先天性心脏病中,PDA 作为代偿通道而存在者,如法洛四联症、主动脉弓中断等,在其根治手术前,动脉导管不能单独行闭合治疗。

3.术前准备

(1)全面细致询问病史和进行有关检查,明确有无合并畸形和并发症,根据结果确定手术方案。

(2)有严重肺动脉高压,甚至有少量右向左分流的患者,术前给予吸氧治疗(每次 30 分钟,每天 2 次)和应用血管扩张药(视病情给予巯甲基丙脯酸口服或酚妥拉明、硝普钠静脉滴注或小剂量一氧化氮),有利于全肺阻力下降,为手术治疗创造条件。

(3)合并心力衰竭者,给予积极强心,利尿治疗,待心衰控制后再行手术。

(4)肺部及呼吸道感染时,感染治愈后再手术。

（5）细菌性心内膜炎患者，术前应作血液细菌培养及药物敏感试验，并加强抗感染治疗，感染控制后再手术。感染不能控制或反复出现栓塞者，应在抗感染同时行亚急症手术。

4.常规手术方法　PDA 的形态有各种各样，粗细和长短也不一致，一般可分为两种：一种是动脉导管细而长，另一种是动脉导管粗而短。前者手术简便，而后者手术较困难。动脉导管的手术方法有四种：即结扎法、钳闭法、切断缝合法和直视缝闭法。多数学者主张：动脉导管细而长者，应作结扎法或钳闭法，尤其对幼儿适用；对动脉导管粗而短者应作切断缝合法；对伴有肺动脉高压，合并其他心脏畸形、30 岁以上、导管钙化、巨大动脉导管以及第 2 次手术者应考虑直视缝闭法，但最常用的是结扎法。

（1）结扎法：有单纯、双重、贯穿和垫片等结扎方法。

1）切口：左胸后外切口，经第 4 肋间进胸，使主动脉峡部动脉导管和肺门均获得良好显露。也可经左腋下小切口，经第 4 肋间或肋床进胸，病例选择恰当，是一安全、简便、康复快、费用少的方法。

2）探查导管：将左肺向前下牵压，在主动脉峡部看到的膨出部即动脉导管之部位。用手指放在导管的肺动脉端，可触及连续性震颤。

3）切开纵隔胸膜：于主动脉弓上方，纵向切开膈神经和迷走神经之间的纵隔胸膜，上至左锁骨下动脉根部，下至肺门。最上肋间静脉可结扎切断。分离左锁骨下动脉根部时，对可疑淋巴管均要结扎，以免术后发生淋巴漏。

4）显露动脉导管：将切开之纵隔胸膜向肺动脉侧分离，至动脉导管肺动脉端。用 4 号丝线在纵隔胸膜边缘缝牵引线 4～5 针，牵拉并固定于无菌巾上。此时，动脉导管、主动脉弓、左锁骨下动脉、肺动脉、迷走神经和喉返神经均清楚可见。

5）分离导管：先锐性分离导管前壁，再分离上缘，小心剪开导管上方韧带组织，显露出导管上缘，沿导管上缘向上后分离，最后用小直角钳由下向上顺导管后壁伸出导管上缘，然后再用直角钳，由上方轻轻将导管后壁间隙适当扩大，导管四周完全得到游离。

6）套线：应用 10-0 丝线 3 根，用小直角钳引导，绕过动脉导管后壁。

7）结扎导管：由麻醉师控制性降压到 60～80mmHg，先结扎动脉导管近主动脉端，同时以手指触摸肺动脉端，如果震颤消失，证明结扎完全。再结扎肺动脉端。再在两结扎线中间作 7-0 丝线结扎。

8）关闭胸腔：查无出血后放置胸引管，膨肺后分层关闭胸腔。

（2）钳闭法：有的学者对细长的动脉导管采用特制动脉导管钳闭器钳闭 PDA，

操作也比较简便,动脉导管游离方法同前。选用特制的钛钉双排钳闭阻断动脉导管腔。由于术后出血和再通并发症较多,目前应用较少。

(3)切断缝合法:对粗短的动脉导管应选用切断缝合法,手术操作要求高。为了防止无损伤性血管钳的滑脱,应在降主动脉套好阻断带,再在动脉导管的两端,靠近主动脉和肺动脉,分别各夹上一把无损伤血管钳。如果可能,最好在靠近主动脉端,夹上两把无损伤血管钳,比较安全。然后,在靠近肺动脉端钳的外侧,边切断、边缝合动脉导管。缝合时,用 3-0 聚丙烯无创伤缝针线作连续缝合。

(4)直视缝闭法:胸骨正中切口,纵行切开心包后,于升主动脉插入动脉供血管,由右心房插入上、下腔静脉引流管,常规建立体外循环。在心脏停搏前,先插好左心引流管,防止大量血液经动脉导管淤积肺部。体外循环一开始,立即切开肺动脉,经切口用示指顶住动脉导管开口处,阻止分流。降温至 20℃ 左右,减低流量至 $5\sim10ml/(kg\cdot min)$。然后,经肺动脉切口,找到动脉导管开口,用带垫片的涤纶无创伤缝合线,对准动脉导管开口的后缘进针,作褥式缝合,由肺动脉前壁穿出,另加一垫片打结,一般缝合 3~4 针,即可完全缝闭。对于导管在肺动脉内开口大于 1.5~2.0cm 的病例,可采用补片缝合法。低流量时间不超过 20 分钟,对脑部供血没有影响。缝闭,恢复高流量和升温,并检查缝闭之 PDA 口,如有残余分流,则立即加固缝闭之,继之用 4-0Proline 线连续往返缝合肺动脉切口。如有其他心脏畸形,再予纠正。

(5)术中注意要点

1)后外侧切口开胸时,判断第 4 肋间要准确,以利动脉导管良好显露。

2)分离,特别当切断动脉导管时,注意保护喉返神经。

3)分离导管过程中若遇有出血,首先采用的措施应是用手指压迫止血,纵隔小血管出血,经压迫后多可止血。压迫不能止血者,则可在严密观察下降压,查清出血部位,选用相应措施处理,以钳闭动脉导管上下主动脉进行缝合为宜。切勿随意用止血钳夹持,以免破口加大,带来更严重后果。

4)结扎动脉导管时,用力要平稳,以中断血流交通为度。过度用力结扎有割裂之虞;过松则可能有残余分流。

5)动脉导管游离出后,应进行一次短暂阻断试验,尤其是伴发肺动脉高压者,观察阻断后血压、心率和有无发绀出现等变化,以判断手术是否继续进行,如血压上升,肺动脉压力下降,心率正常,没有发绀出现者,则继续进行动脉导管阻断术;反之,血压下降,肺动脉压力不下降,又出现发绀及心动过速等,就应停止手术,不作阻断术。

PDA单纯结扎和切断缝合术已经规范化,手术技术比较成熟。配以降压措施的单纯结扎术,提高了安全性,效果满意。粗大导管带垫卷四头线结扎,可使导管受力均匀,防止结扎时导管割裂,增加了安全性。切断缝合手术,用于成人粗大的窗型PDA和严重肺动脉高压者,术中处理得当,效果可靠。在体外循环直视下,PDA经肺动脉切开缝闭,要求有熟练手术技术和灌注师良好的配合,术中要严密预防灌注肺和脑气栓等并发症。

5.电视胸腔镜外科是近年来发展起来的微创手术外科领域,正广泛应用于临床。自1990年瑞典医生Jacobereus首先在临床上使用胸腔镜以来,现已成为较成熟的技术方法。国外近几年用于PDA手术。法国Laborde于1991-1992年应用电视胸腔镜为38例PDA患者行手术治疗,全部获得成功。国内某些单位也正在开展。

(1)适应证:学龄前儿童是最常选择的适应证。有婴幼儿手术经验者,可选择2～3岁的婴幼儿。年幼者导管弹性好,操作孔离导管的距离近,一旦出血可通过操作孔行指压止血。管型PDA最适合本法操作。因导管长,便于游离显露和闭合。

(2)技术要点:采用静脉复合麻醉,单侧肺通气,使左侧肺萎陷。

1)切口选择:对手术操作十分重要。一般采用左侧腋中线第4肋间(放置带摄像头的胸腔镜头)和腋前、后线第3肋间(放置手术操作器械)切口视野显露比较清楚,操作方便。

2)PDA的游离:由于手术操作是在影像系统下进行,解剖时更需十分精细和熟练准确的操作。充分游离PDA周围纤维组织,特别注意PDA上下窗的解剖,使之充分游离,才便于钛夹钳的插入和钛夹钳钳夹。

3)PDA的处理:电凝刀剪开导管上下纵隔胸膜,提起纵隔胸膜,采用钝、锐性分离显露出导管,用钝头长钳分离导管上下窗、直角钳游离出导管并套入10号长线,静脉滴注硝普钠使动脉血压降至60～80mmHg左右,在胸壁外打结,用滑结推进器或普通长钳推下,将结打在导管正中,提起导管,插入钛夹钳。根据动脉导管的直径,选择不同型号的钛夹:一般5mm直径的导管应用9mm长(全长18mm)的钛夹即可,6mm、7mm直径的导管需要11mm长(全长22mm)的钛夹。由主动脉侧向左肺动脉侧分次闭合导管,一般2～3个即可。

本法较开胸术治疗PDA有创伤小、伤口疼痛轻、术后恢复快等优点。电视胸腔镜下PDA手术的禁忌证有:重度肺高压、肺功能严重损害、不能耐受单侧肺通气及胸腔粘连严重者。由于本法的特殊性,要求术者必须熟练掌握在影像系统下的手术操作技巧,因而由经验丰富,常规操作纯熟的医师承担,以便能迅速处理可能发生的并发症。PDA手术最危险的并发症是导管破损出血,也是手术死亡的主要原因。为此术前、术中都要做常规开胸术的准备,包括备血、手术器械等。在操作中遇到困难时,果断地改为开胸手术是明智的。

【结果】

1.术后主要并发症　PDA手术主要并发症有喉返神经损伤、动脉导管破裂出血。前者声音嘶哑,给患者带来终身痛苦,后者常危及生命安全。

(1)喉返神经损伤:林贵宪等报道1107例外科治疗PDA患者,41例(3.7%)有声音嘶哑,除1例为永久性嘶哑外,其余均在3～30天恢复。以下情况可造成喉返神经损伤:①分离纵隔胸膜过程中伤及迷走神经;②分离动脉导管时直接伤及喉返神经;③结扎动脉导管时,特别在婴儿,不慎将喉返神经一并扎入;④切断缝合动脉导管时,钳夹或缝及喉返神经。防止措施在于熟悉局部解剖关系,操作中注意保护,少作不必要的分离,并于喉返神经表面留一层纤维结缔组织,可明显减少损伤机会。

(2)动脉导管破裂出血:林贵宪等报道1107例中,有7例发生PDA破裂出血,2例死亡,5例在体外循环下修补成功。此情况多发生于分离动脉导管过程中。应注意以下几方面,尽可能减少出血机会:①成年或合并有肺动脉高压患者,在开始分离导管之前,请麻醉师给予降压药物,将动脉收缩压维持在90mmHg左右,既保证了全身重要脏器灌注,又减少动脉导管壁的张力和出血机会;②分离导管操作应轻巧、细致、动作范围小;③结扎时,宜缓缓用力,勿牵拉导管,防止割裂或拉断,造成严重后果;④一旦有严重大出血,应先压迫止血,建立体外循环,在深低温微流量灌注下修复破口,并缝闭PDA肺动脉开口。

(3)PDA再通:目前当采用切断缝合术或适当的结扎技术时,PDA再通的发生率已近零;自1967年至今,除此段时间的早期应用单纯结扎法1例再通外,未有再通或残余分流的病例报道。在初始阶段PDA再通的确发生。Jones报道61例导管结扎患者有12例再通或残余分流。之后,不再多见。Panagopoulos等报道936例导管闭合患者,大多数应用结扎法,仅有4例再通。Trppestad和Efskind报道639例随访患者,20例再通。潘治等报道2040例外科治疗PDA,16例再通。预防PDA术后再通,关键还是术中有效控制性降压和牢固的结扎。

(4)血压升高:林贵宪等报道其发生率在16%。可能与以下因素有关。

1)PDA闭合后分流被阻断,左室排血全部进入体循环,血容量突然增加,血压升高。

2)左向右分流被阻断后,神经体液调节暂时紊乱,致使体内儿茶酚胺增加,导致血压升高。

(5)乳糜胸:已罕见。林贵宪1107例外科治疗PDA患者,1例发生乳糜胸。陈立波719例PDA外科治疗,未有此并发症。

2.症状和功能状态　巨大PDA外科闭合后,充血性心力衰竭的症状和体征明显消失。Ash和Fischer叙述～3岁巨大PDA女孩并发心脏恶病质和进展期心力衰竭,外科闭合PDA后3小时明显的肝脾肿大消失,并且4个月内X线显示心脏大小恢复正常。

3.机体发育　以往认为单纯巨大PDA闭合后婴儿的发育正常。但事实身高发育迟缓仍持续,尤其婴儿后手术或有风疹症状的儿童。

4.早期死亡　Gross和Hubbard第1次外科治疗PDA成功的10年内,没有并发症的患者住院死亡率很低。1951年Gross和10ngino报道412例外科治疗患者,死亡8例(1.9%)。1955年Ash和Fischer连续116例外科治疗患者没死亡(0%)。1993年林贵宪等报道1107例外科治疗患者,死亡4例(0.36%)。陈立波等报道719例外科治疗患者,9例死亡(1.25%)。其他类似经验也证实手术治疗PDA的安全性,事实上近年住院死亡率几乎近零。

增加早期死亡的危险因素:

目前大多数PDA患者在婴儿期或儿童期已手术治疗,早期术后死亡率几乎为零。即使合并其他先天畸形、肺高压或轻、中度肺血管阻力增高等情况也不增加住院死亡率。不管采用何种手术方法,早期死亡率均很低。而考虑自1938年至今的整个PDA外科治疗过程,如下情况仍被视为手术后死亡的高危因素。肺血管病变严重,发生双向或右向左分流为主时,手术危险性明显增高。在Mayo早期临床经验中,14例此类患者,5人术后死亡。主要死于术中出血(由于PDA关闭后肺动脉压力高于主动脉以及肺动脉扩大和壁薄,肺动脉缝合处出血)或几天后无任何明显原因的突然死亡。

当有大量左向右分流存在时,即使肺血管病变达轻中度,并不增加手术后早期死亡的危险性。Mavo诊所在早期271例PDA闭合术中,16例合并严重肺高压但肺血管病变为轻中度及大量左向右分流,无术后早期死亡。

5.生存　婴儿或儿童无并发症的PDA外科闭合后,期望寿命在正常范围内。术前已发生中或重度肺血管病变者,术后肺血管病变的进一步发展可导致晚期死亡。进展期和长期慢性充血性心衰的成年患者手术时,由于长期左室容量超负荷使心肌病变不可逆转,晚期死亡发生率增高。

第四节　肺动脉瓣狭窄

【概述】

先天性肺动脉瓣狭窄指肺动脉瓣、瓣上或瓣下有狭窄。此种先天性畸形常单独出现,发病率较高,特别在成人先天性心脏病中可达 25％。根据狭窄的部位可分为 3 型:瓣膜型表现为瓣膜肥厚,瓣口狭窄,重者瓣叶可融合成圆锥状;瓣下型为右心室流出道漏斗部肌肉肥厚造成梗阻;瓣上型指肺动脉主干或主要分支有单发或多发性狭窄,此型较少见。临床上一般根据右心室压力高低来判断病情轻重,如右心室收缩压<50mmHg 为轻型,>50mmHg 但未超过左心室收缩压者为中型;超过左心室收缩压者为重型。右心室压力越高表明肺动脉瓣狭窄越重,而狭窄上下压力阶差也必然越大。

【临床表现】

1.轻症肺动脉瓣狭窄可无症状。

2.重者在活动时有呼吸困难及疲倦。

3.严重狭窄者可因剧烈活动而导致晕厥甚至猝死。

【诊断要点】

1.有或无上述症状出现。

2.胸骨左缘第二肋间可听到响亮的收缩期喷射样杂音。

3.心电图可出现电轴右偏、右心室肥大、右心房增大,也可见不完全性右束支传导阻滞。

4.胸部 X 线检查可见肺动脉段突出,肺血管影细小,肺野异常清晰;右心尖左移上翘、心影明显增大。

5.超声心动图可见肺动脉瓣狭窄的征象是诊断的重要依据。

6.右心导管及右心室造影可明确狭窄部位及程度。

【治疗方案及原则】

1.介入治疗经皮球囊肺动脉瓣成形术(PBPV)是单纯肺动脉瓣狭窄的首选治疗方法。PBPV 的适应证为:①以单纯肺动脉瓣狭窄伴有狭窄后扩张者效果最佳;②狭窄的程度以跨瓣压差为标准,目前趋向于≥40mmHg;③肺动脉瓣狭窄,经手术治疗后出现再狭窄者;④作为复杂性先天性心脏病的手术前缓症治疗,或不能接受手术者的姑息治疗,如肺动脉瓣狭窄合并房间隔缺损等。禁忌证为:①肺动脉瓣下狭窄即右心室流出道漏斗部狭窄者;②肺动脉瓣上狭窄瓣膜发育不良,无肺动脉狭窄后扩张者。

2.外科治疗对于不能施行球囊扩张或球囊扩张失败的病例,可进行外科手术治疗。手术均需要在体外循环下切开狭窄瓣膜或切除漏斗部肥厚部分。

第五节　先天性主动脉狭窄

【概述】

主动脉狭窄是指主动脉瓣及其附近狭窄使左心排血受阻,导致左心室肥厚、扩张或左心衰竭的病变。它包括主动脉瓣狭窄、瓣上及瓣下狭窄,因此本症又称之为左心室出口或主动脉口狭窄。

此症发病率约为先天性心脏病的 3% ~ 10%,其中以瓣膜狭窄最多见,约占其中的 83%,瓣下狭窄占 9%,瓣上狭窄最少见,有时可以同时存在两处以上的狭窄。男性多于女性。

【历史回顾】

1954 年 Brock 首先应用经左室心尖切口进行闭式瓣口扩张术获得成功。1958 年 Spencer 等初始报道在体外循环直视下切口主动脉瓣交界粘连术。1956年 Mayo 医学中心 McGoon 等首先报告了应用补片增大右冠状动脉窦治疗主动脉瓣上狭窄取得成功。1960 年 Hara 等报道成功切除了狭窄段和行升主动脉段端-端吻合术。1961 年 Hancock 单纯切除狭窄部位的内膜嵴解除了主动脉上狭窄。

【解剖】

1.病理分型　按病变的部位主动脉狭窄可分为下列三类。

(1)主动脉瓣下狭窄:

1)维膜型主动脉瓣下狭窄:由于隔膜样组织构成心室流出道不全堵塞,它包括两种类型:

Ⅰ型(膜样狭窄):有纤维组织薄膜紧贴于主动脉瓣下,膜中心有 4~12mm 的小孔,膜的周边和其临界组织相延续。

Ⅱ型(纤维肌性狭窄):是位于主动脉瓣下的较局限的环形梗阻,与Ⅰ型不同在于位置比膜样狭窄更低些,除纤维外尚有肌性组织参与。

2)肌肥厚型主动脉瓣下狭窄:由于左心室流出道的肌肉肥厚形成左心排血受阻,它包括:

Ⅰ型(选择性狭窄):左心室普遍肥厚,但流出道室间隔部更为明显,室间隔/左心室壁厚度比值常＞1.5(正常值约1.0)。

Ⅱ型(弥漫性狭窄):左心室壁及流出道普遍肥厚,室间隔/左心室壁厚度比值接近1.0。

3)二尖瓣所致左室流出道狭窄:极为少见,主要是指二尖瓣前瓣附着处前移至主动脉右窦下方,或二尖瓣前瓣中部有一些纤维组织薄膜或条索悬吊于二尖瓣和室间隔之间造成瓣下左室流出道梗阻。

(2)主动脉瓣膜狭窄:此型最为常见。

1)单瓣化狭窄:整个主动脉瓣呈有一中心孔的隔膜,瓣膜呈拱顶状,狭窄的瓣口在中央或偏心性,有时,可见一交界痕迹。

2)二瓣化狭窄:主动脉瓣仅两个瓣叶、两个主动脉窦,一般只有在交界粘连时才会产生狭窄。二瓣化狭窄是主动脉狭窄中最常见的一种,约占70%。

3)三交界粘连:主动脉瓣发育成三瓣,但三个交界未完全分离。三瓣化畸形的各个瓣膜,大小常不相等。生后并无狭窄,后来随着血流的不断冲击,使瓣膜特别是游离缘变厚,发生硬化或钙化才逐渐形成狭窄。

4)其他类型:如主动脉瓣环发育过小,舒张期瓣膜常关闭不严。

主动脉瓣膜狭窄产生流出道阻塞,除单瓣畸形外,一般都是逐渐形成的,左心室心肌向心性肥厚,血流动力学改变主要是舒张期末心脏收缩时,血流冲过狭窄瓣口,喷射到远侧的血管腔内产生涡流,致局部管壁变薄,升主动脉逐渐形成狭窄后扩张。根据临床及血流动力学变化,主动脉瓣膜狭窄可分为轻、中、重三型,轻型病例者使之升主动脉收缩压差在休息状态小于40mmHg,中度狭窄为50～75mmHg,重型病例其压差在75mmHg以上。

(3)主动脉瓣上狭窄:是指紧靠主动脉瓣上方的主动脉口局限型或弥漫型狭窄。

1)沙漏型(壶腹样狭窄):主要是在主动脉峰平面有环形狭窄同时有一段升主动脉变细。

2)隔膜型(膜样狭窄):在主动脉窦上缘形成以纤维或纤维肌肉构成瓣环上中心有孔的隔膜,该段主动脉外径基本正常。

3)发育不良型(条索样狭窄):指主动脉管腔狭窄和管壁异常增厚,通常累及升主动脉,也可延伸至无名动脉起源处。

约有1/3病例伴有主动脉瓣畸形,最常见的情况是左冠瓣发育不全。有时瓣上的狭窄环几乎可以覆盖于已变小的主动脉窦入口上方,该瓣叶的游离缘黏附在狭窄环上,在心血管造影时可见到左冠状动脉充盈和变形。右冠状动脉则扩张和扭曲,后者主要由于高压血流所引起。周围型肺动脉狭窄是最常见合并畸形。

2.病理生理

(1)左心室后负荷增加,左心室肥厚、劳损、最后导致左心功能衰竭;有主动脉瓣下肌肉肥厚及狭窄者,左心室舒张受限,导致左房压升高,肺淤血。

(2)左心室与主动脉之间形成压力差或左心室及流出道压差移行区。

(3)冠状动脉供血不足。

(4)晚期肺动脉及右心室压力可随左心功能不全,或左心乳头肌功能障碍所致的二尖瓣反流而逐渐升高,最后出现右心功能衰竭。

【诊断】

1.临床表现　由于病理类型及狭窄程度不同,临床表现及症状出现的早晚各异,早期可以无明显症状,但是构成严重的左室射血受阻者在生后几天或几周就可以引起左心衰竭;儿童或青少年主要以心慌、乏力、头晕、晕厥、胸痛(有时可表现为典型的心绞痛)为主要表现。主动脉瓣上主动脉狭窄可见主动脉瓣上狭窄综合征(Williams综合征),表现为面部饱满、宽前额、两眼远离、内眦赘皮、平鼻梁、颧骨及下颌凸出、尖下巴、长人中、嘴宽唇厚、弱智、发育迟缓、婴儿期高钙血症、多发性外周肺动脉狭窄等。

体格检查有许多共同性体征,有发育差、脉搏细弱,主动脉收缩压及脉压不同程度降低,心尖搏动增强,心浊音界可正常或扩大,主动脉瓣区或胸骨上窝闻及Ⅲ～Ⅳ级收缩期杂音,并可触及震颤。

2.实验室检查　无特征性改变,注意营养或发育不良所致贫血,检查上下肢动脉血气分析,排除差异性发绀。

3.其他诊断性检查

(1)X线平片、心电图、心音图。

(2)超声心动图检查:

1)主动脉瓣膜狭窄:瓣膜回声增强,开放受限;异常瓣膜回声,呈单瓣、二瓣或四瓣畸形。

2)主动脉瓣下狭窄:在二尖瓣及室间隔之间左室流出道出现菲薄异常回声,或左心室呈不对称增厚,尤以间隔明显。

3)主动脉瓣上狭窄:常只能发现接近主动脉瓣部位的升主动脉管腔狭窄或异常回声。

(3)左心导管及造影检查:

1)左心导管从升主动脉至左心室进路某处受阻;

2)测得左室与主动脉之间压差及程度；

3)左心室与主动脉之间有压力曲线移行区。

4)左室造影检查可确定狭窄部位,解剖形状及狭窄程度。

【手术适应证】

1.症状不明显,左心室收缩末压力与主动脉差＜25mmHg 一般不必手术。

2.婴幼儿期因主动脉狭窄造成充血性心力衰竭,药物控制无效者应尽早手术。

3.儿童及青少年患者症状明显,左心室压力差＞50mmHg,或瓣孔面积＜0.7cm²/m²,心电图有左心室肥厚及劳损者应择期手术。儿童期无症状,左室流出道压力阶差小于50mmHg,心电图正常,暂时不必手术。但应每年随诊,如出现病情变化,再及时手术治疗。

4.肥厚型主动脉瓣下狭窄手术死亡率较高,一般先用 β-阻滞剂治疗,若药物不能控制症状左心室压力差＞75mmHg 即应手术治疗。

5.主动脉上狭窄伴有严重的弥漫型左、右肺动脉狭窄,当后者无法应用现代化手段矫正时,仅对主动脉瓣狭窄进行手术是不可取的。

【术前准备】

1.了解主动脉瓣病理解剖,瓣环和左室大小,以及是否合并主动脉瓣关闭不全及其程度,以便选择适当手术方式。

2.对危重婴幼儿在手术前应注意监测循环、呼吸和代谢状况,并给予相应处理。

3.必要时应予强心利尿治疗,必要时给予正性肌力药物,纠正心功能不全维持循环稳定。

【手术方法】

应根据病变部位采用不同的手术方法。

1.主动脉瓣膜狭窄

(1)瓣膜切开术:适用于无瓣膜纤维化或钙化的婴幼儿及儿童。

1)中度狭窄:可按一般心脏直视手术处理,全麻气管插管,人工通气维持呼吸,手术采取仰卧位。对严重狭窄病例切勿应用血管扩张剂,注意防止低血压和影响冠状动脉灌注流量。

手术步骤:

a.胸部正中切口,并按常规建立体外循环,手术原则为切开融合的瓣膜交界,增大瓣口面积,消除左室射血阻塞。

b.手术在体外循环心脏停搏下进行,应用无创血管钳阻闭升主动脉,在升主动脉前壁距瓣环1~2cm处做横切口。于左、右冠状动脉直接插管灌注冷钾心肌麻痹液,保护心肌。

　　c.直视下根据瓣膜畸形,进行半膜切开术,一般沿交界融合部作切开,到瓣膜交界的管壁附着处1~2mm为限,切勿切到主动脉壁,以免瓣膜失去支持产生关闭不全。

　　2)单瓣化狭窄:仅有一个交界附着于主动脉壁上,它可以是三个正常交界中的任意一个交界发育而形成。另一个或两个发育不全的交界残迹还可能存在,这些残迹仅见部分附着于瓣膜基部指向瓣膜游离缘,但对主动脉瓣无支持作用。如瓣口交接部分融合,可作交界切开以增大瓣口,如欲将切口向对侧延长,形成两叶瓣,由于对侧瓣叶交界未附着于主动脉壁上,除非切口非常有限,否则严重的主动脉反流是无法避免的。交界切开时,即使做一个短的切口,可以明显增加瓣口面积。

　　3)主动脉二瓣化狭窄:发生率在人类心脏中约占1%,这类二瓣化瓣叶可以是左右排列或前后排列。前一种情况,左、右状动脉可以分别起自左、右冠状窦。后一种情况两个冠状动脉均从前冠状窦发出。约有一半病例于1个或两个瓣叶中可见发育不全的交界残迹,这个残迹位置可以很高,有时可以高得像真正继发性融合的交界。先天性主动脉二瓣化可产生主动脉瓣狭窄,也可以不出现狭窄。当有狭窄时,通常在融合交接一端有一个小的偏心性开口。可沿交界融合处切开交界。假如有第三个交界残迹存在,一般不应当切开,否则会造成主动脉瓣关闭不全。

　　4)三叶主动脉瓣狭窄:在婴儿和儿童中少见,瓣膜通常有变形,交界有不同程度融合,虽然能够沿融合的交界作切开,假如术中无法弄清是二叶还是三叶瓣膜狭窄,或有疑问时,应作二叶瓣狭窄处理。

　　瓣膜交界切开或成形完毕,注水检查时无明显关闭不全,可应用4-0聚丙烯线缝合主动脉切口第一层一般可用连续褥式缝合再加一层单纯连续缝合止血。排除心腔和主动脉根部积气,去除升主动脉阻闭钳,诱导心脏复跳,再逐渐停止体外循环。彻底止血,并按常规闭合胸部伤口。

　　术中注意要点:

　　a.这类病例多有严重左心室肥厚劳损,应特别重视加强心肌保护。

　　b.不宜在狭窄后扩张部位的主动脉壁上作切口,应在主动脉根部平行瓣环作横切口,组织较坚实,缝合也牢靠。

　　c.作瓣口切开时,应距主动脉壁1~2mm,切勿在交界痕迹处作切口,以防引起关闭不全。

　　d.要常规作瓣下检查,以免遗漏合并存在的瓣下狭窄。

新生儿主动脉瓣狭窄,多数严重病例,心功能Ⅳ级,同时还可能合并多种心内畸形,死亡率高,应予重视。

(2)瓣膜置换术:适用成人瓣膜有纤维及钙化者或伴有关闭不全且症状明显者,小儿瓣膜置换多主张选用尽可能大号机械瓣,或同种带瓣主动脉,必要时行升主动脉根部加宽术。

成人的狭窄的瓣膜常有继发性纤维化和(或)钙化,不应作瓣膜切开或瓣环成形术者,需作瓣膜替换术。婴儿或儿童的升主动脉发育不全时管腔细小,即使替换最小人造主动脉瓣(外径17mm),往往也要加宽主动脉瓣环。因此,对儿童病例应尽可能作瓣膜成形术,因为在儿童换上一个小瓣膜,当成长后又会造成狭窄。

(3)Ross手术:适用于瓣膜合并主动脉发育差的患者。

(4)介入治疗:经皮穿刺的导管行主动脉瓣成形术。适用于瓣膜病变较轻的患者。要求术前对瓣膜的情况必须有清楚的了解。

(5)其他方法:由于先天性主动脉瓣狭窄交界切开手术死亡率很高(14%～22%),尤其在新生儿组的死亡率则可高达62%～100%。后者主要是因为心功能或与合并其他先天性畸形有关。为降低手术死亡率,由心室径路作闭式主动脉瓣扩张术,对危重的新生儿仍是一个不可忽视的方法。在常温或低温阻断循环下,进行直视主动脉瓣交界切开。不用体外循环或闭式手术对病儿创伤小,相对安全。但最大问题是常温或低温下直视手术时间有限,而闭式扩张有时难以避免产生主动脉瓣关闭不全,所以对这类危重新生儿手术方法的选择和评价仍有待进一步研究和提高。

2.主动脉瓣上狭窄

(1)直视切开术:适用于隔膜型。在升主动脉上作切开显露瓣上膜样狭窄,直视下切除隔膜即可,手术较为简单。

(2)狭窄切除对端吻合术:适用于Ⅱ型狭窄局限者。

1)狭窄部切开补片扩大术:适用于沙漏型或发育不良型管腔够大者。

2)带瓣人工血管移植术:适用于条索样主动脉瓣上狭窄者。

3)人字形补片加宽升主动脉:这一术式1977年由Doty提出,将补片下方两分叉分别插入无冠窦和右冠窦切口内。有利于改善这类患者主动脉瓣功能。

4)是否可以用介入方法置入支架目前尚无报道。

手术步骤:手术在中度低温体外循环和心脏停搏下进行。主动脉插管尽量插于升主动脉远端,如病变较广泛,需改用股动脉插管。

1)主动脉切口应在升主动脉前壁正中,越过狭窄的血管段,并延向无冠窦,牵开升主动脉切口,显露主动脉上狭窄。

2)如果瓣膜与血管壁粘连,应仔细进行剥离,以恢复瓣膜正常活动。

3)确定主动脉上环形隆起的狭窄崤后,测定狭窄程度。

4)沿主动脉壁将增厚的环形内膜崤切除,以保证冠状窦有足够的流入口,并检查主动脉瓣和瓣下有无狭窄。

5)应用菱形心包片或凝好的涤纶片加宽主动脉壁切口,一般采用4-0聚丙烯线作连续缝合。

6)排除心腔和主动脉根部积气,松开升主动脉钳,复温,待循环稳定后停机。

7)关胸前作左心室与升主动脉连续测压,以了解手术的立即效应。

3.主动脉瓣下狭窄　因狭窄部位及病变形状不同,手术进路及方式可有不同。

(1)手术切口的选择:

a.主动脉切口:适用于纤维膜型主动脉瓣下狭窄,或部分肌肥厚型主动脉瓣下狭窄。

b.左心室切口:适用于部分纤维膜型主动脉瓣下狭窄;肌肥厚型主动脉瓣下狭窄;二尖瓣所致左室流出道狭窄。

c,左心房并切开二尖瓣前瓣:适用于部分肌肥厚型主动脉瓣下狭窄;二尖瓣所致的左室流出道狭窄。

d.右心室切口:适用于肥厚型主动脉瓣下狭窄室间隔肥厚者。

(2)手术方法:

1)纤维隔膜切除术:切除瓣下隔膜时,应注意避免损伤二尖瓣大瓣,不要切除位于右、无冠状动脉瓣膜之间的瓣下心肌组织,以免损伤房室束。

2)左室流出道心肌切开术:直视下切开左右半月板之间的心肌,包括室间隔上2/3,可切成一条或几条深1.5～2.0cm,宽约0.5cm沟槽。近年来有报道应用介入技术栓堵冠脉前降支的第1室间隔支使其供血区缺血萎缩以解除流出道狭窄。

3)室间隔右侧肌肉剥除术:经右室流出道切口,将室间隔自右侧修薄,以使得心室收缩期室间隔向右侧移位,从而缓和左室流出道梗阻。

4)主动脉-心室成形术(Konno手术):适用于严重主动脉瓣下狭窄合并瓣环发育不全者。通过主动脉-室间隔-右心室联合切口,将左室流出道充分扩大,置换以适当大小的主动脉瓣,用补片加宽室间隔和右室流出道切口。

【术后处理】

1.维护左室功能。

2.出血由于主动脉壁发育不良或窄后扩张管壁薄弱术后注意吻合口出血、动脉瘤。

3.预防感染致细菌性心内膜炎。

4.心律失常、房室传导阻滞、主动脉瓣或二尖瓣关闭不全和狭窄解除不满意、医源性室间隔穿孔等多见于主动脉瓣下狭窄术后。

5.长期随访先天性主动脉瓣狭窄年龄都偏小,术后有再狭窄、关闭不全、人工材料蜕变钙化、置入瓣膜不能适于发育需要等导致再次手术的可能,故必须作长期随访。

【疗效】

因狭窄的部位、范围、形态及手术年龄大小不同,手术死亡率差异较大。婴儿期手术死亡率很高,约 20%～52%,这是因为通常伴有严重心力衰竭,并发心内畸形,特别是合并有左心发育不全或心内膜弹力纤维增生症。手术难度较儿童大。而且手术大多数为姑息性的,远期效果亦差,约 1/3 的病例需要再手术,其原因是术后出现主动脉瓣关闭不全或再狭窄,残留压差明显,或细菌性心内膜炎等。其中已有一部分需再次手术。原因同上。主动脉瓣上狭窄手术死亡率较高,这与病变类型(发育不良型最多见),合并心内畸形以及术后并发假性动脉瘤,夹层动脉瘤和细菌性心内膜炎有关。

第六节　主动脉窦瘤

【概述】

主动脉窦瘤有先天性与后天性之分,其中先天性占大多数。其主要病变是主动脉窦中层组织发育不良或缺乏,导致该处主动脉壁变薄,在长期的主动脉高压的冲击下,局部组织逐渐膨出而形成主动脉窦瘤。

【历史】

Hope 在 1839 年首先报道 1 例主动脉窦瘤破裂的病例。1 年后 Thurman 报道 6 例主动脉窦瘤(包括 Hope1 例)。早期报道主动脉窦瘤破裂均与梅毒有关;到 1949 年,Jones 和 Langley 提出主动脉窦瘤有先天性和后天性的区别。1953 年,Falholt 和 Thomsen 报道首先应用主动脉造影来诊断主动脉窦瘤;而世界上第 1 例成功应用体外循环方法手术矫治主动脉窦瘤是 Lillehei 在 1956 年完成的,同年 McGoon 亦成功完成同类的手术。其后相继有外科医生报道成功进行手术矫治的病例。Sakakibara 和 Konno 在 1960 年提出主动脉窦瘤在日本较为多发,且多合并室间隔缺损和主动脉瓣关闭不全,并且提出了分型意见。

【临床表现与诊断标准】

未破裂的先天性主动脉窦瘤患者通常是没有症状的,其诊断通常要依赖于主动脉造影,同时还显示并发室间隔缺损和主动脉瓣关闭不全的情况;偶尔有一些患者是通过冠脉造影发现的。少数情况先天性主动脉窦瘤会造成瓣膜失功能和右室流出道梗阻而使患者到医院就诊。

35%先天性主动脉窦瘤患者发生破裂后产生急性症状;45%的患者仅仅出现劳力性呼吸困难,而20%的患者没有症状。急性症状包括有突发呼吸急促和疼痛,通常在心前区,有时出现在上腹部,后者可能因为急性肝充血,而前者似心肌梗死,但是它放射性疼痛的范围一般不超过剑突下方的区域。小部分患者在出现急性症状后几天死于右心衰竭;而大部分患者在所谓的潜伏期间其症状会得到逐渐改善,潜伏期可持续几周、几个月甚至几年。潜伏期后会出现复发性呼吸困难及右心衰竭的症状;而后期的特征性改变是主动脉瓣关闭不全和三尖瓣关闭不全。

在发生破裂的先天性主动脉窦瘤中,没有出现严重症状的主要原因可能与开始时破口较小有关。Sawyers在研究狗的动物实验中发现当破口直径大于5mm时会出现比较严重的症状。但是在Taguchi报道的病例中提到手术中瘘口的大小与急性症状的出现关系不大。在合并室间隔缺损的患者中急性症状的出现频率更低,而在合并主动脉瓣关闭不全时则正好相反。

重体力劳动可诱发有症状的急性窦瘤破裂,亦可能出现在车祸后或进行心导管检查时,而细菌性心内膜炎以及马方综合征也可能导致窦瘤的破裂。

先天性主动脉窦瘤破裂的临床症状包括有呼吸困难、心前区疼痛,带有特征性的浅表的、响亮而粗糙的连续性杂音,在心前区可触及连续性的震颤。在过去这种杂音容易被误诊为动脉导管未闭,听诊最响亮的部位在较低位,通常在胸骨左缘第2、3、4肋间,当窦瘤破入右心室窦部或右房而不是右室流出道时,杂音最响的部位在胸骨的下缘或右下缘。当破口较小时,可出现收缩期而不是连续性杂音,但是这种情况较为少见;在少数患者中,当破口破入压力较高的左室或在新生儿期破入压力与左室相当的右心室时,会出现舒张期杂音。Morch提出在有连续性杂音的患者中,动脉导管未闭是最常见的,其次是先天性主动脉窦瘤破裂,然后依次是室间隔缺损合并主动脉瓣关闭不全、主动脉肺动脉间隔缺损、冠状动静脉瘘和肺动静脉瘘。

先天性主动脉窦瘤其他的体征还包括脉压增大,水冲脉(+),毛细血管征(+);颈静脉压力提高并有明显的V波,提示有三尖瓣关闭不全,但大多数患者在出现右心衰竭之前都缺乏此症状。

【辅助检查】

胸部 X 线检查大多显示正常的主动脉根部大小,肺血增多,提示有右向左分流。心影增大,部分病史较长的患者,肺动脉段突出,提示合并有肺动脉高压。

心电图提示左心室肥厚或双心室肥厚,右束支传导阻滞(手术中更容易出现);极少数患者出现完全性传导阻滞。

二维超声及彩色多普勒:当患者出现相应的急性症状和突发的连续性杂音时,我们就可以作出临床诊断,而二维彩色多普勒超声检查可以证实我们的诊断,可以提供窦瘤的起源部位、瘘口是否破裂、破入哪个心腔以及是否合并室间隔缺损、主动脉瓣关闭不全等畸形。

心导管和造影检查同样可以确定窦瘤的起源、瘘口的部位以及是否合并主动脉瓣关闭不全、室间隔缺损和肺动脉狭窄等畸形;当右冠瓣脱入室间隔缺损时,通过心造影检查无法测量真实的室间隔缺损的大小,心导管检查可以计算通过瘘口左向右分流量的大小以及肺血管阻力的大小。

【手术指征】

已破裂的主动脉窦瘤,一经诊断,即择期进行手术治疗;未破裂的主动脉窦瘤,如果造成右室流出道梗阻、影响三尖瓣或邻近组织功能,也有明确的手术适应证。但对于未破裂又没有产生梗阻症状的主动脉窦瘤,虽然对血流动力学及心功能无任何影响,而且患者无临床症状,仅仅在体检时发现,但以后窦瘤可能破裂而导致心力衰竭、心肌梗死、主动脉瓣反流、完全性传导阻滞、严重心律失常甚至猝死等情况。以上并发症增加手术风险,产生不良的预后结果。而随着心外科、体外循环及麻醉技术的发展,在大多数心脏中心,主动脉窦瘤的手术死亡率接近零,所以我们建议对此类患者进行积极的外科治疗,减少以后可能产生的不良后果。但是对于发生在儿童期的未破裂的主动脉窦瘤,因为补片可能影响到主动脉窦以及瓣环的生长,甚至造成瓣环扭曲变形,所以对于这类患者,我们主张进行密切的随访,并选择合适的年龄进行外科手术。

【术前准备】

术前准备同一般的心脏手术,如合并急慢性心衰的患者,术前积极调整心功能,控制出入量;对合并心内膜炎的患者,术前根据细菌培养结果来用药,争取控制感染后再手术治疗。

【手术技术】

经胸骨正中切口开胸,切开心包暴露心脏后进行心外探查,首先通过触摸心脏表面的震颤部位来判断破口的位置,但通常无法直接看到窦瘤本身,主动脉根部也未见明显扩张。探查后常规建立体外循环:高位主动脉及上下腔静脉插管,经右上肺静脉置左房引流管。温度降至28～25℃,然后阻断升主动脉。根据破口的位置和破入的心腔,我们可以选择以下几种灌注的方法:

　　1.切开主动脉,经左右冠状动脉直接灌注心肌保护液;

　　2.经主动脉根部灌注;

　　3.经冠状窦逆行灌注。

　　大部分的情况下均可选择第1种灌注方法,可以获取明确有效的心肌保护效果;如果窦瘤没有破裂而主动脉瓣无反流,可考虑第2种灌注方法;而第3种作为备选的灌注方法。

　　而修补窦瘤的途径有三种:

　　1.经主动脉切口;

　　2.经破入的心腔切口(心房、心室或肺动脉);

　　3.联合切口。

　　早期多选择单一的切口,后期大部分外科医生选择双路径入口修补窦瘤及室间隔缺损。其优点有:

　　1.经主动脉切口直接进行左右冠状动脉灌注心肌保护液,以获得良好的心肌保护效果;

　　2.可以直观探查窦瘤起源,破口位置,有无合并主动脉瓣脱垂以及室间隔缺损(室间隔缺损容易被脱垂的主动脉瓣或窦瘤覆盖而误诊);

　　3.修补窦瘤后可直观判断手术操作有无对主动脉瓣或瓣环造成损伤、扭曲等不良影响;

　　4.必要时可通过主动脉切口进行主动脉瓣整形术或置换术。

　　由于先天性主动脉窦瘤存在较多的变异,如窦瘤是否破裂,破口破入哪个心腔以及是否合并室间隔缺损、主动脉瓣关闭不全等,具体的手术方法会有所不同,下面我们以最常见的两种类型来描述其修补的方法,并以此类推至其他的类型。例如窦瘤破入右房和右室(不合并室间隔缺损),其手术方法是相同的;一些罕见的病例则可通过主动脉切口修补窦口;而未破裂的窦瘤的修补方法与破裂窦瘤的修补方法是一样的:切除窦瘤并以补片修补。

　　右冠窦瘤破裂合并室间隔缺损:

　　如果窦瘤起源于右冠窦的右侧部分,VSD可能位于室间隔漏斗部,修补VSD可通过右房进行;如果窦瘤起源右冠窦的左侧部分,合并的VSD多位于右室流出道（PV下），修补VSD可通过右室或肺动脉切口进行。但不管何种情况，主动脉首先被切开，左右冠状动脉直接灌注心肌保护液，同时了解主动脉根部的情况，探查右冠瓣环与VSD的关系；修补窦瘤和VSD后还可以通过主动脉切口观察手术操作是否造成瓣叶损伤和主动脉瓣环的变形扭曲；必要时还可以进行主动脉瓣修补或置换术。虽然小的窦瘤和VSD可以通过直接缝合修补，但是远期随访发现残余分流的发生率要比补片修补的高。现大多数外科医生选择单补片法修补窦瘤及VSD。肺动脉或右室流出道切口，暴露呈风向袋样的窦瘤组织，其破口一般在风向袋的顶端，切除带破口的薄壁窦瘤组织，注意勿损伤主动脉瓣叶及瓣环组织，取经过处理的自体心包组织或涤纶补片，5-0或6-0Dacon线连续或间断缝合修补窦瘤以及VSD，右冠瓣环缝合至补片的适当位置。也有作者平行于主动脉瓣环，取适当长度的长条状的涤纶片，间断缝线穿过涤纶片，窦瘤上缘、下缘，最后穿过VSD补片上缘，三文治式夹闭窦瘤并形成VSD的上缘，VSD其余部分连续或间断缝合修补。修补窦瘤以及VSD后，再次通过主动脉切口检查手术操作是否对主动脉瓣叶及瓣环造成损伤或扭曲。而对于术前合并主动脉瓣反流的患者，必须根据反流的程度来作出相应的处理。如果合并轻度的主动脉反流，大多数情况下不需要处理，但应进行长期随访。术前合并中度以上的主动脉瓣反流，则还需要进行Trusler、Carpenti-er或Cosgrove的主动脉瓣整形技术；术前主动脉瓣病变严重，估计无法进行主动脉瓣整形术的，则选择进行主动脉瓣置换术。

　　主动脉窦瘤破入右房：破入右房的主动脉窦瘤大部分都起源于无冠窦，部分起源于右冠窦，窦瘤修补一般通过主动脉和右房联合切口修补，如果能够充分排除合并主动脉瓣反流和室间隔缺损的可能，仅通过右房切口就能进行窦瘤修补。

　　建立体外循环的方法同上，当主动脉阻断后，先切开右心房，钳夹风向袋样的窦瘤组织，然后通过主动脉根部灌注心肌保护液，如果在灌注过程中有异常情况或心电活动不能完全停止，应及时切开主动脉进行冠脉直接灌注或通过冠状窦逆行灌注。

　　同样我们必须仔细地探查有无合并室间隔缺损.因为室间隔缺损被脱垂的主动脉瓣或窦瘤组织所遮盖，术前UCG检查容易发生漏诊。手术切除风向袋样的窦瘤组织，同时注意勿损伤主动脉瓣环，当窦瘤破口较小，而且其边缘组织较坚固时，直接缝合修补是安全的，但大多数的外科医生愿意选择用经过处理的自体心包补片或Dacron补片修补窦瘤。

【术后处理】

　　大多数患者术后血流动力学稳定，处理与一般心脏手术后处理相同。如术前合并急慢性心衰的患者,需要应用强心利尿药物,可应用小剂量的多巴胺、多巴酚丁胺以及米力农等血管活性药。窦瘘修补后,血压会反应性增高,术后需应用硝普钠等降压药来降低心脏后负荷。

【结果】

主动脉窦瘤手术风险低,效果良好,远期随访大部分患者心功能Ⅰ级,但是远期随访发现有小部分患者主动脉反流逐渐加重,最终需要在手术行主动脉瓣置换术。再手术率与窦瘤起源的位置、修补的类型无关,但是有报道称,术后出院时存在主动脉瓣反流是远期发生渐进行主动脉瓣反流而需要行主动脉瓣置换术的唯一危险因素,而两次手术的时间间隔在7~10年之间。所以在同类患者中,主动脉瓣反流是长期随访的主要的关注问题。而术后窦瘤或室间隔缺损再通的发生率较低,多在早期发生,这与早期较多应用直接缝合修补窦瘤或室间隔缺损有关。

而对于未破裂的主动脉窦瘤的处理,仍然有争议,但是由于窦瘤破裂可能导致急性心衰、心肌梗死、栓塞、完全性传导阻滞、严重心律失常以及猝死等不良后果,同时随着体外循环、心肌保护以及外科技术的发展,在多数有经验的心脏中心,其手术死亡率接近0,所以我们同意对未破裂的主动脉窦瘤进行手术处理,以避免远期可能带来的不良影响,而这些影响有可能增加手术风险和不良的预后。

第七节 卵圆孔未闭

【概述】

卵圆孔未闭(PFO)指胎儿期继发房间隔的下缘和原发房间隔的上缘虽然相互接触,但并不融合,在卵圆窝的顶端遗留下月牙形裂隙未闭合。卵圆孔未闭常见于正常的健康人群,发生不良后果的绝对危险性很小。但当右心房压升高时,可能会出现右向左的分流,静脉系统的血栓就可能进入体循环导致反常栓塞。

【临床表现】

患者一般无任何症状,也无任何阳性体征。

【诊断要点】

1.心脏超声 是诊断PFO的首选检查方法。一般认为超声下观察在卵圆窝区域过多的膜状组织呈瘤样膨出于左或右心房,超过房间隔的平面10mm以上,基底部的宽度超过15mm。彩色多普勒检查时注射微泡对比剂,如在3个心动周期内有微泡从右心房进入左心房则可明确诊断为PFO。根据通过的微泡数目可将

PFO 分为：小型（＜5 个微泡）、中型（6～25 个微泡）、大型（＞25 个微泡）。

2.右心导管检查　可直接通过 PFO 从右心房到左心房，以证实 PFO 的存在。

【治疗方案及原则】

PFO 未并发其他异常时无需治疗。但以下情况需要给予治疗：①当静脉血栓与右房压升高同时存在时，通过 PFO 的反常血栓就可能发生，并导致卒中和外周动脉栓塞；②PFO 并发脑卒中或一过性脑缺血发作，无其他原因解释缺血性脑卒中的患者；③大的 PFO（＞25 个微泡）；④具备发生反常栓塞的三联症：PFO、静脉血栓、右心房压升高。

1.内科治疗对静脉造影或多普勒超声证实存在静脉血栓或者有脑梗死、高凝异常的患者，若卵圆孔分流的程度较小，给予口服抗凝剂如华法林；若分流程度小，仅预防缺血性脑梗死复发，可口服抗血小板制剂如阿司匹林。

2.介入治疗 Amplatzer 封堵器已成为首选的治疗方法，介入治疗方法类似于房间隔缺损。另外，对已经发生过栓塞事件的患者，即使 PFO 的封堵很成功，但仍有再次发生栓塞事件的风险，因此需终生抗凝治疗。目前尚无各种治疗措施对 PFO 并发反常栓塞疗效对比的前瞻性、随机研究，PFO 的封堵疗效仍需进一步评价。

第八节　法洛四联症

【概述】

法洛四联症（TOF）是一种最常见的发绀型复杂型先天性心脏病，Campbell 报道 TOF 总体患病率 5.8%（3.5%～8%），上海新华医院报道在 1986-1995 年，TOF 占同期心脏手术数量的 16.3%。TOF 的发病原因不详。法洛四联症包括一系列的解剖畸形：大的非限制性室间隔缺损、右室流出道狭窄、主动脉骑跨和右心室肥厚。其临床症状严重程度有所不同，轻的病例无症状、无发绀而严重的在新生儿期就出现严重缺氧，症状的严重程度取决于右心室流出道狭窄的程度。

【历史】

1888 年 Fallot 详细阐述 TOF 四种病变，1945 年，Blaolck 和 Taussig 首先采用姑息性锁骨下动脉-肺动脉吻合术治疗此症；姑息性手术还包括 1946 年 Potts 等人采用的降主动脉—肺动脉吻合术；1948 年 Sellors 和 Brock 采用闭式肺动脉狭窄疏通术；1962 年 Waterson 采用的升主动脉—右肺动脉吻合术。1954 年 Lille-hei 和 Varco 首次在可控交叉循环下行 TOF 根治术获取成功。1955 年 Mayo 医学院首先应用氧合器成功矫治 TOF。1959 年 Kirklin 首先报道应用跨瓣环补片治疗 TOF 的右室流出道狭窄。1966 年 Ross 首先使用心外带瓣管道治疗 TOF。60 年代，多数外科医生建议对 5 岁以上的 TOF 作根治术，而婴幼儿 TOF 根治术死亡率相当高，多采用二期手术治疗。但自从 1969 年 GLH 介绍对婴幼儿 TOF 进行一期根治，并且取得非常好的手术效果，现阶段多数心脏中心倾向于一期根治婴幼儿期 TOF。

【解剖】

TOF 四种特征性病变：①非限制性室间隔缺损；②肺动脉狭窄；③主动脉骑跨；④右心室肥厚。其病变的主要原因是右室漏斗部发育不全，向前、向左、向上移位，造成漏斗部狭窄、变短甚至闭锁，而移位的结果是室间隔上部不能对合，形成一大的典型的室间隔缺损，位于漏斗部后下方，又称对位不良性室间隔缺损，典型的室间隔缺损位于主动脉下，部分位于主动脉和肺动脉下（干下型室间隔缺损）。由于室间隔缺损足够大，造成左右心室收缩峰值相等，两心室厚度相同；房室连接正常。主动脉起源于双心室，部分骑跨在右室上，但二尖瓣前瓣与主动脉瓣有纤维连接。

1.右室流出道狭窄

(1)漏斗部：TOF 的特征性病变之一。产生的原因是漏斗部在正常时向后、向下、向左延伸，但在 TOI 时变成向上、向前、向左移位，使右室流出道狭窄，并因为漏斗隔对位不良而形成特征性室间隔缺损，一段在漏斗部狭窄与肺动脉瓣之间形成一细小的心腔，称之为第 3 心室，如果圆锥隔发育良好，漏斗部心腔（第 3 心室）较大。TOF 患儿在 6～9 个月时，不会发生漏斗部心内膜纤维化和增厚；2 岁以内内膜纤维化不明显；但随着年龄增大，漏斗部心内膜纤维化进行性增生，导致第 3 心室变小，甚至闭锁。少于 15％TOF 漏斗部狭窄的部位在其下缘，由调节束或前乳头肌肥厚产生梗阻。

(2)肺动脉瓣：75％的 TOF 合并肺动脉瓣狭窄，其中接近 2/3 为二瓣化畸形，瓣叶增厚，部分较为严重并加重瓣膜水平的狭窄。约 10％的患儿瓣膜被无蒂的纤维黏液瘤样组织所代替，但其本身不引起梗阻。但在肺动脉瓣环狭窄不明显，瓣膜仅剩下退化残迹时，导致明显的肺动脉瓣反流，这种情况称之为 TOF 合并肺动脉瓣缺如。

(3)肺动脉瓣环：肺动脉瓣环正常时为一肌性结构，在 TOF 中总要比主动脉瓣环要小，但是不一定造成梗阻。瓣环会发生纤维化和增厚，通常是由于漏斗部心内膜纤维化延伸而形成的。弥漫性漏斗部狭窄总伴随着小而狭窄的瓣环，并导致弥漫性右室流出道狭窄。

(4)主肺动脉:肺动脉通常比主动脉直径要小,在弥漫性右心室流出道发育不良的病例中,主肺动脉也存在明显的发育不良,主肺动脉直径约为主动脉直径的 1/3~1/2,并向左、向后移位于粗大的主动脉的侧后方。

(5)肺动脉共汇及左右肺动脉:通常左肺动脉直接起源于主肺动脉,而右肺动脉以直角起自主肺动脉,小部分患儿主肺动脉远端及左右肺动脉开口狭窄,形成交汇处狭窄,局部呈 Y 形改变。左右肺动脉畸形并不常见,但可能发生的病变包括开口狭窄、多发性狭窄、一侧肺动脉缺如和一侧肺动脉直接起源于降主动脉。

2.室间隔缺损　TOF 的室间隔缺损为非限制性的,是由漏斗隔及隔束左移造成室间隔对位不良引起的缺损,因为左移的漏斗隔常移位于隔束前支前方而不在其前后肢之间,由此产生对位不良性大的室间隔缺损。大部分的室间隔缺损位于主动脉下,约占 92%,室间隔缺损的上缘是漏斗隔的前部(又称室上嵴),其后方是主动脉瓣及瓣环;后缘与三尖瓣的隔前瓣叶相邻;其下缘是隔束的后支;前缘是隔束的前支。希氏束与膜周部室间隔缺损一样行走于缺损的后下缘。部分病例隔束后下肢发育不良,希氏束在靠近纤维后下缘处穿越室间隔,手术时容易损伤。小部分 TOF 室间隔缺损位于主动脉及肺动脉下,其漏斗部发育不完善或缺如,室上嵴缺如,右室流出道狭窄部位在瓣环及瓣膜水平处,缺乏特征性的漏斗部狭窄,希氏束行走于缺损的后下方,手术时不易损伤。主动脉位于右前,肺动脉在左后方,由于主动脉前移,在切开右室流出道时容易损伤主动脉瓣。大约 5%的患者合并有第 2 个室间隔缺损,多位于肌部。

3.主动脉骑跨　TOF 其主动脉一般较粗大,直径是主肺动脉的 2~3 倍,起源于双心室,部分骑跨于右心室上,15%~90%不等,其产生的原因是主动脉根部右前移以及漏斗隔移位的结果,主动脉骑跨超过 50%的需与右室双出口鉴别,TOF 主动脉瓣与二尖瓣存在纤维连接,而右室双出口则没有。

4.右心室肥厚　TOF 右心室肥厚是肺动脉狭窄和室间隔缺损的继发性改变,在新生儿和婴幼儿的 TOF 患者中,没有右心室肥厚或肥厚不明显,而随着年龄的增长,右心室肥厚进行性加重,并且发生心肌纤维化,纤维化与右心室肥厚程度成正比,右心室顺应性明显降低,晚期出现心力衰竭和严重的心律失常甚至猝死。

5.合并畸形　最常见为卵圆孔未闭或房间隔缺损、动脉导管未闭;部分严重的肺动脉狭窄 TOF 合并多发大的体肺侧支动脉(MAPCAs);25%TOF 有右位主动脉弓,这决定行改良 Blalock-Taussig 分流术时的切口部位;合并肺动脉瓣缺如和完全性房室间隔缺损较为少见;有 3U/0~5%的 TOF 冠状动脉左前降支源于右冠状动脉,前降支紧贴着肺动脉瓣环下横跨右心室流出道到达前室间沟,右室流出道切口易造成其损伤。另一重要的冠脉畸形是双左前降支,室间隔的下半部分由右冠状动脉供应,而上半部分由左冠状动脉供应,且存在粗大的右心室圆锥支。右冠状动脉起源于左冠状动脉总干,较为少见,右冠状动脉横跨右心室流出道而影响到流出道切口。主动脉瓣反流在成人TOF中较为常见,通常是由于主动脉瓣细菌性心内膜炎、主动脉根部扩大或与手术损伤有关。

【诊断】

1.临床表现　TOF患儿的临床表现差异较大,轻型TOF可以无症状和无发绀,而重型TOF在新生儿期就表现为严重缺氧。其症状的严重程度与肺动脉狭窄程度及体、肺循环阻力有关。

(1)发绀和运动耐力降低:典型的TOF其发绀症状出现在生后6周～6个月;也可以在生后即出现或在婴幼儿或儿童期才出现,后者因为肺动脉狭窄进行性加重而产生。部分患儿在休息时没有发绀,而在活动后或缺氧发作时才出现,这一类患儿右室流出道狭窄不严重。而持续表现出发绀的患儿也会在活动后、哭闹时加重。由于长期缺氧,运动耐力低于同龄儿童,身体发育也落后于同龄儿童,但是其智力不受影响。肺部感染比较少见。

(2)蹲踞现象:是TOF患者特别是低龄儿童患者的一种常见的体位。蹲踞现象常见于患儿活动后,体循环氧饱和度降低,他们能够本能地采取胸膝体位来获得舒适感并进而缓解症状。蹲踞现象产生的确切机理仍不清楚。可能由于减少下肢含氧量低的血液回流入心脏,从而提高体循环血氧饱和度。但更合理的解释是通过压迫下肢大的动脉血管来增加体循环阻力,减少室水平右向左分流量,增加肺动脉血流量,提高动脉血氧分压,改善缺氧症状。

(3)缺氧发作:多见于婴幼儿和低龄儿童的TOF患者以及肺血流依赖于肺-体循环阻力的其他畸形,如三尖瓣闭锁等。通常出现在早晨或午睡后体循环阻力低下时出现;其诱因有哭闹、排便或喂乳时,但也可以在无任何诱因的基础上出现,表现为发绀加重、呼吸加快加深、易激惹,通常能在15～30分钟内缓解,但也有持续几小时甚至更长的时间而得不到缓解的,患儿出现昏迷和死亡。其生理变化是室水平右向左分流增加,而肺动脉血流减少。这与TOF患者运动后血氧饱和度下降类似,但前者持续时间较长,发绀进行性加重并迅速产生代谢性酸中毒。

(4)其他症状:多由于血液黏稠度增加而引起,如脑脓肿、红细胞增多症、出血性疾病和痛风等,部分TOF并发感染性心内膜炎。

2.体格检查

(1)发绀:主要表现在口唇黏膜和甲床上。

(2)杵状指(趾):在发绀的患儿中,婴幼儿期就出现杵状指(趾),但很少在6个月以前出现。杵状指(趾)是TOF的特征性病变之一,但是在其他长期发绀缺氧的疾病中也有,如三尖瓣闭锁、单纯性肺动脉瓣狭窄、单心室合并肺动脉狭窄等。其产生原因是长期缺氧刺激指骨增生变粗。

(3)心脏检查:心前区可触及异常的右心室搏动,胸骨左缘第3、4肋间收缩期震颤,心界一般正常。听诊第1心音正常,由于主动脉前移掩盖了原本轻柔的肺动脉关闭音和肺动脉低压使第2心音的肺动脉组成部分减弱,所以第2心音减弱、单一。胸骨左缘第3、4肋间可闻及特征性粗糙的收缩期杂音,其强度与右室流出道狭窄程度成反比,严重肺动脉狭窄或缺氧发作的患儿其杂音可能很弱或没有。这与单纯性肺动脉瓣狭窄和室间隔缺损不同,在一定程度上狭窄或开口越小,其杂音越响。术前TOF患儿舒张期杂音不常见,在成人患者和术后长期随访中需注意主动脉瓣反流,但在儿童期少见。如果在TOF患者中出现连续性杂音,需注意两种情况:第一,如果连续性杂音在左锁骨上窝处,而且向颈部传导,提示合并动脉导管未闭;如果在右侧对应部位出现,则提示比较少见的右侧动脉导管未闭。第二,如果连续性杂音出现在双侧肺野和背部,提示存在大的主肺动脉侧枝。

3.实验室检查　常规检查提示红细胞增多,血细胞比容升高,通常大于50%,严重的超过75%,其程度与发绀程度成正比。虽然红细胞数量增加,但是铁离子的吸收并没有相应增加,呈小细胞低色素性改变。血小板数量减少,凝血酶原时间延长。

4.其他辅助检查

(1)X线检查:双侧肺纹理减少,肺动脉段凹陷,同时因为右心室肥大使心尖上翘而形成典型的靴形心这一TOF特征性X线表现,心影大小一般正常。这在较大龄婴儿和儿童多见。

(2)心电图:右心室肥厚是TOF在心电图上的特征性表现之一,在3、4个月大的婴儿TOF患者就能体现出来,但新生儿患者不一定存在右心室肥厚。通常电轴右偏,其偏移程度与右心室肥厚程度成正比。少数患儿发生电轴左偏,常提示TOF合并完全性房室间隔缺损或可能是一个正常变异。TOF患儿在术前出现心律失常并不常见,有报道称有5%的患儿在TOF根治后发生完全性房室传导阻滞并且需要植入永久性起搏器。早期研究人员认为迟发性房室传导阻滞是TOF根治术后晚期发生猝死的原因。但近来的研究表明,室性心律失常才是其主要的死亡原因。所以对常规心电图显示有室性逸搏心律的患儿需作激发试验和 24 小时心电图检查来作出适当的评估。

（3）二维超声心动图和彩色多普勒：二维超声心动图能精确显示 TOF 特征性病变并作出诊断。如显示典型的对位不良型室间隔缺损、右室流出道狭窄、主动脉骑跨和右心室肥厚的程度、左右肺动脉开口的情况。还可以显示其他的合并畸形如动脉导管未闭、房间隔缺损、完全性房室间隔缺损等。彩色多普勒可以估测右室流出道的压力阶差、流速、主动脉瓣、三尖瓣有无反流以及冠状动脉左前降支的走行情况。但对远端的肺动脉显示较差，因此需要行心导管及造影检查。

（4）心导管及造影检查：一般不需要用心导管及造影检查来诊断 TOF，其指征是需要确定肺动脉远端分支情况、判断冠状动脉走行以及怀疑合并多发性室间隔缺损的病例。心血管造影能精确显示右室流出道狭窄的程度和范围，室间隔缺损的大小及部位，主动脉骑跨的程度；主动脉造影显示冠状动脉的走行，是否合并动脉导管和大的主肺侧支血管。还可以直观地计算 M 率和肺动脉指数（Nakata 指数）来指导外科手术的选择。

综合以上的诊断技术，必须获得以下重要的外科信息：

1）室间隔缺损的数量、大小和位置。

2）右心室到肺动脉径路的梗阻部位和严重程度。

3）肺动脉粗细和分布情况。

4）冠状动脉的走行情况，特别是左前降支是否横跨右室流出道。

5）肺血来源与分布情况，特别在有 MAPCAs 时，应探明其具体走行和分布。

【手术适应证】

未做 TOF 根治的患儿有 25％在 1 岁内死亡，大于 50％在 4 岁内，很少患儿存活超过 30 岁。而不管婴幼儿还是低龄儿童，TOF 根治术后有超过 85％的患儿存活至成年，其寿命明显长于未做矫治者。所以是否对 TOF 患儿进行手术治疗不存在争议，而存在的争议是择期手术的最佳年龄，对有症状的婴幼儿和新生儿是进行一期矫治还是先行姑息手术后期再做根治术以及肺动脉闭锁和多发 MAPCAs 的处理。

由于早期各种条件所限，婴幼儿期进行 TOF 根治，手术死亡率和并发症高，所以多选择二期手术治疗。但是随着婴幼儿心脏畸形矫治技术的提高、体外循环和麻醉技术的改进，现在大多数心脏中心选择对多数的先天性心脏病进行一期矫治，同样这一原则用于 TOF 的治疗，而早期矫治的原因有以下几点：

（1）消除先天畸形对心脏的影响，右心室肥厚和纤维化。

（2）促进心外器官特别是脑部和肺小血管、肺泡的发育。

（3）极少需要过度切除右室流出道肌束。

（4）较好地保护左右心室。

（5）远期室性心律失常发生率低。

（6）减轻患儿家庭的精神和经济负担。

现阶段多数的心脏中心建议在1岁以内进行TOF根治术，使其获得良好的手术效果，远期随访良好。Joseph提出对以下情况，还是建议分期手术治疗，但是即使早期行姑息手术，也不妨碍在1岁以内行根治手术：

（1）冠状动脉左前降支横跨右室流出道。

（2）TOF合并肺动脉闭锁、无主肺动脉。

（3）弥漫性肺动脉发育不良（肺动脉指数＜150mm/m²）。

（4）体重低于2.5kg。

而分期手术的目的是为了以后能达到双心室矫治，对于MAPCAs和肺动脉远端的狭窄的治疗需要心脏内外科的联合治疗（镶嵌治疗）。对合适的MAPCAs用螺旋栓子栓塞再进行手术矫治；外科医生建立右心室到肺动脉的连续性，室间隔缺损不作处理或部分修补。以后根据肺动脉发育的情况来确定第2次手术。对合并远端肺动脉狭窄的病例用球囊进行扩张。当体肺血流比接近1:1.5时，患儿就能耐受室间隔缺损的闭合。

【术前准备】

轻症TOF无需特殊处理，对有症状和发绀明显的患儿，给予低流量吸氧；术前补充水分，防止血液过度浓缩，引起脑栓塞。避免不良刺激因素诱发缺氧发作，虽然缺氧发作有自行缓解的倾向，但是一旦出现，应积极予以处理，防止引起严重的不良后果。

如果在院外发作，建议采取胸膝体位，婴幼儿患者则由其他人帮助保持此体位；如此措施无效，应紧急送至医院治疗。如果在住院期间，首先予以面罩吸氧，如症状仍然没有缓解，给予吗啡按0.1mg/kg皮下注射、肌注或静脉注射。因为缺氧发作后迅速产生代谢性酸中毒，所以一旦建立静脉通道，马上静脉注射5%碳酸氢钠，按剂量1mmol/kg给予。如果以上措施依然无效，可以静注β-受体阻滞剂，如普萘洛尔，按剂量0.1m～kg给予，但要注意心率缓慢的发生，必须准备异丙肾上腺素。同样通过静脉补充液体或静注外周血管收缩剂（肾上腺素），增加外周血管阻力来减轻缺氧症状。对于反复缺氧发作的患儿，可予口服普萘洛尔，1～4mg(kg-d)，分3～4次服用。但要注意长期服用对心功能的抑制作用，增加低心排的发生率和手术死亡率。

【手术方法】

1.姑息性手术　体肺分流术为分期手术的初期手术,有 Waterson 吻合(升主动脉-右肺动脉)、Potts 吻合(降主动脉-左肺动脉)、Blalock-Taussig 分流术、双向 Glenn 术、闭式肺动脉瓣切开术(Brock 术)和右室流出道补片扩大术。前两种方法由于较难控制分流量,后期容易产生肺动脉高压,根治手术时不易拆除分流管道,所以已经很少使用。而最常用的是改良 Blalock-Taussig 分流术和右室流出道补片扩大术。

(1)改良 Blalock-Taussig 分流术:建立在主动脉弓的对侧(无名动脉的同侧),一般采用 Core-Tax 人造血管,直径选择 3.5～4.0mm,剪裁出适当的长度,分别与锁骨下动脉和右肺动脉行端-侧吻合,建立分流。本方法适用广,方法简单,根治手术时容易拆除,肺动脉扭曲、充血性心力衰竭和肺动脉高压的发生率低。

(2)右心室流出道补片扩大术:正中切口开胸,在并行体外循环下,用自体心包片扩大流出道,保留室间隔缺损。此手术能够建立右心室到肺动脉的连续性,恢复或增加肺动脉的中央血流,符合正常生理状况,能够很好促进肺动脉的发育,术后要求动脉血氧饱和度在 90％左右,此时既能明显缓解缺氧症状,又能防止肺血过多产生肺动脉高压。手术简单易行,但是不易把握疏通流出道的程度,术后容易产生肺血过多,动脉血氧饱和度持续 95％以上,提示第 1 次手术判断不准,患儿能够耐受根治手术。所以有外科医生在作右心室流出道补片扩大术时,同期用带孔的补片修补室间隔缺损,补片孔径约 4～5mm 大小,其作用是限制室水平的分流量,起到减轻肺充血症状或缓解右心室压力负荷的作用;使围术期血流动力学较为稳定,明显降低手术死亡率;术后根据室水平分流的方向来判断是否可以关闭缺损,由于现代心脏介入治疗的飞速发展,可以考虑应用介入方法来关闭缺损,避免再次外科手术的风险。这种由心外科和心脏介入科联合治疗复杂先天性心脏病的方法称之为镶嵌治疗,是以后治疗复杂先天性心脏病的发展方向之一。

2.根治手术　外科医生术前需要复习患儿的 B 超及心血管造影等检查,了解右室流出道到肺动脉之间的梗阻程度,肺动脉分支开口是否狭窄,室间隔缺损的位置和数量,冠状动脉的走行以及合并的畸形。从而形成初步的手术设想。

(1)体外循环的建立:胸骨正中切口,切除大部分胸腺组织,切开心包,留一大块方形的心包片,用 0.6％戊二醛浸泡 10 分钟,再放置盐水中备用。如果合并动脉导管未闭或之前行体肺分流术,需要在体外循环开始前分离出来并过索带控制分流。肝素化后分别行主动脉、上下腔静脉插管建立体外循环;体重在 2.5～3kg 或侧支循环特别丰富的患儿，建议应用深低温停循环技术，这时插单根静脉插管即可。如手术在体外循环下进行，温度降至 25～28℃甚至更低，必要时在低流量下修补室间隔缺损。主动脉根部灌注心肌保护液，右心房切口，经卵圆孔或房间隔放置左房引流管。

（2）右室流出道疏通：辨清流出道有无重要血管横跨其间，一般选择右室流出道纵向切口，切口长度不超过右室的 1/3 长，如仅有瓣膜狭窄，则切开融合的瓣膜交界即可；如合并瓣环和主肺动脉狭窄，切口向上延长跨过瓣环至肺动脉分叉前方，延长切口最好经过肺动脉瓣交界，以保留部分肺动脉瓣的功能，减少术后肺动脉瓣反流。用 Hegar 探条测量左右肺动脉，如存在开口狭窄，则切口延长超过狭窄部位。对新生儿和婴幼儿患者，一般不需要或有保留地切除流出道肌束；但对于年长的儿童和成人患者，必须切除漏斗部继发肥厚的肌束。一般先切断肥厚的隔束，剪除部分残断的肌肉组织，对于漏斗部低位异常肥大肌束，如不影响腱索功能，则予以切断。注意辨认室间隔位置，防止室间隔穿孔。同样方法切除壁束的肥厚肌束，而一般不需要切断室上嵴，其右后方是主动脉瓣和瓣环。同时切开右室游离壁的肥厚肌束。切除肥厚肌束时，勿损伤三尖瓣乳头肌和腱索。对不合并瓣环和流出道弥漫性狭窄的病例，部分外科医生通过右心房及肺动脉切口解除右室流出道梗阻。三尖瓣前瓣置拉钩牵开前瓣，显露远端流出道，辨认室间隔缺损的边缘，主动脉瓣位置及前上移位的漏斗隔壁束和隔束范围，用示指抵于心外游离壁有助于显露；并在调节束水平以上切开隔束前支的肌小梁；通过三尖瓣或肺动脉切口切开融合的肺动脉瓣交界，室间隔缺损也通过三尖瓣修补。

（3）室间隔缺损修补：TOF 的室间隔缺损有两种类型，其修补方法有所不同，以下分开陈述。

第一种是主动脉下室间隔缺损，其后下缘有希氏束穿过。部分室间隔缺损后下缘（隔束下支）发育良好，下缘为肌性组织，从右室观察，希氏束行走于左室面，位置较深，手术时不易损伤；另一种情况是隔束下支发育不全，室间隔缺损的后下缘邻近室间隔膜部，希氏束被主动脉瓣环和连接三尖瓣的心内膜垫相交界的纤维组织所覆盖，希氏束在室间隔的位置较浅，手术时容易损伤。修补室间隔缺损一般采用自体心包或涤纶补片，通常用 5-0 涤纶滑线带聚四氟乙烯小垫片水平褥式缝合固定补片，补片置于右室面；第 1 针通常缝至漏斗间隔中部，然后分别向两侧延伸，当缝至 VSD 后下缘时（圆锥乳头肌至三尖瓣隔瓣连接处），缝线应浅缝，而且出针位置距离 VSD 边缘约 0.5cm；过渡到三尖瓣隔瓣时，垫片放置在三尖瓣环的心房面。另一端缝线向室上嵴延伸，显露清楚心室漏斗返折处，防止产生残余分流，同时注意勿损伤主动脉瓣和瓣环。完成一周缝线后,根据 VSD 的大小和主动脉骑跨的程度剪裁补片形状,主动脉骑跨越大,补片越大,补片过小会造成左室流出道狭窄和补片张力过大,容易产生缝线撕裂而导致术后 VSD 残余分流。第二种是干下型 VSD,这种 VSD 是由于漏斗部发育不良或缺如造成的,VSD 组成右室流出道的下壁,VSD 上缘是肺动脉瓣环和主动脉肺动脉间隔组织,该处缝线需将垫片置于肺动脉瓣根部,其余缝线缝合至 VSD 边缘,注意勿损伤主动脉瓣及瓣环。补片剪裁成适当大小,补片过大在心脏复跳后会突向右室流出道,与漏斗部肌束一起造成严重的肺动脉瓣下狭窄,所以这种情况一般需要跨瓣环补片。

(4)右室流出道重建:大约 80%1 岁以下的 TOF 患儿需要跨瓣环补片;而在儿童期 TOF,如果肺动脉瓣环及主肺动脉发育良好,仅需流出道补片即可。对于瓣环口大小的估计,可以根据与体表面积相对应的正常瓣环大小的表格来决定。一般采用 0.6%戊二醛固定过的心包片,剪成椭圆形,其最宽的位置在瓣环水平。用 5-0 或 6-0 的 Prolene 线连续缝合重建流出道。补片完成前在右心室另缝一荷包放置肺动脉以及左房测压管。

(5)合并畸形的处理:对新生儿和婴幼儿患者,卵圆孔一般不予缝合,而房间隔缺损必须关闭或部分关闭;卵圆孔作为房水平-分流途径,有助于患儿平稳度过围术期。动脉导管和之前的体肺分流管道必须关闭(也可在体外循环开始前关闭)。而对于合并冠状动脉左前降支(LAD)横跨右室流出道的病例,不能按常规行跨瓣环补片,对新生儿和婴幼儿患者,一般先行姑息性体肺分流术,以后再择期用心外带瓣管道连接右室流出道与主肺动脉,完成 TOF 根治术。但也有外科医生采用以下的方法来矫治这种畸形:肺动脉右室流出道直接吻合术、右室双出口法、LAD 下补片法、平行 LAD 补片法和乳内动脉.左前降支搭桥术;以上方法均不需要采用心外带瓣管道矫治 TOF。其中肺动脉右室流出道直接连接术手术操作不复杂;不影响 LAD;无需采用心外管道而且可以一期根治,但其远期的效果有待观察。

【术后处理】

一般监测与其他心脏手术相同,术中放置的肺动脉和左房测压管有助于评估手术效果以及血流动力学的情况,术后 24 小时通过撤离肺动脉测压管时连续测压,得出右室流出道的压力梯度曲线,同样可以通过床边 B 超评估术后情况,包括有无 VSD 残余分流、残余右室流出道梗阻等。而 TOF 患儿对残余畸形的耐受性较差,一旦发现,应积极处理,包括再次手术治疗。

术后常规应用呼吸机辅助通气,血流动力学稳定以后可以脱离呼吸机和拔除气管插管。术后早期根据左房压调整血容量,维持血流动力学稳定,而右房压不能很好地反映体内容量状况。由于右室流出道切开、VSD修补（室水平无分流，对右室流出道梗阻再无缓冲作用）、肺动脉瓣反流等原因，术后可能出现不同程度的低心排综合征，可以用多巴胺、肾上腺素等加强心肌收缩力；米力农、硝酸甘油来扩张外周血管，降低心脏后负荷。而洋地黄、利尿剂等口服药物在拔除气管插管后开始服用，而且至少持续3～6个月。

【手术结果】

TOF根治术手术效果良好，伦敦街儿童医院报道一组250例小于1岁的TOF患儿，根治术后手术死亡率为4.8%，远期死亡率为1.2%，其中大于1个月的患儿住院死亡率为3%；跨瓣环补片的死亡率为5%，未跨瓣环补片的死亡率为4%，二者无显著差别。Bernard报道TOF根治术后再手术率为7.4%，其中右室流出道再狭窄为主要原因，占86%，其余还包括有VSD残余分流、严重肺动脉瓣反流、主动脉瓣反流、三尖瓣反流和心外管道钙化等。

第九节　主动脉缩窄

【概述】

先天性主动脉缩窄是局限性主动脉管腔狭窄。根据缩窄部位与动脉导管的关系，可分为导管前型和导管后型。导管前型缩窄部位在左锁骨下动脉至动脉导管入口处一段中，一般较长，占据主动脉弓的后半或后1/3，通常动脉导管未闭合，常开口在缩窄部位的远端，并多伴有其他先天性心脏畸形，如室间隔缺损，大血管错位等，患者多在幼儿期死亡。导管后型缩窄部位多在动脉导管交接处的远端，通常动脉导管已闭合，缩窄部分近端的主动脉扩张，大多不伴有其他先天性心脏畸形，患者可以成长至成人。主动脉缩窄在成人先天性心脏病中所占比例较小，据北京安贞医院统计仅为0.35%。

【临床表现】

1.主动脉缩窄以上供血增多，颈部及上肢血压升高，表现为头痛、头晕、耳鸣、失眠、鼻出血等。严重者可有脑血管意外和心力衰竭。

2.主动脉缩窄以下供血不足，表现为下肢无力、发冷、酸痛、麻木，甚至间歇性跛行等。

3.由侧支循环而增粗的动脉压迫附近器官产生的症状，如压迫脊髓而下肢瘫痪，压迫臂神经丛引起上肢麻木与瘫痪等。

【诊断要点】

1.有或无上述症状出现。

2.心电图示左心室肥大及劳损表现。

3.胸部 X 线检查可见左心室增大、升主动脉增宽,缩窄上下血管扩张使主动脉弓呈"3"字征。后肋下缘近心端可见肋间动脉侵蚀所形成的"切迹"改变,是侧支循环形成的间接征象。

4.二维超声可直接探及主动脉缩窄征象,多普勒超声于缩窄部位可见高速喷射的湍流。

5.磁共振断层显像或 CT 血管造影可见主动脉缩窄的部位、长度和形态,并可见到扩张的侧支循环血管。

6.血管造影可使缩窄段主动脉显影,进一步明确缩窄段的部位、长度、缩窄的程度等。

【治疗方案及原则】

1.内科治疗主要是控制感染性心内膜炎,纠正心力衰竭及预防感染和血压突然升高。

2.外科治疗效果较好,主要为主动脉成形术和缩窄段切除术。缩窄段短者切除后作对端吻合,缩窄段长者则施行同种异体血管或人造血管移植。有时主动脉缩窄虽较严重,但由于侧支循环比较发达,血压却在正常范围内,这类患者如进行运动,则血压却不相称地增高,亦应施以手术治疗。手术年龄 10～30 岁最为合适。如症状严重,则在儿童期即应施行手术。

3.介入治疗球囊扩张术对隔膜型的主动脉缩窄疗效较好。此术虽可立即减轻缩窄和缩窄两端的压力阶差,但可损伤动脉内膜和中层,甚至日后形成动脉瘤。对长节段的狭窄病变球囊扩张后疗效差,置入覆膜支架可提高疗效,近期效果较好,远期疗效尚需进一步观察。

第八章　血管疾病

第一节　主动脉夹层

【概述】

主动脉夹层是指主动脉内膜撕裂,血液经裂口流入主动脉壁,使中层从外膜剥离。主动脉夹层死亡率很高。夹层发生于中层的肌层,可经外膜破裂或返向内膜。假腔可在主动脉的任何部位再进入主动脉真腔。夹层使主动脉的供血发生障碍,且引起主动脉瓣关闭不全。主动脉破裂入心包腔或左侧胸膜腔,可迅速导致死亡。主动脉夹层最常见的原因是高血压,其他包括遗传性结缔组织异常(特别是马方综合征和 EhlersDanlos 综合征),先天性心血管异常如主动脉缩窄、动脉导管未闭、两叶主动脉瓣,动脉粥样硬化,创伤,以及肉芽肿性动脉炎。动脉插管和心血管手术可引起医源性夹层撕裂。DeBakey 分型:Ⅰ型起自主动脉近端,延伸到头臂血管以下;Ⅱ型起自同一点但限于升主动脉;Ⅲ型起自降主动脉在左锁骨下动脉开口以下。Stanford 分型应用更为广泛,升主动脉受累列为 A 型,降主动脉受累列为 B型,对预后的判断更有意义。

【临床表现】

1.疼痛　主要表现为疼痛,发生突然且剧烈,呈撕裂样和游走性。多位于胸前区,但疼痛在肩胛间区亦多见,特别是降主动脉撕裂,当夹层沿主动脉伸展,疼痛常从原先撕裂的部位移行。位于升主动脉的病变疼痛可向前胸和颈部放射,位于降主动脉的病变可向后背部放射。

2.双上肢血压差异。

3.脉搏消失　2/3 患者主要的动脉搏动减弱或完全消失,搏动也可能时强时弱。

4.心脏表现　近端夹层撕裂的患者 2/3 有主动脉关闭不全的杂音,也可能存在主动脉瓣关闭不全的周围血管体征。少数患者急性严重的主动脉瓣关闭不全导致心力衰竭。夹层裂入心包可致心脏压塞。

5.终末器官缺血　有时夹层撕裂的症状与急性闭塞的动脉相关如脑卒中、心肌梗死或小肠梗死、肢体缺血。

6.神经系统表现　包括脑卒中和脊髓缺血引起的下肢轻瘫或截瘫,以及肢体动脉突然闭塞引起周围神经病变。

【诊断要点】

1.剧烈胸痛(持续性)、高血压、突发主动脉瓣关闭不全、两侧脉搏不等。

2.X线检查显示主动脉增宽,主动脉轮廓的局限性膨出。

3.经胸或经食管心脏超声显示夹层分离处主动脉壁由正常的单条回声带变成两条分离的回声带。

4.主动脉CT造影检查可迅速确诊。

5.MRI直接显示主动脉夹层的真假腔,清楚显示内膜撕裂的位置和剥离的内膜片或血栓。

【治疗方案及原则】

一旦疑及或诊为本病,即应住院监护治疗。治疗的目的是减低心肌收缩力、减慢左心室心室容积变化速率(dv/dt)和外周动脉压。治疗目标是使收缩压控制在100～120mmHg,心率60～75次/分。这样能有效地稳定或中止主动脉夹层的继续分离,使症状缓解、疼痛消失。

1.内科治疗　控制疼痛;降低与控制血压;减慢心率;降低心肌收缩力。

2.介入治疗　姑息性介入治疗目的是为夹层人工开出一个出口,减轻假腔内的压力,缓解血肿对血管的压迫:①血管内支架置入:置入受压迫的血管分支,使塌陷的血管开通;②内膜片造口术:适应于假腔明显扩大并影响远侧血液供应或假腔明显扩大、有破裂危险者。带膜支架置入封闭原发破裂口,其适应证为直径大于5cm或有并发症的急性期或慢性期B型主动脉夹层。

3.外科治疗　目的是封闭内膜破口,阻止血流进入假腔。适应证为:

(1)A型夹层。

(2)B型夹层伴有以下情况时:夹层导致重要器官缺血、动脉破裂或将要破裂形成型性动脉瘤以及夹层逆行延展累及升主动脉。

第二节　大动脉炎

【概述】

大动脉炎是指主动脉及其主要分支的慢性进行性非特异的炎性疾病。病变位于主动脉弓及其分支最为多见，其次为降主动脉、腹主动脉、肾动脉。主动脉的二级分支，如肺动脉、冠状动脉也可受累。受累的血管可为全层动脉炎。早期血管壁为淋巴细胞、浆细胞浸润，偶见多形核中性粒细胞及多核巨细胞。由于血管内膜增厚，导致管腔狭窄或闭塞，少数患者因炎症破坏动脉壁中层，弹力纤维及平滑肌纤维坏死，而致动脉扩张、假性动脉瘤或夹层动脉瘤。本病多发于年轻女性，30 岁以前发病约占 90%，40 岁以后较少发病，国外资料患病率 2.6/100 万。病因迄今尚不明确，一般认为可能由感染引起的免疫损伤所致。

【临床表现】

1.全身症状　在局部症状或体征出现前数周，少数患者可有全身不适、易疲劳、发热、食欲缺乏、恶心、出汗、体重下降、肌痛、关节炎和结节红斑等症状。

2.局部症状　体征按受累血管不同，有不同器官缺血的症状与体征，如头痛、头晕、晕厥、卒中、视力减退、四肢间歇性活动疲劳，臂动脉或股动脉搏动减弱或消失，颈部、锁骨上下区、上腹部、肾区出现血管杂音，两上肢收缩压差大于10mmHg。

3.临床分型　根据病变部位可分为 4 种类型：①头臂动脉型（主动脉弓综合征）：颈动脉和椎动脉狭窄和闭塞，可引起脑缺血，出现头昏、眩晕、头痛、记忆力减退、单侧或双侧视物有黑点、视力减退，视野缩小甚至失明，严重者可有反复晕厥、抽搐、失语、偏瘫或昏迷。上肢缺血可出现单侧或双侧上肢无力，发凉、酸痛、麻木甚至肌肉萎缩。颈动脉、桡动脉和肱动脉可出现搏动减弱或消失（无脉征），约半数于颈部或锁骨上部可听到Ⅱ级以上收缩期杂音。②胸腹主动脉型：由于缺血，下肢出现无力，酸痛、皮肤发凉和间歇性跛行等症状。肾动脉受累出现高血压，可有头痛、头晕、心慌。多伴有高血压，尤以舒张压升高明显，主要原因是肾动脉狭窄。部分患者脊柱两侧或胸骨旁可闻及收缩期血管杂音。③广泛型：具有上述两种类型的特征，多发性、病情较重。④肺动脉型：肺动脉受累者约占 50%，上述 3 型均可合并肺动脉受累，单纯肺动脉受累者罕见。肺动脉高压大多为一种晚期并发症，约占1/4，多为轻度或中度。临床上出现心悸、气短较多，重者心力衰竭。

【诊断要点】

1.临床诊断　典型临床表现者诊断并不困难。40 岁以下女性,具有下列表现一项以上者,应怀疑本病:①单侧或双侧肢体出现缺血症状,表现动脉搏动减弱或消失,血压降低或测不出;②脑缺血症状,表现为单侧或双侧颈动脉搏动减弱或消失,以及颈部血管杂音;③近期出现的高血压或顽固性高血压,伴有上腹部Ⅱ级以上血管杂音;④不明原因低热,伴脊柱两侧、胸骨旁、脐旁或肾区的血管杂音及脉搏异常;⑤无脉及眼底病变者。

2.诊断标准　1990 年美国风湿病学会的诊断标准:①发病年龄≤40 岁出现症状或体征时年龄<40 岁;②间歇性跛行:活动时一个或更多肢体出现乏力、不适或症状加重,尤以上肢明显;③一侧或双侧肱动脉搏动减弱;④双侧上肢收缩压差>10mmHg;⑤一侧或双侧锁骨下动脉或腹主动脉闻及杂音;⑥动脉造影异常:主动脉一级分支或上下肢近端的大动脉狭窄或闭塞,病变常为局灶性或节段性,且不是由动脉硬化、纤维肌发育不良或类似原因引起。符合上述 6 项中的 3 项者可诊断本病。

【治疗方案及原则】

1.约 20% 呈自限性　如无并发症可随访观察,发病早期有上呼吸道、肺部或其他脏器感染因素存在,应有效地控制感染;高度怀疑结核菌感染者,应同时抗结核治疗。

2.肾上腺皮质激素　本病活动时主要的治疗药物,及时用药可有效改善症状、缓解病情。一般口服泼尼松每日 1mg/kg,早晨顿服或分次服用,维持 3～4 周后逐渐减量,每 10～15 天减总量的 5%～10%,剂量减至每日 5～10mg 时,应长期维持一段时间。如用常规剂量泼尼松无效,可改用其他剂型,危重者甚至可大剂量静脉冲击治疗。

3.免疫抑制剂　单纯肾上腺皮质激素疗效欠佳或为增加疗效和减少激素用量可用免疫抑制剂,最常用的药物为:环磷酰胺、硫唑嘌呤和甲氨蝶呤。危重患者环磷酰胺和硫唑嘌呤每日 2～3mg/kg,环磷酰胺可冲击治疗,每 4 周 0.5～1.0g/m^2。甲氨蝶呤 5～25mg/周。现多认为大动脉炎一经诊断,应积极早日开始免疫抑制剂与激素的联合治疗法。

4.扩血管抗凝改善血循环　扩血管抗凝药物治疗可部分改善因血管狭窄较明显患者的临床症状,如地巴唑、妥拉唑林、阿司匹林、双嘧达莫等。对高血压患者应积极控制血压。

5.经皮腔内血管成形术　目前已应用治疗肾动脉狭窄及腹主动脉、锁骨下动脉狭窄等,获得较好的疗效。

6.外科手术治疗手术　目的主要是解决肾血管性高血压及脑缺血。适应证：①单侧或双侧颈动脉狭窄引起的脑部严重缺血或视力明显障碍者,可行主动脉及颈动脉血运重建、内膜血栓摘除术或颈部交感神经切除术；②胸或腹主动脉严重狭窄者,可行血运重建；③单侧或双侧肾动脉狭窄者,可行血运重建,患侧肾脏明显萎缩者可行肾切除术；④颈动脉窦反射亢进引起反复晕厥发作者,可行颈动脉体摘除术及颈动脉窦神经切除术；⑤冠状动脉狭窄可行冠状动脉搭桥术或支架置入术。

第三节　周围血管病

【概述】

动脉粥样硬化是四肢动脉疾病的主要原因,是全身动脉粥样硬化的一部分,肢体的大中动脉病变导致血管狭窄以致闭塞,表现为缺血性症状,多在 60 岁以后发病,男性明显多于女性。高血压、高脂血症、糖尿病及吸烟为本病的易患因素。从上下肢的情况来看,下肢动脉粥样硬化的发病率远超过上肢。从临床上已出现下肢缺血性症状的患者来看,狭窄病变位于主-髂动脉者占 30%；病变侵犯股-腘动脉者为 80%～90%；更远端的胫腓动脉受累者为 40%～50%。肢体的缺血程度取决于病变侵犯的部位,形成狭窄的进程快慢,是否已有侧支循环形成等因素。

【临床表现】

1.间歇性跛行　是最典型的症状,表现为肢体运动诱发肢体局部疼痛、紧束、麻木或肌肉无力感,肢体停止运动后症状即可缓解,重复相同负荷的运动则症状可重复出现,休息后缓解。临床最多见的是股-腘动脉狭窄所致的腓肠肌性间歇性跛行。

2.静息痛　见于动脉严重狭窄以致闭塞,肢体在静息状态下也可出现疼痛。多见于夜间肢体处于平放状态时。

3.动脉搏动减弱或消失。

4.杂音　狭窄部位可闻及杂音,单纯收缩期杂音提示血管狭窄,连续性杂音表明狭窄远端舒张压低,侧支循环形成不良。

5.肢体缺血的体征　肌肉萎缩,皮肤变薄、苍白、发亮,汗毛脱落,皮温降低,指甲变厚以及缺血性溃疡。

【诊断要点】

1.间歇性跛行。

2.动脉搏动减弱或消失。

3.踝臂指数<0.90。

4.多普勒显示血流速率曲线进行性趋于平坦。

5.动脉造影可发现动脉闭塞的确切部位及程度。

【治疗方案及原则】

1.**保守治疗** 积极控制危险因素,如调整饮食,控制体重,治疗高血压、高脂血症、糖尿病及戒烟;静息痛的患者采用抬高床头的方法增加下肢血液灌注,减少疼痛发作;对有间歇性跛行的患者鼓励规律的步行锻炼,促进侧支循环形成。

2.**药物治疗** ①外周动脉疾病患者应服用他汀类药物使低密度脂蛋白胆固醇水平降至100mg/dl以下;②高血压患者应服用降压药物,β受体阻滞剂不是禁忌;③吸烟的患者应戒烟;④同型半胱氨酸水平大于14μmol/L的患者补充叶酸和维生素 B_{12} 的有效性没有得到证实;⑤有指征应用抗血小板药物;⑥推荐应用阿司匹林75~325mg降低心肌梗死、卒中和血管性死亡的风险;⑦氯吡格雷(75mg/d)可替代阿司匹林抗血小板治疗;⑧没有心力衰竭的患者服用西洛他唑(100mg,2次/日)有效;⑨所有间歇性跛行严重已影响日常活动的患者应考虑应用西洛他唑试验性治疗。

3.**血运重建治疗** 仅适应于缺血症状急剧加重出现静息痛并有致残危险者的患者,或由于职业需要必须消除症状者,包括介入治疗和手术治疗:①介入治疗:包括经皮血管腔内成形术、激光血管成形术和支架置入;②手术治疗:即血管旁路移植术,手术的效果取决于狭窄的部位、范围和患者的一般情况。

第九章　肺动脉栓塞

【概述】

　　静脉血栓栓塞症(VTE)包括深静脉血栓形成(DVT)和肺动脉栓塞(PE),是同一疾病过程中两个不同阶段,其中对机体危害程度较大的是 PE。PE 是指内源性或外源性栓子堵塞肺动脉主干和(或)其分支,引起肺循环障碍的临床和病理生理综合征,简称肺栓塞,包括肺血栓栓塞、脂肪栓塞、羊水栓塞、空气栓塞、肿瘤栓塞等。PE 多发于深静脉血栓形成后 3～7d;10％患者死于 PE 症状出现 1h 内;5％～10％PE 表现有休克或低血压;50％患者没有休克但是伴有右室功能障碍或损伤的实验室证据;尸检中 90％为未经治疗的 PE;0.5％～5％被治疗过的 PE 患者出现慢性血栓栓塞性肺动脉高压;未经抗凝治疗的有症状 PE 或 DVT 患者有 50％在三个月内复发。

【流行病学】

　　流行病学研究显示 PE 是常见的心血管疾病,在西方其发病率仅次于冠心病和高血压而居第三位。在老年人中,PE 的发病率明显高于年轻人。在合并心血管疾病的老年人中,PE 的发病率更高,成为临床上不容忽视的问题。美国 VTE 每年的新发病例数约为 60 万人,其中 1/3 为 PE,2/3 为单纯的 DVT。PE 的病死率高达 38％,已成为第三位的死因,尸检发现率为 5％～14％,英国和欧洲发病率更高,发病率与年龄增高有关,以 50～60 岁的发病率最高。在我国,阜外医院报告的 900余例心肺血管疾病尸检资料中,肺段以上大血栓堵塞者达 100 例(11％),占风心病尸检的 29％,心肌病的 26％,肺心病的 19％,说明心肺血管疾病也常并发肺栓塞。

【病因】

　　下肢深静脉、盆腔静脉血栓形成或血栓性静脉炎的血栓脱落,是构成肺血栓栓塞(PTE)的首位原因。PTE 常是 DVT 的并发症,DVT 和 PTE 是同一疾病过程在不同部位、不同阶段的两种表现形式。

(一)危险因素

1.年龄与性别   90％致死性肺栓塞发生在 50 岁以上人群中。根据 1971-1995 年间完成的 12 个尸解研究作出的荟萃分析显示 70％以上的严重 PE 被临床医师漏诊。在临床研究中,大部分发生 PE 的病例年龄介于 60～70 岁,而尸检研究则为 70～80 岁。20～39 岁年龄组女性深静脉血栓病的发病比同龄男性高 10 倍。40 岁以下出现栓塞的患者以基因缺陷为常见病因。

2.血栓性静脉炎、静脉曲张   绝大多数 PE 是以下肢静脉病开始,以肺疾病终结,栓子最多来自骨盆和四肢静脉。51％～71％下肢深静脉血栓形成患者可能合并 PE。一项前瞻性的临床研究揭示了血栓部位与 PE 发生率和严重程度之间的关系。如果 DVT 局限于腓静脉,PE 的发生率为 46％;如果股静脉受累,则上升为 67％;如果累及盆腔静脉,则上升为 77％。严重的 PE 大部分栓子来自于近端静脉的血栓。

3.心肺疾病   慢性心肺疾病是肺血栓栓塞的主要危险因素。心脏病是我国肺栓塞的最常见病因,占 40％。特别合并房颤、心力衰竭和亚急性细菌性心内膜炎者尤易发生。细菌性栓子除见于亚急性细菌性心内膜炎外,亦可由于起搏器感染引起。前者感染性栓子主要来自三尖瓣,偶尔先心患者二尖瓣赘生物可自左心经缺损部位分流进入右心室而到达肺动脉。

4.肿瘤   肿瘤在我国为第二位发病原因,占 35％,远较国外 6％为高。以肺癌、消化系统肿瘤、绒癌、白血病等较常见。恶性肿瘤并发肺栓塞仅约 1/3 为瘤栓,其余均为血栓。癌症能增加 PE 的危险,新近提出的癌症诱导血栓形成机制涉及 Virchow 三角的三个因素:①血流瘀滞,卧床时间延长,肿瘤对血管的压迫;②血管损伤,肿瘤的直接侵袭,中心静脉导管延长使用,化疗药物导致内皮损伤;③血液高凝状态,肿瘤相关的促凝血因子和细胞因子(组织因子、TNF/VEGF/IL 等),内皮防御机制受损(蛋白 C 抵抗、抗凝血酶、蛋白 S 抵抗),肿瘤细胞与血管内皮细胞和血小板的相互作用。肿瘤细胞可以产生致栓物质如组织因子(TF);反之,促凝血因子也参与肿瘤的转移,例如组织因子、凝血酶通过非凝血依赖的机制促进血管新生,促进肿瘤的生长和转移。近期研究表明,10％的所谓特发性 PE 患者随后发生癌症。

5.创伤、手术   PE 并发于外科或外伤者约占 43％,其中约 15％的创伤患者并发 PE。尸检发现胫骨骨折中 45％～60％、骨盆骨折中 27％、脊柱骨折中 14％的患者可发现 PE。大面积烧伤和软组织创伤时也可并发 PE。冠状动脉搭桥术后 PE 发生率为 4％。

6.制动　即使是短期(1周内)制动也易于导致静脉血栓栓塞症(VTE)。在实施疝修补术的患者中,DVT的发生率大约为5%,腹部大手术为15%~30%,髋骨骨折的患者中为50%~75%,脊髓损伤的患者中为50%~100%。大约1/4的术后PE发生于出院之后。

7.妊娠　妊娠和分娩肺栓塞在孕妇数倍于年龄配对的非孕妇,产后和剖腹产术后发生率最高。孕妇VTE易发生于妊娠的头3个月和围产期,其中75%的DVT发生于分娩前,66%的PE发生于分娩后,确切机制不清。羊水栓塞也是分娩期的严重并发症。

8.避孕药　服避孕药的妇女VTE的发生率比不服药者高4~7倍。最新研究提示,第3代口服避孕药使用者中,VTE的危险性进一步增加,年发病率达到0.01%~0.02%。绝经后激素替代治疗(HRT)也使DVT的危险性增加3倍。

9.其他　如肥胖,超过标准体重20%者栓塞病的发生率增加。脱水、红细胞增多症、糖尿病、肾病综合征等也易发生血栓病。有创检查和治疗(如静脉留置管、静脉内化疗)使VTE也变得更常见了。吸烟是PE的独立危险因素。此外,由于长途旅行的增多,经济舱综合征也越来越多见。

(二)危险分层

分层标准主要包括:年龄、疾病性质和患者自身的因素等。

1.外科住院病人　影响外科手术患者发生VTE的因素主要包括手术类型、手术时间以及患者自身的因素。

2.内科住院病人　VTE除了与手术或创伤等有关外,事实上50%~70%有症状的血栓栓塞事件和70%~80%致命性PE发生在非手术患者中。一般内科住院患者若不预防则有低到中度发生VTE的危险,无症状DVT的发生率为5%~7%,且大多数局限于下肢远端静脉。但某些严重的内科疾病患者发生VTE的危险明显增加,包括:因充血性心力衰竭(纽约心功能分级Ⅲ级和Ⅳ级)或严重呼吸系统疾病(慢性阻塞型肺疾病)恶化的住院患者;卧床并伴有一个或多个危险因素,如活动期癌症、静脉血栓栓塞病史、脓毒症、急性神经系统疾病(中风伴下肢活动不便)以及炎性肠疾病等。

2008年欧洲肺栓塞新指南根据临床表现提出的新的危险分层方案:休克或低血压者为高危组病人,存在右心功能不全和(或)心肌损伤标志物阳性者为中危组,无以上临床表现者为低危组。根据上述方案可床旁对肺栓塞患者予早期危险分层,同时对于疑诊肺栓塞患者同样适用,以决定下一步诊疗方案。指南指出:高危患者无禁忌证条件下建议溶栓治疗,中危组可根据个体情况选择溶栓,低危组则不建议溶栓;但各组病人均应尽早开始抗凝治疗,即便溶栓后也需序贯抗凝。新指南明确指出:考虑到不予治疗的肺栓塞病人死亡率偏高,因而对于等待明确诊断的可疑肺栓塞患者也应开始抗凝治疗。

【发病机制】

1.血栓　促进静脉血栓形成的因素:血流缓慢;创伤和感染并累及周围静脉;血液易于凝结的倾向,如老年人、恶性肿瘤等;内源性纤溶系统作用减弱,如病人右心充血性心力衰竭、血栓性静脉炎、长时间低血压、下肢静脉血回流瘀滞(体位不当,妊娠,肿瘤压迫等)。

2.脂肪栓塞　骨折或长骨内手术病人,脂肪进入血循环,引起肺栓塞。血内脂滴经肺糖蛋白酯酶而分解为游离脂肪酸,还可引起肺组织和毛细血管内膜的损害。

3.骨黏合剂的应用　骨黏合剂俗称骨水泥,置入骨髓腔,再将人工假体插入,可提高人工关节的稳定性,避免松动或因松动所引起的疼痛,故有利于病人早期活动。研究表明:骨黏合剂置入骨髓腔内,髓内压急剧上升,将使髓内容物包括脂肪、气栓和骨髓颗粒被挤入静脉而达肺循环,所以术中应严密观察并采取预防措施。(文献中有报道因松止血带后病人心搏骤停而死亡的案例,应引以为戒)

4.空气栓塞　多发在颈、胸、脊髓手术时损伤大静脉,因静脉腔负压而使空气吸入;坐位手术(如颅后窝手术)更易发生气栓。此外,中心静脉穿刺术或加压输血时的疏忽也可产生气栓。若空气超过 40ml,病人可致死。

5.羊水栓塞　常见于急产和剖宫产手术时,羊水进入母体血循环,临床所见者症状多数险恶,急性呼吸窘迫继而出现呼吸衰竭。

【病理】

(一)分类

1.根据栓子的大小分类

(1)巨大栓塞,累计 2 个或 2 个以上叶动脉;

(2)次巨大栓塞,阻塞不到 2 个叶动脉;

(3)中等栓塞,主动脉段和亚肺段。

2.2000 年欧洲心脏病学会(ESC)临床分型　(2008 年新版指南取消临床分型,代之以危险分层)。

(1)大面积肺栓塞(massivePTE),临床上以休克和低血压为主要表现,即体循环动脉收缩压<90mmHg 或较基础值下降幅度>40mmHg,持续 15min 以上。须除外新发生的心律失常,低血容量或感染中毒症所致血压下降。

(2)非大面积肺栓塞,不符合以上大面积肺栓塞标准的肺栓塞。

（3）次大面积肺栓塞,非大面积肺栓塞患者伴有右心室运动功能减弱或出现右心功能不全的表现。

3.根据临床表现分类

（1）突然虚脱型,突然气短、青紫、虚脱,在数分钟或1～2h内死亡;

（2）胸痛型,胸部剧痛,类似急性心肌梗死;

（3）原发病恶化型,并发肺栓塞的原发疾患如急性心梗逐渐恶化,在数小时内死亡;

（4）肺炎型,相似肺炎,有呼吸系统症状;

（5）休克型,很快出现急性循环衰竭症状而死亡;

（6）心衰型,呈现急性心功能衰竭或恶化;

（7）咳血型,血痰;

（8）肾衰型,急性肾功能衰竭;

（9）腹痛型,似急腹症,多有腹膜刺激征;

（10）发热型,似感染;

（11）混合型,有以上两种类型以上的表现者。

（二）好发部位

肺栓塞的好发部位有以下特点:双侧多于单侧;右侧多于左侧;下肺多于上肺;肺梗死多发生于下叶,尤其多见于肋膈面;栓塞多发生于下肺叶,可能与该处血流较多有关。

（三）病灶特点

肺栓塞大体标本有以下特点:病灶呈楔形,带状或不规则状,呈叶段分布。梗塞部位肺表面略凸出,呈红色,胸膜受累,可出现血性或浆液性胸水。镜下可见肺泡组织破坏、出血。尸检发现肺内新、老、大小不等血栓,59％为新鲜血栓,31％已机化。

【病理生理】

栓塞部位肺血流减少,肺泡死腔增大;肺内血流重新分布,通气血流比例失调;右房压升高可引起闭合的圆孔开放,产生心内由左向右分流,神经体液因素引起支气管痉挛,栓塞部位肺表面活性物质减少;毛细血管通透性增高,间质或肺泡内液体增多或出血;肺泡萎陷,呼吸面积减小;肺顺应性下降,肺体积缩小并可出现肺不张;如若累及胸膜可出现胸腔积液,以上因素则导致呼吸功能不全。

栓子阻塞肺动脉及其分支达到一定程度后,通过机械阻塞作用加之神经体液因素和低氧所引起的肺动脉收缩,导致肺循环阻力增加,肺动脉高压;右室壁张力增高,右室扩大,可引起右心功能不全;右心扩大致室间隔左移,使左心功能受损,导致心输出量下降,进而引起体循环低血压或休克,心力衰竭而死亡;主动脉低血压和右房压升高,使冠脉灌注压下降,心肌血流减少,特别是右心室内膜下心肌处于低灌注状态。

【临床表现】

PE 的四个特征性临床症候群包括:急性肺心病、肺梗死、不明原因的呼吸困难和慢性反复性肺血栓栓塞。但无论是症状和体征对大多数急性或慢性肺栓塞的诊断都是非特异的和不敏感的。

1.症状　呼吸困难发生率高达 60%,多表现为劳力性呼吸困难。临床医师应注意呼吸困难的诱因、性质、程度和持续时间。以胸憋闷为主诉的呼吸困难需与劳力性心绞痛鉴别。

胸痛发生率为 17%。多为胸膜痛,为肺梗死累及胸膜所致。少数患者表现为"心绞痛样痛",可能由于冠状动脉痉挛或右心室肥厚缺血所致。

咯血发生率为 3%,血量不多,鲜红色,数日后变为暗红色,提示存在肺梗死。其他症状有咳嗽,多表现为干咳,可伴哮鸣音与惊恐,由胸痛或低氧血症所致。

当大块肺栓塞或存在重症肺动脉高压时,可引起一过性脑缺血,表现为晕厥,可为肺梗死的首发症状。

90%以上患者存在上述一种或多种症状,但同时出现肺梗死三联征(胸痛、呼吸困难和咯血)的患者并不多见。

2.体征

(1)心血管系统。主要是急、慢性肺动脉高压和右心功能不全的表现。53%有肺动脉第二音(P_2)亢进。部分患者除 P_2 亢进外,还有 P_2 分裂,胸骨左缘 2～4 肋间可闻收缩期杂音。可出现颈静脉充盈,搏动增强,是 PE 重要的体征,也是右心功能改变的重要窗口。肝肿大亦常见,胸腔积液约占 25%,下肢肿胀、下肢静脉炎占 35%。突然循环衰竭、休克、意识障碍可见于急性肺动脉主干栓塞或老年人。紫绀常见于巨大栓塞者,约占 50%。心动过速和血压下降通常提示肺动脉主干栓塞或大块肺栓塞,发绀提示病情严重。

(2)呼吸系统。PE 患者最常见的体征是呼吸急促(85%),而心动过速、发热(≥37.2℃)、肺部啰音和第二心音增强约在 50%的 PE 者中发生。发热一般在 38℃左右,如出现高热,可能是合并感染,或是发生肺梗塞。可表现为气管移向患侧,膈肌上移,病变部位叩诊浊音及肺野可闻及干湿啰音。

【诊断】

1.有下列情况可考虑肺栓塞

(1)下肢无力、静脉曲张、不对称下肢浮肿、血栓性静脉炎；

(2)原有疾病突然发生变化,呼吸困难加重；

(3)外伤后呼吸困难、胸痛、咯血；

(4)晕厥发作；

(5)原因不明的呼吸困难,不能解释的休克；

(6)低热、血沉增快、黄疸、紫绀；

(7)心衰、洋地黄治疗效果不好；

(8)X 线片楔形影；

(9)ECT 肺灌注缺损；

(10)原因不明的肺动脉高压,右室肥大。

2.英国 2006 年急性肺栓塞规范化诊疗流程

(1)对于任何呼吸困难、胸痛、咳嗽和咯血的患者都要考虑可能是急性肺栓塞,增强对急性肺栓塞的诊断意识,只有这样才能减少漏诊和误诊。

(2)对于被怀疑急性肺栓塞的患者,都要根据其病史、症状和体征,进行临床可能性评分。根据评分结果再按照相应的流程进行诊疗。

(3)急性肺栓塞临床可能性评分表是国际上通用的急性肺栓塞临床可能性评分表,如果评分<2.0,则认为肺栓塞临床可能性小,评分结果>6.0肺栓塞临床可能性大,评分结果为 2.0~6.0,考虑肺栓塞临床可能性为中度,有可能是,但也可能不是,需临床医师进一步排查。目前还有修正的 Geneva 评分以供临床评估参考。

3.Wells 预测法 迄今为止,多个临床研究证实了 Wells 预测法的有效性。但是应该注意,没有并发疾病年龄较小者和有 VTE 病史的患者应用 Wells 预测法的预测价值较高。老年人或合并疾病较多的患者最好结合临床判断。

【实验室检查】

(一)生化指标

(1)血清乳酸脱氢酶和胆红素增高,谷草转氨酶(SGOT)正常。脂肪栓塞者在尿、痰内可发现脂肪颗粒,但痰内所见不如尿内更有意义。另外,血小板降低,白细胞增高,血沉增快。

(2)D-二聚体(D-dimer),是交联纤维蛋白在纤溶系统作用下产生的可溶性降解产物,为一特征性纤溶过程标记物。D-二聚体对急性肺栓塞诊断的敏感性达 95%~100%,适用于急诊室怀疑 PE 的病人,但其特异性较低,仅为 40%~43%,

手术、肿瘤、炎症、感染、组织坏死和主动脉夹层等情况均可使 D-二聚体升高。在临床应用中 D-二聚体对急性肺栓塞有较大的排除诊断价值，若其含量低于 500ng/L，可基本除外急性肺栓塞。

(3)心肌肌钙蛋白(CTnT 和 CTnl)和脑钠肽(BNP)测定，近年来逐渐成为 PE 研究热点的原因是两者为心肌损伤的可靠指标——升高意味着右室扩张，微小梗死灶形成和心肌损伤。急性 PE 导致右心室功能不全可增加心肌负荷，促使 BNP 释放入血，低水平 BNP($<50pg/ml$)预测良性预后的价值较高。而在希门尼斯等大规模前瞻性研究中发现，在血液动力学稳定的患者中，CTnl 升高($>0.1ng/ml$)提示可能存在致命性 PE，而 CTnl 阴性者的预后较好。

(4)心脏型脂肪酸结合蛋白(H-FABP)

可早期反映心肌损伤，与上述指标相比，可更好预测 PE 患者的预后，目前以 H-FABP 为 6ng/ml 为参考值，测定 H-FABP 可进一步明确患者危险分层，有助于制订治疗策略。

(二)辅助检查

1.心电图检查(EKC) 70%以上的 PE 患者表现为心电图异常，但无特异性，多在发病后即刻出现，并呈动态变化。V_1 导联 QR 波，出现 SQ_3T_3 以及完全性或不完全性右束支传导阻滞，而典型 EKG 是表现电轴右偏，肺性 P 波，快速性心房颤动和心肌供血障碍。约 50%的患者表现为 $V_1\sim V_4$ 的 ST-T 改变，其他有右束支传导阻滞、肺性 P 波、电轴右偏、顺钟向转位等。心电图无异常仅说明 PE 可能性小，但不能除外 PE。

2.胸部 X 线检查 PE 多在发病后 12~36h 或数天内出现 X 线改变。PE 诊断的前瞻性研究(PIOPED)资料显示急性 PE 患者约 80%的胸部 X 线不正常，其中 65%表现为肺实变或肺不张，48%表现为胸膜渗出。常见征象有盘状肺不张、肺浸润或肺梗死阴影及胸膜渗出，多呈楔形，凸向肺门，底边朝向胸膜，也可呈带状、球状、半球状和不规则形及肺不张影。膈上外周楔形密影(Hampton 驼峰)提示肺梗死。患侧膈肌抬高(40%~60%)。典型的是右下肺动脉呈香肠样和 Westermark 征。尽管这些改变不能作为 PE 的诊断标准，但仍有助于与 PE 症状相似的其他心肺疾病的鉴别诊断，可用于除外其他原因引起的呼吸困难和胸痛。

3.超声检查 包括静脉加压超声检查(CUS)和经食管超声心动图。CUS 对诊断 DVT 敏感性达 90%以上，特异性可达 95%。单层螺旋 CT 阴性或对造影剂过敏或肾功能不全的可疑 PE 患者，建议行下肢 CUS，进一步排除诊断。经食管超声心动图对大块 PE 病例有 92%的敏感性和接近 100%特异性，但有三分之一一般的肺栓塞患者表现为正常。

(1)直接征象,右心血栓可有两个类型:活动、蛇样运动的组织和不活动、无蒂及致密的组织。发生 PE 前者为 98%,后者为 40%。

(2)间接征象,右室扩张为 71%~100%,右肺动脉内径增加 72%,左室径变小 38%,室间隔左移及矛盾运动 42%以及肺动脉压增高等。超声心动图对可疑非高危 PE 的诊断意义不大,敏感性只有 60%~70%,而且阴性结果也不能排除 PE,但能检测有无右室功能障碍,利于危险分层,也可排除部分心血管疾病;对于高危 PE 伴休克或低血压的患者,超声可显示肺动脉高压或右室负荷过重的间接征象,若不能进行其他检查,可根据超声做出 PE 诊断。

4.肺动脉造影(PA) PA 为有创检查,是生前 PE 诊断唯一可靠的方法,同时也可检测血流动力学和心脏功能。栓塞发生 72h 内,肺动脉造影对诊断有极高的敏感性,特异性和准确性,为目前诊断 PE 的金标准。敏感性超过 98%,特异性为 90%~98%,但随血管口径的变小,其准确性下降,在段以下血管仅为 66%。通常认为所有非侵入性检查无法明确诊断的患者可选择 PA。直接征象为肺动脉腔内充盈缺损或完全阻断;间接征象为造影剂流动缓慢,局部低灌注,静脉回流延迟等。若缺乏 PE 的直接征象,不能诊断 PE。由于其有创而易导致致命性的并发症,目前很少使用,并被 CTPA 取代。

5.磁共振检查(MRI) 类似于导管造影,但敏感性和特异性较低。普通 MRI 可显示段以上肺动脉内栓子,其诊断 PE 敏感性、特异性均较高,但对外周肺动脉显影不良,其临床诊断价值与螺旋 CT 相似。MRI 不需使用造影剂,故适用于碘过敏者及老年人群;同时可显像下肢血管,发现 DVT 的证据;具有潜在识别新旧血栓的能力,为确定溶栓治疗提供依据。

核磁共振血管造影(MRA)与 CTA 成像原理类似,可显示外周肺动脉。近期 MRA 研究表明,其对段以下肺动脉栓子的敏感性为 75%~100%,特异性为 42%~100%。

6.CT 扫描(SDCT 和 MDCT) 单层螺旋 CT(SDCT)敏感性为 53%~89%,特异性为 78%~100%。特别是电子束 CT,可以直接看到肺动脉内的血栓。表现为血管内的低密度充盈缺损。可清晰地探测位于主、叶及段肺动脉内的栓子。对于在亚段及一些远端肺动脉内的栓子,SDCT 的敏感性有限,检查为阴性者,必须行下肢静脉加压超声排除诊断。

多层螺旋 CT(MDCT)特异性为 96%,敏感性为 83%,可作为 PE 的一线确诊手段。

直接征象有：半月形或环形充盈缺损，完全梗阻，轨道征等；间接征象有：主肺动脉及左右肺动脉扩张，血管断面细小、缺支、马赛克片、肺梗死灶、胸膜改变等。

7.数字减影血管造影　有人认为与传统造影方法比较可达到85%～90%的诊断一致性，亦有的认为仅达50%～70%，对较小的栓子效果不佳。

8.动脉血气　肺血管床堵塞15%～20%即可出现氧分压下降，常表现为低氧血症(76%)、低碳酸血症(93%)、肺泡-动脉血氧分压差增大，但这些改变在其他心肺疾病中亦可见到。10%～15%的PE患者这些指标可正常，故动脉血气改变对PE的诊断仅具有参考价值。

9.深静脉血栓(DVT)检查　50%～60%的下肢DVT可发生PE，而尸检资料显示80%～90%PE栓子来源于下肢DVT。因此，静脉血栓形成的发现能间接提示PE的可能存在，在PE的诊断中进行DVT检查非常必要。

10.肺通气/灌注显像(V/Qscan)　V/Q显像诊断PE的标准是肺叶、肺段或多发亚肺段显现灌注缺损，而通气显像正常。PIOPED资料显示，V/Q显像诊断PE敏感性为92%，特异性为87%。为更好解释V/Q显像结果，新近将显像结果分为三类：

(1)高度可能，即灌注显像表现两处及以上灌注缺损，而通气显像正常，此时确诊PE的概率为88%；

(2)正常或接近正常，即肺灌注显像无灌注缺损存在，可以除外PE，此时发生PE的概率仅为0.2%；

(3)非诊断性异常，即V/Q显像灌注缺损与通气缺损并存，其征象介于高度可能与正常之间，此时发生PE的概率为16%～33%，对该部分患者尚需作进一步检查。

诊断措施的具体推荐意见：

根据危险分层和临床可能性，选择适当的诊断方法，针对不同的检测结果做出诊断。

(1)可疑的高危PE。推荐急诊CT或床边心脏彩超进行诊断(IC)。

(2)可疑的非高危PE。应根据临床可能性选择诊断策略(IA)；

推荐在急诊科采用高敏的方法急查D-二聚体，尽量减少影像学和放射线检查(IA)；可以考虑行下肢静脉加压超声寻找DVT，如果结果是阳性，可避免进一步影像学检查；不推荐行心脏超声进行诊断；当临床评价和非创影像学检查结果有差异时，应考虑行肺动脉造影；临床可能性不同诊断标准不同。

【鉴别诊断】

由于 PE 症状缺乏特异性,应与肺炎、胸膜炎、冠心病(包括心绞痛、心肌梗塞)、主动脉夹层瘤及卒中等相鉴别。

【治疗】

PE 的治疗主要包括:一般治疗(卧床、监测、吸氧、镇静等);溶栓治疗;抗凝治疗;其他(如血栓摘除、介入、植入滤器等)。其中抗凝治疗是基本的治疗方法.可有效地预防血栓的再形成和复发,同时机体自身纤溶机制溶解已形成的血栓。

(一)急性 PE 的治疗

1.**急救措施** 发病后头两天最危险。一般处理:解痉、镇静;抗休克;改善呼吸。

对高度可疑或确诊 PE 的患者应进行严密监护,监测呼吸、心率、血压、静脉压、心电图及血气的变化,对大面积 PE 可收入重症监护治疗病房(ICU)。为防止栓子再次脱落,要求绝对卧床,保持大便通畅,避免用力;对于有焦虑和惊恐症状的患者应予安慰并可适当使用镇静剂,胸痛者可予止痛剂;对于发热、咳嗽等症状应对症治疗。对急性大面积肺栓塞的治疗原则是进行复苏,支持或纠正呼吸与循环衰竭,主要方法包括吸氧,镇痛,控制心力衰竭和心率失常,抗休克和抗凝治疗。

呼吸循环支持治疗:对有低氧血症的患者,采用经鼻导管或面罩吸氧。当合并严重的呼吸衰竭时,可使用经鼻或面罩无创性机械通气或经气管插管行机械通气。应避免做气管切开,以免抗凝或溶栓过程中局部大量出血。应用机械通气中需注意尽量减少正压通气对循环的不利影响。

对于出现右心功能不全,心排血量下降,但血压尚正常的病例,可予具有一定肺血管扩张作用和正性肌力作用的多巴酚丁胺和多巴胺(ⅡA-B);若出现血压下降,可增大剂量或使用其他血管加压药物,如间羟胺、肾上腺素等(IC)。对于液体负荷疗法需持审慎态度,因过大的液体负荷可能会加重右室扩张并进而影响心排出量,一般所予负荷量限于 500ml 之内(Ⅲ$_B$)。

发生气栓时,应立即置病人左侧卧头低位,使空气滞留于右心房内。也可颈静脉插入右心导管来吸引右心内空气。

2.**抗凝治疗** 有资料统计 516 例肺栓塞,抗凝治疗生存率为 92%,复发率为 16%,不抗凝治疗则生存率为 42%,复发率为 55%。PE 抗凝是有效而又重要的,其作为 PE 和 DVT 的基本治疗方法,可以有效防止血栓再形成和复发。初始抗凝治疗可减少死亡及再发栓塞事件,而长期抗凝治疗则是预防致死性及非致死性静脉血栓栓塞事件。怀疑急性肺栓塞的患者等待进一步确诊过程中即应开始抗凝治疗。ⅠC 高危患者溶栓后序贯抗凝治疗。ⅠA 中、低危患者抗凝治疗是基本的治疗措施。

ⅠA 急性期抗凝治疗包括快速抗凝和同时口服华法林治疗。常用药物包括：普通肝素（以下均称为肝素）、低分子量肝素、磺达肝素。与肝素相比，后两种药物同样安全有效，给药方便，不需检测 APTT，推荐用于无禁忌者。对于出血风险较高或有严重肾功能不全者，推荐选用肝素。长期抗凝的大多数患者均应接受华法林治疗。

抗凝治疗之前，应测量基础 APTT、PT 及血常规（包括血小板计数、血红蛋白），注意是否存在抗凝的禁忌证，如活动性出血、凝血功能障碍、血小板减少、未予控制的严重高血压等。对于确诊的 PE 病人，大部分禁忌证属相对禁忌证。

低分子肝素比普通肝素与血浆蛋白和内皮细胞结合的较少，因此，它有较大的生物利用度。肝素主要通过与抗凝血酶Ⅲ起作用，预防附加血栓的形成，使内源纤维蛋白溶解机制溶解已形成的血块，但肝素不能直接溶解已存在的血栓。肝素引起出血的危险性除基础血小板数外，与年龄、基础疾病、肝功能不全及用药物等也有关。多数中、少量出血终止肝素治疗即可，因肝素半寿期仅 60~70min。威胁生命的出血，停止肝素的同时应用鱼精蛋白，肝素 100 单位需用鱼精蛋白 1mg。

肝素应用指征：肾功能不全患者；高出血风险患者。对于其他急性肺栓塞患者，低分子量肝素可替代普通肝素。

肝素通常应用 5~7d，APTT 证明已达到有效治疗范围的第一天始用华法林，首剂量为 3mg，它是维生素 K 的拮抗剂。

肝素的推荐方法：于 3000~5000IU 或按 80IU/kg 静注，继之以 700~1000IU/h 或 18IU/kg/h 持续静脉给予。

注：使用肝素的第 3~5d 必须复查血小板计数；若较长时间使用肝素，尚应在第 7~10d 和 14d 复查；若血小板迅速或持续降低达 30% 以上，或血小板计数<100×10^9/L，应停肝素。

低分子量肝素（LMWH）的推荐用法：根据体重给药（anti-XaIU/kg 或 mg/kg，不同低分子量肝素的剂量不同，每日 1~2 次，皮下注射。对于大多数病例，按体重给药是有效的，不需要监测 APTT 和调整剂量，但对过度肥胖者或妊娠妇女，宜监测血浆抗 Xa 因子活性，并据此调整剂量。

华林法，在肝素和（或）低分子量肝素开始使用后的第 1~3d 加用口服华法林，年轻（小于 60 岁）患者或者既往健康的院外患者，起始剂量通常为 10mg；老年及住院患者初始则为 5mg。由于其需要数天才能发挥全部作用，因此与肝素重叠至少

4～5d,当连续 2d 测定的国际标准化比率(INR)达到 2.5(2.0～3.0)时,或 PrI 延长至 1.5～2.5 倍时,即可停止使用肝素和(或)低分子量肝素,单独口服华法林治疗。抗凝时间的持续因人而异。一般口服华法林的疗程至少 3～6 月。妊娠前 3 个月和最后 6 周禁用华法林,可用肝素或低分子量肝素治疗。产后和哺乳期妇女可以服用华法林,育龄妇女服用华法林者需注意避孕。

抗凝治疗时程:时间长短应个体化,一般至少 3 个月,3％～5％患者发展为慢性血栓栓塞性肺动脉高压者应长期抗凝治疗。如果急性肺栓塞治疗成功,症状基本消失,无右心压力负荷,影像学检查肺栓塞基本消失者应根据血栓形成的诱发因素类型决定抗凝时程。

3.溶栓疗法　主要用于 2 周内的新鲜血栓栓塞,越早越好,两周以上也可能有效,是高危患者的一线治疗方法。

(1)适应证,大块肺栓塞,肺血管阻塞大于 50％;伴有低血压、休克;次巨大肺栓塞伴心功能不全失代偿;不管 PE 的解剖学血管大小伴有血流动力学改变者;有症状的 PE。

(2)绝对禁忌证,活动性出血;2 个月内有脑血管意外,颅内手术或其他活动性出血性疾病。

(3)相对禁忌证,未控制的高血压(≥200/110mmHg);出血性糖尿病,包括合并肾病和肝病者;10d 内外科大手术、穿刺、器官活检或分娩;近期大小创伤,包括心肺复苏;感染性心内膜炎;心包炎;动脉瘤;左房血栓;潜在的出血性疾病;出血性视网膜病。

PE 溶栓治疗的具体实施

(1)确定诊断后,选好适应证与禁忌证。

(2)急性 PE 最适宜的溶栓时间窗为 14d。当然,发病后和复发后愈早溶栓效果愈好。

(3)溶栓前配血型和备新鲜血。

(4)溶栓过程减少搬动。

(5)用药途径:经动、静脉给药效果相同。

(6)溶栓过程不用肝素。溶栓完成后应测 PTT,如小于对照值 2.5 倍(或小于80s)开始应用肝素(不用负荷剂量),APTT 维持在对照值 1.5～2.5 倍。如不能及时测定 APTT,可于溶栓后即给予肝素。

(7)溶栓重要的并发症是出血,平均为 5％～7％,致死性出血为 1％。最严重的是颅内出血为 1.2％,约半数死亡,舒张压升高是颅内出血的另一危险因素。

目前的方案与剂量主要参照欧美的推荐方案：

（1）尿激酶（UK），负荷量 44001U/kg，静推 10min，随后 4400IU/kg/h 持续滴注 12～24h。（快速给药：300 万 IU 静点 2h）

（2）链激酶（SK），负荷量 25 万 IU，静推 30min，随后 10 万 IU/h 持续静滴 12～24h。链激酶具有抗原性，故用药前需肌注苯海拉明或地塞米松，以防止过敏反应。（快速给药：150 万 IU 静点 2h）

（3）rt-PA，100mg 持续静滴 2h。（或 0.6mg/kg 静点 15min，最大剂量 50mg）

使用尿激酶、链激酶溶栓期间勿同用肝素。对以 rt-PA 溶栓时是否需停用肝素无特殊要求。尿激酶和链激酶的即刻和远期溶栓效果没有明显差异，rt-PA 即刻改善血流动力学的效果较上述两者好，但最终效果无明显差异。

溶栓治疗结束后，应每 24h 测定一次凝血酶原时间（PT）或活化部分凝血激酶时间（APTT），当其水平低于正常值的 2 倍，即应重新开始规范的肝素治疗。溶栓后应注意对临床及相关辅助检查情况进行动态观察，评估溶栓疗效。

2008 年溶栓建议：

（1）心源性休克及（或）持续低血压的高危肺栓塞患者，如无绝对禁忌证，溶栓治疗是一线治疗。

（2）高危患者存在溶栓禁忌时可采用导管碎栓或外科取栓。

（3）导管内溶栓与外周静脉溶栓效果相同。

（4）对非高危（中危、低危）患者不推荐常规溶栓治疗。对一些中危患者全面衡量出血获益风险后可给予溶栓治疗。

（5）低危患者不推荐溶栓治疗。

溶栓治疗时间窗：通常在急性肺栓塞发病或复发后 2w 以内，症状出现 48h 内溶栓获益最大，溶栓治疗开始越早，疗效越好。

4.手术治疗

（1）肺栓子摘除术。适应证包括：急性大块 PE，有溶栓禁忌症，对溶栓和内科治疗反应差。手术包括胸骨正中切开，在升主动脉和右心房插管，进行常温体外循环。不夹闭主动脉，通过竖切口取出主肺动脉的血栓。然后常规吸引以祛除最远端血栓。常温体外循环有以下优点：它对心源性休克病人提供良好的复苏；保证组织血流和氧气供应；为术者完成取栓提供充分时间及暴露肺动脉的分支；而且，可作为循环辅助，因为取栓术后扩张和急性充盈的右心室需要药物和机械支持。在复苏过程中，可借助股动脉插管或经皮穿刺进行常温体外循环，以保证重要脏器血供。这种技术在诱导麻醉过程中出现血压低于警戒值时应用也有效。

（2）下腔静脉滤网。下列情况应该考虑放置下腔静脉滤网：急性静脉血栓栓塞同时有抗凝绝对禁忌证（如近期手术，出血性中风，活动性或近期出血）；大块 PE 的幸存者（任何复发 PE 都会有生命危险）；抗凝治疗期间发生静脉血栓栓塞。较年轻的患者使用滤网仍要格外小心，因为滤网的最长使用寿命无法肯定。

（3）腔静脉阻断术。

（4）导管肺动脉血栓切除术。

（二）长期治疗

肺栓塞、近端静脉血栓形成以及腓肠肌深静脉血栓的患者均需要长期治疗，尤其是危险因素未知或不能去除的患者，长期治疗的时间未完全明确，但有延长的趋势。

1.维生素 K 拮抗剂（VKA）　VKA 是大多数下肢 DVT/PE 患者长期治疗的首选。长期使用调整剂量 VKA（如华法林或醋酸香豆素）能十分有效的预防 VTE 复发。剂量和强度：华法林治疗期间应使 INR 保持在 2.5。

2.低分子肝素（LMWH）　对于 VKA 有禁忌（妊娠）、无法应用或合并癌症患者大多数 DVT/PE 合并癌症患者，LMWH 治疗应至少 3～6 个月。

3.皮下注射肝素（UFH）　调整剂量皮下 UFH 是 DVT 长期治疗的有效方法，妊娠期患者长期治疗的可以考虑 UFH。长期治疗的疗程：

（1）接受无限期抗凝治疗患者应定期评价继续治疗带来的风险-效益。

（2）建议采用加压超声反复探查有无残留血栓形成，或反复监测血 D-二聚体水平。

（三）慢性 PE 肺动脉高压（CTPH）的治疗

（1）肺动脉血栓内膜剥脱术或是切除术是当前 CTPH 患者缓解症状延长生命的唯一方法；

（2）仅肺段血管或更近端动脉内血栓适合手术；

（3）远端血管血栓（亚段或较小段）或合并严重疾病不是外科手术指征；

（4）肺动脉血栓内膜切除后，应终生服用 VKA，目标 INR2.0～3.0；

（5）在进行肺动脉血栓内膜切除术治疗 CTPH 患者之前或术中，建议放置腔静脉滤器。

（四）血栓栓塞后综合征（PTS）

PTS 定义为既往有静脉血栓形成患者一系列症状和体征的统称，常称为慢性静脉功能不全。最突出症状是慢性体位依赖性肿胀和疼痛及局部不适。症状严重程度随时间而不同，最严重的表现是踝部静脉溃疡。治疗：

(1)PTS 导致腿部轻度水肿者,建议使用弹力加压袜;

(2)PTS 导致腿部严重水肿者,建议使用间断气囊压迫;

(3)PTS 引起的轻度水肿者,可用芦丁。

(五)血栓性浅静脉炎

输液并发的此类患者建议外用双氯芬酸凝胶剂或口服双氯芬酸。对于自发性血栓性浅静脉炎患者建议使用中等剂量的 UFH 或 LMWH 治疗至少 4 周。

【预后和预防】

1.预防　关键是消除静脉血栓形成的条件。

(1)避免术前长期卧床休息;

(2)下肢静脉曲张病人应用弹力袜,以促进下肢血液循环;

(3)纠正心力衰竭;

(4)血细胞比积过高者,宜行血液稀释;

(5)对有血栓性静脉炎病人,可预防性应用抗凝药;

(6)保持良好体位,避免影响下肢血液回流;

(7)避免应用下肢静脉进行输液或输血;

(8)一旦有下肢或盆腔血栓性静脉炎时,应考虑手术治疗;

(9)长途乘车、乘机者应适时活动下肢,以防血栓形成。

2.预后判断　当临床怀疑 PE 时,超声心动图测出的右心室后负荷过重是近期预后的主要决定因素。有较大 PE 的患者如果查到卵圆孔未闭,也是缺血性卒中和死亡的主要预测因子。

PE 急性期后的预后主要取决于充分的血栓溶解以及肺动脉和深静脉系统的血管重建。这一过程受众多因素的影响,例如先天性血栓形成倾向的存在,充分的抗凝治疗,危险因子的持续存在。即使患者在 PE 的初次发作中生存下来,但长期预后仍取决于基础状态。与较高的死亡率相关的因素有高龄,肿瘤,卒中及心肺疾病。

主要取决于是否发现栓塞并进行治疗、原有心肺疾病、栓塞的范围、血流动力学改变的程度、年龄及血管内皮血栓自溶活性等。其中 11% 死于发病 1h 以内,89% 活到至少 1h 以上。但 71% 未被诊断,得到诊治的仅为 29%。治疗的患者中至少 92% 可存活,8% 死亡。

急性 PE 患者如不在短期内死亡,栓子多可不同程度地自行溶解。至少有两个机制:①数小时内栓子移向远端肺动脉;②数天或数周内发生溶解,最短者 14d 血栓完全消失。当怀疑 PE 时,超声心动图测出的右心负荷过重是近期预后的主要决定因素。

　　PE 复发危险性很大,尤其是发病后 4～6 周内。在缺乏抗凝治疗的情况下危险性大增。大块 PE 发生之前 1 周,常有许多小的 PE 形成。PE 急性期后的预后主要取决于充分的血栓溶解以及肺动脉和深静脉系统的血管重建。部分患者严重的肺动脉高压是由于无症状复发性 PE 所致。其本质与急性 PE 不同,如不治疗通常在发病后 2～3 年内死亡。

参 考 文 献

1.马爱群,王建安.心血管系统疾病.北京:人民卫生出版社,2015

2.张雅慧.心血管系统疾病.北京:人民卫生出版社,2015

3.严静.高血压及相关疾病防治指南实践指导手册.浙江:浙江大学出版社,2014

4.廖玉华.心血管疾病临床诊疗思维.北京:人民卫生出版社,2013

5.程丑夫,谭元生,刘建和.心血管内科疾病诊疗操作手册.湖南:湖南科学技术出版社,2012

6.吴焕林.高血压与高脂血症.北京:人民卫生出版社,2013

7.孙宁玲,吴海英.高血压诊疗常规.北京:中国医药科技出版社,2015

8.李学文,任洁.心血管内科疾病诊疗路径.北京:军事医学科学出版社,2014

9.李小鹰.心血管疾病药物治疗学(第2版).北京:人民卫生出版社,2013

10.张航向,宁晓暄,王晓明.女性心血管疾病的研究进展.中华老年心脑血管病杂志,2015,17(01):95-97

11.林超,刘兆国,钱星,姚远,徐斌,卞慧敏.丹酚酸B在心血管疾病中药理作用研究进展.中国药理学通报,2015,31(04):449-452

12.王淳,刘丽梅,宋志前,董运苗,杜智勇,宁张弛,刘元艳,刘振丽.心血管疾病常用中药注射液及相关中药有效组分研究概况.中草药,2015,46(15):2315-2328

13.何疆春,李田昌.心血管疾病风险评估的现状与展望.心血管病学进展,2013,34(01):50-55

14.姚震,陈林.我国心血管疾病现状与展望.海南医学,2013,24(13):1873-1876

15.张二箭,田福利,张宾.心血管疾病患者焦虑抑郁症状调查研究.中国循证心血管医学杂志,2013,5(04):405-407